Vorwort

Der Rettungssanitäter hat im Einsatz klar zu definierende Aufgabenbereiche bei der Erstversorgung von Notfallpatienten wahrzunehmen:

1. Selbstständig zu handeln, falls kein Arzt am Ort des Geschehens zur Verfügung steht,
2. auf Anordung eines Arztes selbstständige oder assistierende Tätigkeiten durchzuführen.

Für beide Aufgaben benötigt er Kenntnisse und Fähigkeiten, also eine den Erfordernissen entsprechende theoretische und praktische Aus- und Fortbildung. Obwohl es heute genügend Vorstellungen, ja sogar Empfehlungen über den anzustrebenden Ausbildungsinhalt gibt, ist die Ausbildung in der Qualität unterschiedlich und unzureichend geblieben und auch die notwendige Fortbildung nur in einem geringen Umfange erreicht. Andererseits muss der Rettungssanitäter in den beiden dargestellten Aufgabenbereichen schnell, gezielt und effektiv handeln, er muss die Situation erkennen, die sich aus dem breiten Spektrum der Notfälle ergibt, und daraus die Ansatzpunkte der ihm möglichen Sofortmaßnahmen ableiten. Er muss in der Kooperation mit dem Arzt mitdenken und handeln, Maßnahmen, Geräte und Instrumentar anwenden oder Medikamente, Infusionen bereitstellen, schließlich eine Überwachungsfunktion wahrnehmen können. Es gibt häufige und seltene Notfälle, damit häufig und selten anzuwendende Maßnahmen, Geräte und Medikamente. In der bereits dargestellten unbefriedigenden Ausbildungssituation wird jeder Rettungssanitäter, der seinen Aufgaben gerecht werden will, sehr viel Eigeninitiative aufbringen müssen, um sich ständig weiter- und fortzubilden. Das Grundsätzliche kann er nur aus den Lehrbüchern entnehmen.

Für Wiederholungen oder eine schnelle Information haben sich auch im ärztlichen Bereich gestraffte Zusammenfassungen des Grundlagenwissens in Form eines Taschenbuches bewährt. Die Autoren dieses Taschenbuches bieten mit ihrer Publikation dem Rettungssanitäter ein klar gegliedertes, in Stichworten zusammengefasstes Basiswissen an. Ich bin der festen Überzeugung, dass damit eine weitere Lücke zu schließen ist. Das Buch kann als ständiger Begleiter die dringend notwendige Fortbildung verbessern, als kurzgefasster Ratgeber aber auch im Einsatz nützlich sein. Es kann, soll und darf weder praktische Übungen noch eine systematische Fortbildung ersetzen.

Ich wünsche dem Taschenbuch eine weite Verbreitung und vor allem den angestrebten Erfolg.

F. W. Ahnefeld   Ulm, Mai 1983

Einleitung

Notfallsituationen, in denen Patienten akut in ihren Vitalfunktionen bedroht oder bereits gestört sind, können jederzeit und überall auftreten. Sie bedürfen schneller und qualifizierter medizinischer Hilfe. Durch systematisches Vorgehen und gezielten Einsatz der zur Verfügung stehenden Mittel ist die vitale Gefährdung vom Patienten abzuwenden und Komplikationen vorzubeugen. Dies ist das Ziel der Notfallmedizin.

Das vorliegende Buch kann und will nicht die Grundlagen und Techniken der Erstversorgung vermitteln. Diese Aufgabe wird von den viel umfangreicheren Lehrbüchern sowie den Aus- und Fortbildungsveranstaltungen wahrgenommen. Unter bewusster Vernachlässigung seltener Situationen wird hier, in gedrängter Form, das schematisierbare Vorgehen im Bereich der außerklinischen Notfallmedizin bei den häufigsten Notfallsituationen dargestellt. Es wird die Darstellung differenzialdiagnostischer Erwägungen zugunsten vorrangig wichtiger Maßnahmen zur Sicherung der Vitalfunktionen zurückgestellt. Form und Umfang des Bandes wurden so gewählt, dass er vom Personal im Rettungsdienst stets mitgeführt werden kann und bei Bedarf unmittelbar zur schnellen Information zur Verfügung steht. Es wurde bewusst Raum für eigene Anmerkungen und Eintragungen gelassen, um Möglichkeiten zu haben, dieses Buch auf die eigenen Bedürfnisse und die regionalen Gegebenheiten abzustimmen. Wenn sich das Buch auch vor allem an das Rettungsdienstpersonal wendet, so werden doch auch die notärztlichen Maßnahmen angeführt, um eine kontinuierliche Behandlung sicherzustellen.

Für kritische Hinweise und Anregungen sind wir jederzeit dankbar. Unser besonderer Dank gilt Herrn H. Güttler für seine Hilfe bei der Überarbeitung des Manuskriptes. Wir danken dem Verlag für die gute Zusammenarbeit, die eine zeitgerechte Publikation ermöglichte.

Ulm, August 1983

Die vorliegende 12. Auflage ist ganz grundsätzlich überarbeitet worden und bringt unter Erhaltung des klassischen prägnanten Stils und Beschränkung auf das unmittelbar außerklinisch Notwendige eine Vielzahl von Neuerungen und Erweiterungen.

Wichtigste Veränderungen sind die neuen Richtlinien zur kardiopulmonalen Reanimation, deren schnelle Verbreitung das Buch fördern will.

Auch die bekannten ABCDE- und AMPEL-Schemata, aktuelle Empfehlungen zur Notkompetenz, Vorschläge zur Voranmeldung im Krankenhaus und zur klinischen Übergabe sind aufgenommen. Bei allen Krankheitsbildern ist der für die Einsatz-Dokumentation wichtige ICD10-Code genannt.

Klar strukturierte Ja/Nein-Handlungsanweisungen auf neuestem wissenschaftlichen Stand stellen das allgemeine Vorgehen bei typischen Notfallkonstellationen übersichtlich dar. Freiraum und Notizseiten ermöglichen die gewohnte individuelle Ausgestaltung zu einem »persönlichen Notfall-Taschenbuch«.

Wir wünschen unseren Lesern weiterhin viel Erfolg bei ihrer Arbeit und hoffen, mit dem Buch dazu Hilfen geben zu können.

Die Autoren März 2011

Inhalt

Einsatzbewertung: Mainz Emergency Evaluation Score (MEES)

Punktwert		1	2	3	4
Glasgow Coma Scale		≤ 7*	8–11	12–14	15
Atemfrequenz		≤ 4* ≥ 31*	5–7 25–30	8–11 19–24	12–18
Sauerstoffsättigung		≤ 85*	86–90	91–95	96–100
Herzfrequenz		≤ 39* ≥ 161*	40–49 131–160	50–59 101–130	60–100
Herzrhythmus		VT, Kafli* Asyst*	AA, pVES	SVES mVES	SR
Blutdruck	sys	< 79* > 230*	80–99 160–229	100–119 141–159	120–140
	dia	> 120*	119–110	109–95	
Schmerz		–	stark	leicht	kein

Legende:

VT = ventrikuläre Tachykardie
Kafli = Kammerflimmern
Asyst = Asystolie
AA = absolute Arrhythmie
pVES = polytope ventrikuläre Extrasystolen
SVES = supraventrikuläre Extrasystolen
mVES = monomorphe ventrikuläre Extrasystolen
SR = Sinusrhythmus

▼ **Merke**
Wird bei einem Kriterium nur 1 Punkt erreicht (Kennzeichen = *), besteht unmittelbare Lebensgefahr.

Messung:
Bestimmung bei der Erstuntersuchung ($MEES_1$) und bei Übergabe in der Klinik ($MEES_2$): $MEES_2$ minus $MEES_1$ = Verlauf (Delta MEES)

Auswertung:
Delta MEES ≥ (+2) = Zustand gebessert
Delta MEES (+1) – (–1) = Zustand unverändert
Delta MEES ≤ (-2) = Zustand verschlechtert

Einsatzbewertung: modifiziertes NACA-Schema

0 Keine Verletzung oder Erkrankung; kein Patient vor Ort

I Verletzungen und Erkrankungen **geringfügiger Art**, die keiner akuten ärztlichen Therapie bedürfen. *Zum Beispiel:* Prellungen, Schürfungen, Stauchungen, Verrenkungen, Orthostase, flüchtige Hypotonie.

II Verletzungen und Erkrankungen leichterer Art, die zwar einer **weiteren Abklärung** bzw. ambulanten Behandlung, aber in der Regel keiner notärztlichen Behandlung bedürfen. *Zum Beispiel:* Finger-/Zehen-, Nasenbeinfrakturen, einfache Kolik, komplikationsloser Asthmaanfall.

III Verletzungen und Erkrankungen mäßiger Art, die ggf. einer notärztlichen und in der Regel einer **stationären Abklärung** bzw. Behandlung bedürfen, bei denen jedoch keine akute Lebensgefahr zu erwarten ist. *Zum Beispiel:* einzelne, ggf. offene Frakturen, einfache Herzrhythmusstörungen, komplikationsloser Krampfanfall.

IV Verletzungen und Erkrankungen schwerer Art ohne akute Lebensgefahr, die aber eine sich kurzfristig entwickelnde **Vitalbedrohung** nicht ausschließen lassen und zumeist einer notärztlichen Untersuchung/Behandlung bedürfen. *Zum Beispiel:* Schädel-Hirn-Trauma (mit Bewusstlosigkeit), isolierte Brustkorb-, Bauchverletzung, ausgeprägte Herzrhythmusstörungen, Schlaganfall.

V Verletzungen und Erkrankungen mit **akuter Lebensgefahr**, die ohne baldige Behandlung wahrscheinlich tödlich enden (Reanimationsbereitschaft). *Zum Beispiel:* offenes und/oder ausgeprägtes Schädel-Hirn-, Thorax-Abdominaltrauma, akutes Koronarsyndrom, Magen-Darm-Blutung, Koma, Lungenembolie.

VI Verletzungen und Erkrankungen, die sofortige **Wiederbelebungsmaßnahmen** notwendig machen (erfolgreiche Reanimation).

VII Verletzungen und Erkrankungen, die unmittelbar zum **Tode** geführt haben (erfolglose Reanimation).

Vorrangige Aufgabe des Rettungsdienstes ist die Erstversorgung von Notfallpatienten vor Ort, die Erzielung der Transportfähigkeit und die sachgerechte Betreuung während der Fahrt in ein geeignetes Krankenhaus. Daneben gehört auch die Beförderung Kranker, Verletzter oder hilfsbedürftiger Personen, die keine Notfallpatienten im engeren Sinne sind, zu den Aufgaben.
Gesetzliche Grundlage dieser Funktionen sind die Rettungsdienst- und ggf. die Feuerwehrgesetze der Länder. Hier ist festgelegt, in welchem Rahmen die Aufgaben an die Feuerwehren bzw. die Hilfsorganisationen delegiert werden. Für die Ausstattung der Rettungsmittel existieren europäische und nationale Empfehlungen (KTW-Typ A1 + A2/N-KTW-Typ B/RTW-Typ C DIN EN 1789 – »alte« DIN 75080 –, NEF DIN 75079, RTH/ITH/ITF DIN 13230), die entsprechend den Fortschritten der Medizin(-technik) regelmäßig überarbeitet und erweitert werden.

Die Ausbildung des Personals im Rettungsdienst gliedert sich in die Stufe des Rettungshelfers (260 Stunden), des Rettungssanitäters (sog. 520-Stunden-Ausbildung) und in die Stufe des Rettungsassistenten (zweijährige Ausbildung). Ihre Aufgabe besteht vor allem in der Unterstützung des Notarztes bei der Durchführung ärztlicher Maßnahmen. Hier kommt der Vertrauensgrundsatz zum Tragen, wonach jede Berufsgruppe ohne konkrete Nachprüfung davon ausgehen kann, dass nur kompetente Partner zum Einsatz kommen. Daneben steht die selbstständige Tätigkeit ggf. in der Überbrückung der Phase bis zum Eintreffen des Arztes (Notkompetenz). Auch die Arbeit in der Leitstelle ist Bestandteil des Berufsbildes.

In den meisten Bundesländern wird für die Tätigkeit des Arztes im Rettungsdienst eine besondere Qualifikation (Fachkunde bzw. Zusatzbezeichnung Notfallmedizin/Rettungsmedizin) benötigt, die aus der Teilnahme an entsprechenden Kursen (Theorie, Praxis) und einer Mindestzahl von Einsätzen unter Anleitung eines erfahrenen Notarztes besteht.

Für die notfallmedizinische Versorgung sind eine Reihe von Gesetzen und Vorschriften erheblich. Erwähnt sei hier nur der § 323 c des Strafgesetzbuches, der die Verpflichtung zur Hilfeleistung in Notfällen, »soweit sie zumutbar ist«, regelt und naturgemäß besondere Anforderungen an alle Mitarbeiter im Rettungs- und Notarztdienst richtet. Dabei erfüllt jeder Eingriff primär den Tatbestand der Körperverletzung und bedarf der (mutmaßlichen) Einwilligung des Patienten. Häufiger wird es sich bei der Behandlung vor Ort um eine »Geschäftsführung ohne Auftrag« handeln, die besonders der objektiv begründeten Rechtfertigung bedarf. Grundsätzlich unterliegen alle am Notfallort Tätigen der ärztlichen Schweigepflicht. Auch andere straf- und zivilrechtliche Bestimmungen sind von allen hier eingebundenen Berufsgruppen zu beachten und verlangen nicht nur vom Arzt ein »den Regeln der Kunst« entsprechendes Vorgehen und die notwendige Sorgfalt.

Verweigert ein Patient die Behandlung, ist zu entscheiden, ob dies respektiert werden muss (volle Geschäftsfähigkeit) oder ob wegen Selbst- oder Fremdgefährdung eine Einweisung in eine (psychiatrische) Klinik erfolgen muss. Während im ersten Fall die schriftliche Fixierung (mit Unterschrift, vor Zeugen) ausreicht, ist im zweiten Fall ein entsprechendes Attest (fürsorgliche Einweisung) auszustellen und die Polizei hinzuzuziehen.

Grundsätzlich ist bei allen Notfallpatienten stets auf die Wahrung der persönlichen Sphäre, z.B. gegenüber der Polizei, zu achten (Schweigepflicht).

Der Notfallpatient

Definition:
Patient, bei dem eine Störung der Vitalfunktionen – *Atmung* und *Kreislauf* – und/oder der mit ihnen verbundenen Funktionssysteme – *Bewusstsein* und *inneres Milieu* –
- droht,
- sich entwickelt oder
- bereits eingetreten ist.

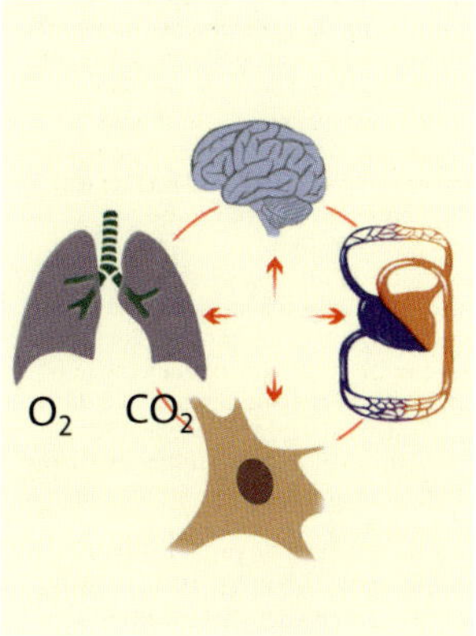

Ursachen akuter Störungen der Vitalfunktionen sind
a) eingeschränkte Funktionsbedingungen, z. B. vermindertes Sauerstoffangebot, Blutvolumenverluste,
b) eingeschränkte Funktionsfähigkeit, z. B. Herzinsuffizienz, gestörte Durchblutung.

Ziel der Maßnahmen:
- Wiederherstellung bzw. Aufrechterhaltung der *Vitalfunktionen*
- Schmerzbekämpfung und Beruhigung
- Verhinderung von Komplikationen
- Erzielung der Transportfähigkeit
- kontinuierliche Überwachung, ggf. Behandlung

Rettungskette

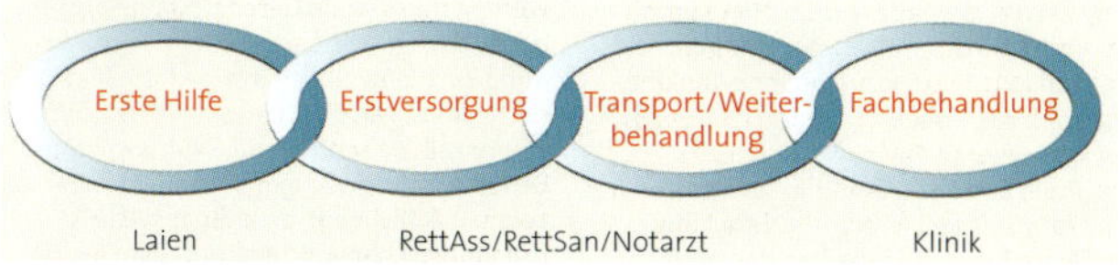

Nur wenn alle Glieder der Rettungskette nahtlos ineinander greifen, ist die optimale Hilfe für den Patienten gewährleistet.

Diagnostik

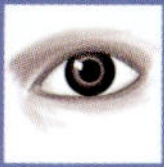

Sehen

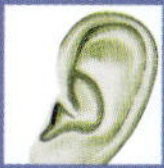

Hören

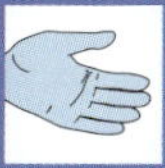

Fühlen

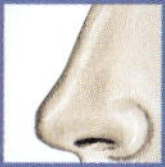

Riechen

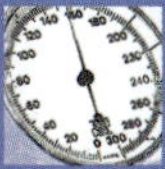

Messen

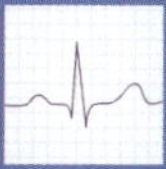

Untersuchen

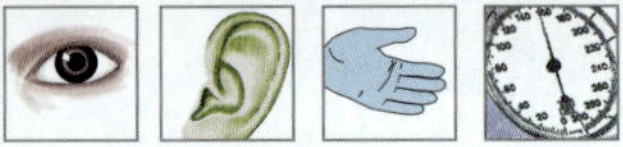

Eigene Notizen

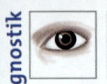

Erstuntersuchung

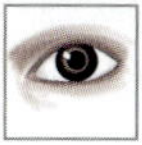
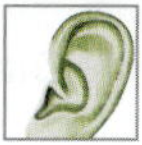
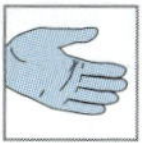
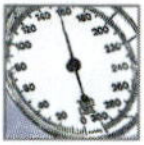

Vor Annäherung an den Patienten:
Gefährdung ausschließen, Selbstschutz sicherstellen

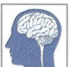

Bewusstsein:
Reaktion auf Ansprache/Berührung
- normal
- Störung
- Bewusstlosigkeit

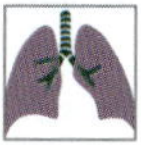

Atmung:
Atembewegungen, Atemstoß, Zyanose
- normal
- Störung
- Atemstillstand

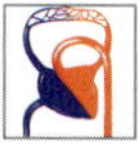

Kreislauf:
Puls, Blutdruck, Schockzeichen
- normal
- Störung
- Kreislaufstillstand

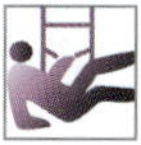

Verletzungen:
äußere, innere
- keine
- möglich
- offensichtlich

ABCDE-Konzept

A	Airway	Atemwegssicherung
B	Breathing	Belüftung
C	Circulation	Kreislauf
D	Disability	Differenzierende Untersuchung/Maßnahmen
E	Exposure	Ergänzende Untersuchung/Maßnahmen

▼ **Merke**
- Ziel der Erstuntersuchung: Einstufung des Patientenzustandes in kritisch = vital bedroht und nicht kritisch = Vitalfunktionen stabil
- Sowohl Erstuntersuchung (1. Blick), mit darauf aufbauender Erstbehandlung (zur Wiederherstellung/Sicherung der Vitalfunktionen), als auch die
- erweiterte Untersuchung (2. Blick) mit darauf aufbauender erweiterter Behandlung (zur weiteren Stabilisierung des Patienten) laufen in der Notfallmedizin grundsätzlich und systematisch nach dem ABCDE-Konzept ab.
- Bei Verschlechterungen und/oder Komplikationen wird immer wieder auf die ABCDE-Ebene zurückgegangen.

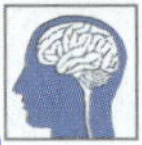

Erweiterte Diagnostik: Bewusstsein, Hirnfunktion

Sind die Vitalfunktionen sichergestellt, erfolgt eine erweiterte Diagnostik.

- *Vorgeschichte:*
  Erkrankungen, Operationen, Medikamente, Allergien, evtl. Schwangerschaft, ähnliche Ereignisse in der Vergangenheit – Verlauf
- *unmittelbarer Verlauf:*
  (Haupt-)Beschwerden, Schmerzen, Angaben von Anwesenden, sonstige Umstände
- *körperliche Untersuchung:*
  allgemein, gezielt

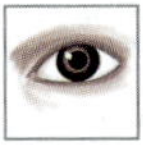

Reaktion auf Ansprache, Berührung
- normal
- verlangsamt
- vermindert
- fehlt

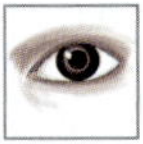

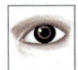

Reaktion auf Schmerzreize (dosieren)
- gezielt
- ungezielt
- Beuge-/Streckkrämpfe
- fehlt

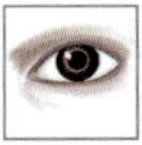

Krämpfe
- keine
- seitenbetont
- generalisiert

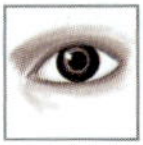

Reflexe
- normal
- seitenungleich
- gestört
- fehlen

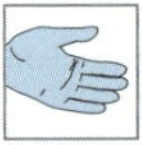

Lähmungen
- keine
- einseitig
- beidseitig
- Para-/Hemi-/Tetraplegie

Neurologische Beurteilung umfasst:
- Pupillenweite, -form, -motorik
- Bulbusstellung, -motorik
- Nackensteife

▼ Merke
Stets Informationen über die aktuelle Medikation (Medikamentenplan – Medikamentenpackungen) mitnehmen.

Siehe auch Glasgow Coma Scale S. 73
Bewusstseinslage S. 135

Erweiterte Diagnostik: Atmung

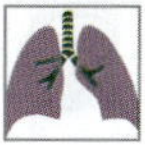

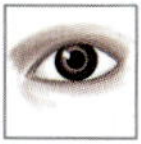

Atembewegungen

normal	– regelmäßig
beschleunigt	– Gasaustauschstörung (Lunge)
vertieft	– Azidoseatmung (Coma diabeticum)
invers	– Atemwegsverlegung (»Schaukeln«)
paradox	– Rippenserienfraktur, instabiler Thorax
unregelmäßig	– zentrale Atemstörung
abgeschwächt	– Totraumatmung
Schnappatmung	– Atemstillstand

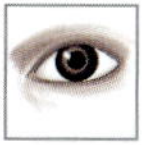

Haut-/Schleimhautaussehen

normal	– rosig
blau	– Zyanose, O_2-Mangel, peripher/zentral
blass	– Kreislaufstörung und/oder Blutverlust

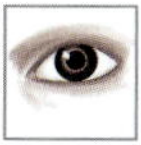

Auswurf

normal	– wenig, dünnflüssig, hell
blutig	– Thoraxtrauma, Tumor, Infektion
schaumig, hellrot	– Lungenödem
zähflüssig, glasig	– Asthma bronchiale
dickflüssig, verfärbt	– Infektion

Atemstoß

normal	– warme Ausatemluft aus Mund und Nase
vermindert	– flache Atmung
fehlt	– Atemwegsverlegung bzw. Atemstillstand

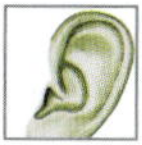

Atemgeräusche

normal	– leises Strömungsgeräusch
spastisch	– gepresst, pfeifend (z.B. Asthma)
feines Rasseln	– leise (z.B. Lungenödem)
grobes Rasseln	– Schleim, Erbrochenes in Rachen und Trachea
schnarchend	– Atemwegsverlegung
ziehend-pfeifend	– bei der Einatmung (Kehlkopfenge)
völliges Fehlen	– Atemstillstand

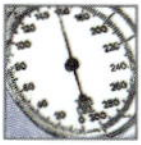

Pulsoxymetrie

normal	– O_2-Sättigung über 92%

▼ Merke
Spezielle Situation: Patient mit Tracheostoma (s.S. 41)

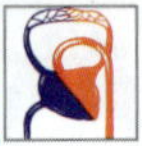

Erweiterte Diagnostik: Herz-Kreislauf

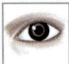

Haut-/Schleimhautaussehen

normal – rosig, warm
blau – Zyanose
blass – Durchblutungsstörung
kaltschweißig – Schock
überwärmt – Fieber

Hautturgor

normal – glatt, spannungslos
Ödeme – Herzinsuffizienz, Überwässerung
stehende Hautfalten – Flüssigkeitsmangel

Puls

normal – regelmäßig, gut tastbar, um 70/min
beschleunigt – Fieber, Anstrengung
schlecht tastbar – Schock
fehlend – peripher: Zentralisation
– zentral: Kreislaufstillstand
unregelmäßig – Schädigung des Herzens

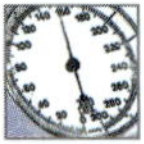

Blutdruckmessung

palpatorisch – orientierend
mit Stethoskop – genau

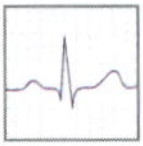

EKG

Frequenzbestimmung
Rhythmusüberprüfung
Infarktzeichen
Differenzialdiagnostik – Kammerflimmern ⟷ Asystolie
– Vorhof- ⟷ Kammertachykardie
– Vorhof- ⟷ Kammerextrasystolie

▼ Merke

Eine korrekte Pulskontrolle muss folgende drei Fragen beantworten:
- Frequenz – z.B. 70 pro min
- Tastbarkeit – z.B. gut fühlbar
- Rhythmus – z.B. regelmäßig

Erweiterte Diagnostik: Verletzungen

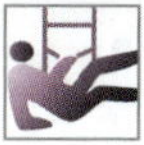

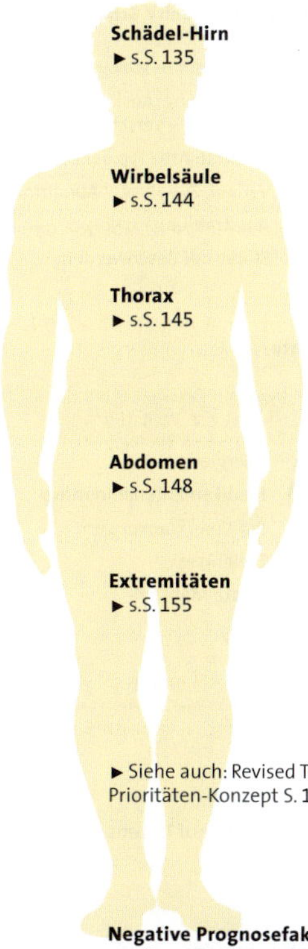

Schädel-Hirn
► s.S. 135

- Bewusstseinslage?
- Pupillen?
- Krämpfe?
- Blutung?
- Schmerzen?

Wirbelsäule
► s.S. 144

- Schmerzreaktion?
- Gefühlsstörungen?
- Abwehrbewegungen?
- Lähmungen?

Thorax
► s.S. 145

- Schmerz?
- Prellmarken?
- Hautemphysem?
- Halsvenenstauung?
- Atemgeräusch?
- Blutung?

Abdomen
► s.S. 148

- Schmerz?
- Abwehrspannung?
- Prellmarken?
- Blutung?

Extremitäten
► s.S. 155

- Knochenbrüche?
- Blutung?
- Durchblutung?
- aktive Beweglichkeit?
- Gefühlsstörungen?

► Siehe auch: Revised Trauma Score (RTS) S. 134/
Prioritäten-Konzept S. 156

Negative Prognosefaktoren: Traumapatient
- Alter > 55 Jahre, > 65 Jahre, > 75 Jahre
- Schädel-Hirn-Trauma, insbesondere mit Glasgow Coma Scale ≤ 5
- Beckenverletzung mit Blutung
- Mehrfachverletzung
- Blutdruck < 90 mmHg syst.
- Reanimationsmaßnahmen

Aktuelle Entwicklung der Beschwerden / Schmerzen

- **B** Beginn der Beschwerden
- **E** Entwicklung: Auslösung – Vermeidung; Linderung – Verschlechterung
- **Q** Qualität: Art / Typ der Beschwerden
- **V** Verlauf: Zunahme / Abnahme
- **A** Ausstrahlung im Körper
- **S** Stärke der Beschwerden

Anamnese – Vorgeschichte

AMPEL-Schema

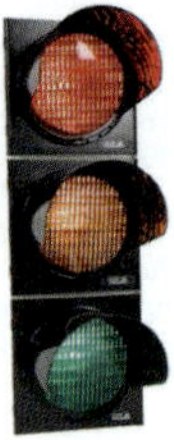

- **A** Allergien
- **M** Medikamenteneinnahme
- **P** Prä-Vorerkrankungen
- **E** Ereignisse
- **L** Letzte Mahlzeit

▼ Merke
Das AMPEL-Schema ist vor allem auf Trauma-Patienten ausgerichtet.

▼ Merke
Ausgehend von der Erstuntersuchung wird die meist unspezifische Erstbehandlung und ausgehend von der erweiterten Untersuchung wird die auf die Ursachen und Folgen der akuten Erkrankung/Verletzung ausgerichtete Weiterbehandlung eingeleitet.

Eigene Notizen

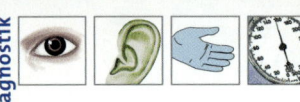

Eigene Notizen

Allgemeine Maßnahmen

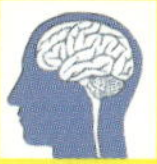

Bewusstsein

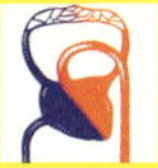

Herz-Kreislauf

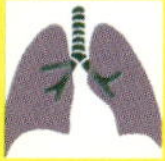

Atmung

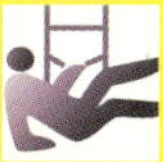

Verletzung/Chirurgie

RettAss
RettSan

Eigene Notizen

Grundsätze der Rettung

Grundsatz:
Eigengefährdung ausschließen, absichern von Helfern und Patienten, Fluchtmöglichkeiten ermitteln, Arbeitsfläche schaffen

Retten:
Befreien von Menschen (oder Tieren) aus Lebensgefahr, z.B. mit Rettungsgriff. Vorsicht bei Halswirbelsäulenverletzung!

Bei Verkehrsunfällen:
- Unfallstelle absichern
- Gefahrguttransport?
- Zündung ausschalten
- Feuerlöscher bereithalten
- sofortige Schutzhelmabnahme beim Motorradfahrer
- Halsmanschette anlegen
- Rettungsbrett, Schaufeltrage, Vakuummatratze verwenden

Airbag (SRS):
(Fahrer/Beifahrer)
- Airbag bereits ausgelöst: übliches Vorgehen
- Airbag nicht ausgelöst: Zündung ausschalten; Vorsicht bei allen Arbeiten im Bereich von Lenksäule/Armaturenbrett; Hitze vermeiden; Wirkungsbereich des Airbags bestmöglich freihalten; Pulver nicht inhalieren

Bei gasverseuchten Räumen:
- Rauchverbot
- keine Lichtschalter betätigen (Funkenbildung)
- Feuerwehr/Atemschutz
  - Umluftabhängiger (»leichter«) Atemschutz mit Filtern bei ätzenden Chemikalien in niedriger Konzentration
  - Umluftunabhängiger (»schwerer«) Atemschutz mit Pressluft bei Blut- und Zellgiften (CO, Zyaniden) und Chemikalien in hoher Konzentration (über 0,5%)
- Räume belüften

Bei Stromunfällen:
Stromkreis unterbrechen!

Niederspannungsunfall (unter 1.000 Volt)
- Gerät abschalten, Netzstecker ziehen
- Sicherung entfernen
- isolierender Standort

Hochspannungsunfälle (über 1.000 Volt) nur durch VDE-Fachmann (Feuerwehr)
- freischalten
- vor Wiedereinschalten sichern
- Spannungsfreiheit feststellen
- erden und kurzschließen
- unter Spannung stehende Teile abschirmen

Ertrinkungs-/Eisunfälle
- Selbstschutz vorrangig, Anleinen des Helfers
- vorsichtige Annäherung an den Betroffenen
- Gegenstand, z.B. Rettungsring zureichen

Nachalarmierung der Feuerwehr:
- eingeklemmte Person, schwieriger Transport
- gasverseuchte Räume
- Gefahrguttransport
- Brandgefahr
- Einsturzgefahr
- Notfälle am Wasser

Nachalarmierung der Polizei:
- Verkehrsunfall mit Verletzten, Toten
- (Verdacht auf) kriminelles Delikt
- unklare Todesursache, unbekannte Leiche
- Gefahr im Verzug

RettAss RettSan | Not Arzt

Sonderrechte von Einsatzfahrzeugen
nach StVo §35: 5a, 8 und §38: 1

Fahrzeuge des Rettungsdienstes, beim gemeinsamen Einsatz von Blaulicht und Einsatzhorn, »wenn höchste Eile geboten ist, zur Rettung von Menschenleben oder Abwendung schwerer gesundheitlicher Schäden, unter gebührender Berücksichtigung der öffentlichen Sicherheit und Ordnung«:

Befreiung z.B. von einer gegebenen Verpflichtung zur Einhaltung
- einer Höchstgeschwindigkeit,
- eines Überholverbots,
- eines Park- oder Halteverbots,
- der Einschränkungen zum Befahren einer Fußgängerzone.

Zur Vermeidung von Schäden, ggf. im Schritttempo:
- Überquerung einer Kreuzung bei Rotlicht oder eines Zebrastreifens bzw.
- bei Annäherung an vorausfahrende Fahrzeuge.

▼ **Merke**
- Für die Anfahrt beim Einsatz erteilt die Rettungsleitstelle auf Grund der Notfallmeldung die Anweisung zum Einsatz des Sondersignals, für die Transportfahrt entscheiden die Mitarbeiter vor Ort.
- Besonders problematisch: Fahren zweier (oder mehrerer) Fahrzeuge im Verband

Sekundärtransport

Indikation:
- Diagnostik, z.B. Computertomografie
- Operation, z.B. Neurochirurgie
- Intensivtherapie, z.B. Verbrennung, Dialyse

Vorbereitung:
- Abklärung der Indikation und Vorinformation des aufnehmenden Krankenhauses
- Vorbereitung des Fahrzeuges (Zusatzausstattung)
- Information über Vorgeschichte und bisherige Behandlung
- Untersuchung des Patienten (Atmung, Herz-Kreislauf-System, spezielle Probleme, Besonderheiten)
- großzügige Indikation zur Intubation, Beatmung, Narkose
- ausreichende venöse Zugänge (Fixierung)
- medikamentöse Vorbehandlung (Sedierung, Analgesie etc.)
- ggf. Magensonde, Blasenkatheter
- Übernahme von schriftlichen Unterlagen, Dokumentation

Durchführung:
- lückenlose Atem-, Puls-, RR- und EKG-Überwachung, S_pO_2
- kontinuierliche Infusion, Medikamentengabe

Indikation: Notarzt

Primäre Indikation Notarzt durch Rettungsleitstelle bzw.
sekundäre Indikation Notarzt Nachalarmierung durch RettSan/RettAss vor Ort

- akute Bewusstseinsstörung, Bewusstlosigkeit, Glasgow Coma Scale < 13
- Krampfanfall; neu aufgetretene Lähmung
- ausgeprägte Atemstörung: Atemfrequenz unter 10/min bzw. über 25/min, S_pO_2 anhaltend unter 90% bzw. unter 93% trotz O_2-Gabe, Stridor, Spastik, Rasselgeräusche
- Störung der Herz-Kreislauf-Funktion: Puls unter 50/min bzw. über 130/min, unregelmäßig, Blutdruck anhaltend unter 100/70 bzw. über 160/95 mmHg + zusätzliche Symptome
- plötzlicher, starker Brustschmerz
- Geburt
- schwer Verletzter oder mehrere leicht Verletzte
- eingeklemmter, verschütteter, abgestürzter Patient (aus mehr als 3 m Höhe)
- Schuss-, Stich-, Hiebverletzung an Kopf/Hals/Rumpf
- Ertrinkungs-, Tauch-, Eisunfall, Elektrounfall
- großflächige Verbrennung, Verätzung, starke Blutung
- suizidale Handlung (Eigengefährdung)
- kriminelle Handlung (Fremdgefährdung)
- sonstige Situationen, in denen die Entwicklung einer akuten vitalen Gefährdung nicht ausgeschlossen werden kann (NACA 4)

Notkompetenz

Durchführung von lebensrettenden Maßnahmen, die üblicherweise durch den Notarzt angeordnet oder durchgeführt werden, die bei dessen Nicht-Verfügbarkeit durch Rettungsdienstmitarbeiter erfolgen (und von diesen verantwortet werden). Die Durchführung erfordert eine spezielle Ausbildung und regelmäßige Fortbildung (mit Bescheinigung) z.B. durch den Ärztlichen Leiter Rettungsdienst.

Typische Maßnahmen der Notkompetenz sind:

1. Venenpunktion
2. Infusion von kristalloiden Lösungen
3. Paracetamol-Zäpfchen und/oder Diazepam-Rectiole bei kindlichem Krampfanfall
   - Glucose 40% Injektion bei Hypoglykämie
   - Beta-2-Mimetikum-Spray bei Asthma-Anfall
   - Nitrat-Gabe bei akutem Koronarsyndrom
   - Adrenalin-Gabe bei Kreislaufstillstand und anaphylaktischem Schock
   - evtl. Amiodarone bei Kreislaufstillstand
   - evtl. Analgetikum bei stärksten Schmerzzuständen, z.B. Spasmolytikum, Metamizol, Esketamin
4. Defibrillation mit halb-/automatischem Gerät
5. Intubation bei Kreislaufstillstand

RettAss RettSan | NOT ARZT

Arbeitsplatz: Notfallort

Positionierung Mitarbeiter bei unmittelbar lebensbedrohlichen Notfällen
z.B. zur Intubation, Narkoseeinleitung, Reanimation

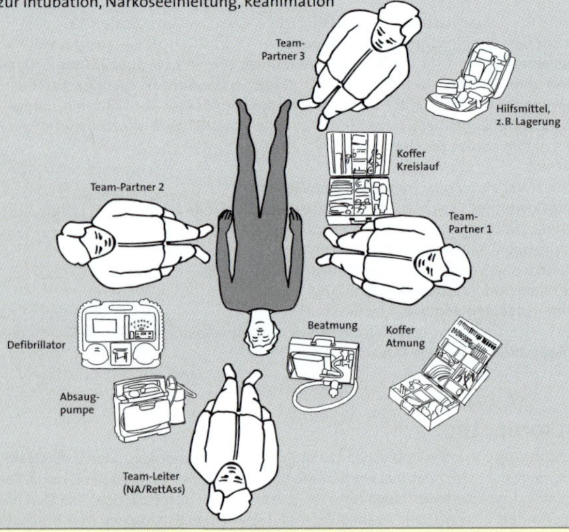

Funktion	Qualifikation	Aufgaben vor Ort	Materialverantwortung
Team-Leiter	z.B. NA/RettAss	Leitung, Atemwege, Beatmung	Koffer Atmung, (Absaugpumpe)
Team-Partner 1	z.B. RettAss/ (RettSan)	Assistenz, Kreislauf, (HDM)	Koffer Kreislauf, (Defi)
Team-Partner 2	z.B. RettSan/ (RettAss)	HDM, Defi, Monitoring	Defi, Absaugpumpe
Team-Partner 3	z.B. RH/Pilot	(HDM), »Aussenarb.«	Lagerung

▼ **Merke**

Naturgemäß variieren die Aufgaben der Team-Partner bei jedem Einsatz und vor allem abhängig von ihrer Anzahl und aktuellen Verfügbarkeit. Die grundsätzliche Verteilung und Funktion sollte aber stets erhalten bleiben.

Universelles Vorgehen am Notfallort

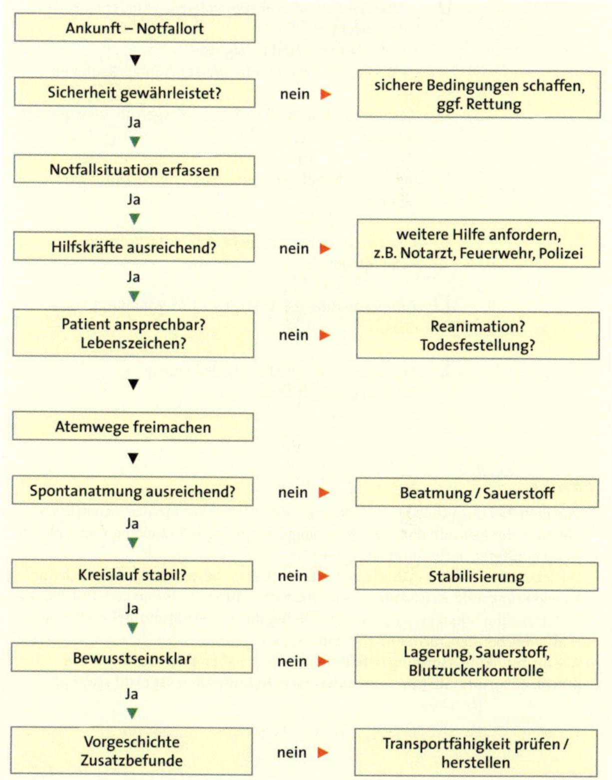

▼ **Merke**

WARM: **W**ärmeerhaltung – **A**nalgesie – **R**eizabschirmung – **M**enschliche Nähe

RettAss RettSan | NotArzt

Schema: Voranmeldung in der Klinik

O – Alter des Patienten, insbesondere bei Kindern < 8 Jahre
– Geschlecht
– Leitsymptom – Notfalldiagnose, z.B. Kind mit Krampfanfall, Verkehrsunfall: Radfahrer

A Ansprechbarkeit: wach/bewusstseinsgetrübt/bewusstlos/Narkose

B Belüftung: Spontanatmung, Masken-CPAP/intubiert/beatmet

C Circulation: stabil/Volumenersatz/Katecholamine/Reanimation

D Differenzierung: z.B. Schlaganfall, STEMI-Infarkt, Polytrauma, Geburt

E Ergänzung: z.B. Gesichtsschädelbeteiligung, Schwangerschaft, Infektion

▼ **Merke**

- Vor allem bei unmittelbar erforderlichen, »zusätzlichen« medizinischen Disziplinen in der Notaufnahme, z.B. Neurologie, Kardiologie, Radiologie, Gynäkologie, ist eine differenzierte Anmeldung wichtig.
- Die letztliche Festlegung des Transportziels (ins am besten geeignete, nächstgelegene Krankenhaus) ist Aufgabe und Verantwortung des Teams vor Ort bzw. des Notarztes; die Leitstelle wird hierbei, mit den ihr zur Verfügung stehenden Informationen, beraten, nicht entscheiden.
- Alle an der Akutversorgung beteiligten Kliniken haben primäre Aufnahmepflicht, ein grundsätzliches Abmelden einer Notaufnahme ist nicht statthaft.

Schema: Übergabe des Patienten in der Klinik

RettAss RettSan | Not Arzt

1 – Name, Vorname, Alter

2 – Notfallsituation, Ereignis, Ort, Zeitpunkt

3 – ABCD – Erstbefund: Bewusstseinslage, Belüftung, Circulation, Verletzungen, Schmerzen

4 – Leitsymptom/Hauptbefund

5 – Hauptmaßnahmen (zeitlich geordnet)

6 – E – weitere Befunde, Maßnahmen, Verlauf

7 – Vorerkrankungen, Medikamente, Allergien, Schrittmacher, Dialyse, Infektionen, Schwangerschaft

8 – Zusatzinformationen: Angehörige, Polizei etc.

9 – Übergabe von Einsatzprotokoll, Kleidung, Wertsachen, Asservaten

▼ **Merke**

Nur eine systematische und vollständige Übergabe des Patienten in Anwesenheit aller an der unmittelbaren klinischen Weiterbehandlung Beteiligten vermeidet Informationslücken und sichert den bestmöglichen weiteren Verlauf.

Eigene Notizen

Lagerungen

Seitenlage

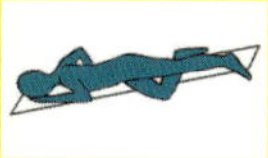

Seitenlage
auf Trage –
Kopf tief 15 °

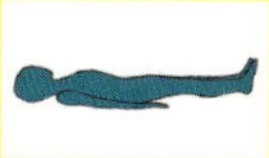

Rückenlage

Rückenlage
angezogene Beine
mit Knierolle

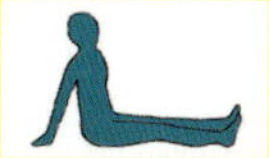

aufrecht sitzend

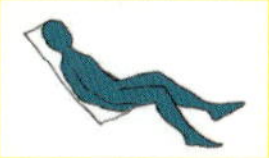

erhöhter Oberkörper auf Trage – Beine herunterhängend

erhöhter
Oberkörper

erhöhter
Oberkörper

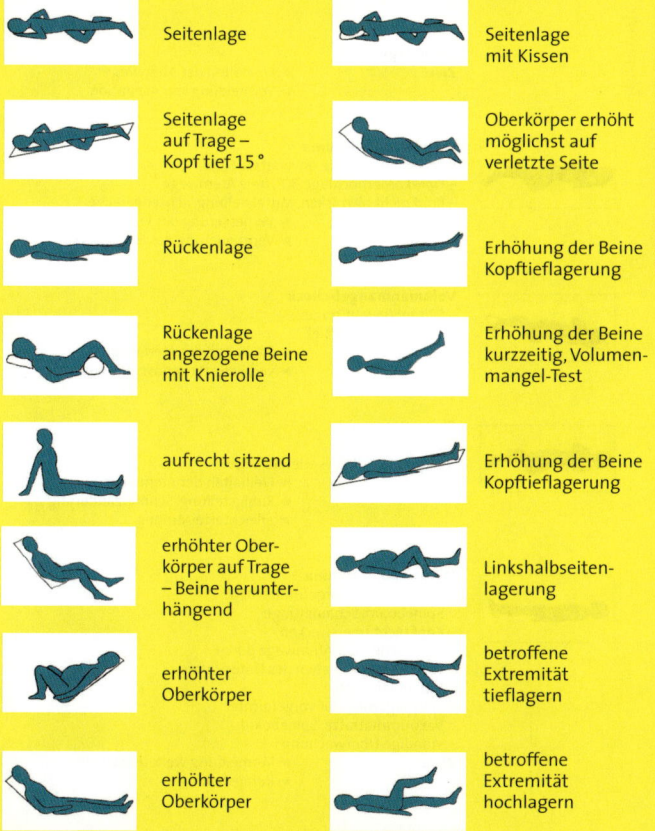

Seitenlage
mit Kissen

Oberkörper erhöht
möglichst auf
verletzte Seite

Erhöhung der Beine
Kopftieflagerung

Erhöhung der Beine
kurzzeitig, Volumenmangel-Test

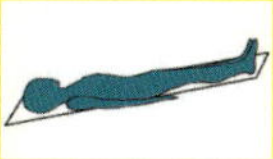

Erhöhung der Beine
Kopftieflagerung

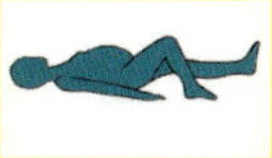

Linkshalbseitenlagerung

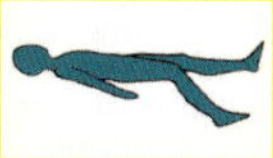

betroffene
Extremität
tieflagern

betroffene
Extremität
hochlagern

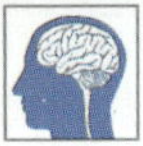

Lagerung bei Bewusstlosigkeit

Voraussetzung: *ausreichende Spontanatmung*

Seitenlage

ZIEL:
- ▶ Freihalten der Atemwege
- ▶ Vermeidung von Aspiration

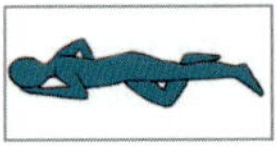

Schädel-Hirn-Trauma
- Seitenlage auf die unverletzte Seite
- Oberkörperhochlage 30°, freie Atemwege
- Kopf nicht abknicken, Mittelstellung, achsengerecht

ZIEL:
- ▶ Verbesserung des venösen Abflusses
- ▶ Verminderung des Hirndruckes

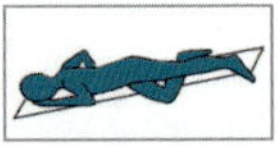

Volumenmangelschock
- Seitenlage auf Trage
- Trage 15° – Kopf tief

ZIEL:
- ▶ Freihalten der Atemwege
- ▶ verbesserter venöser Rückfluss

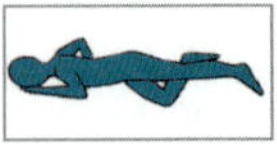

Thoraxtrauma
- Seitenlage
- Lagerung auf die verletzte Seite

ZIEL:
- ▶ Freihalten der Atemwege
- ▶ Ruhigstellung, Schmerzlinderung
- ▶ erleichterte Atmung

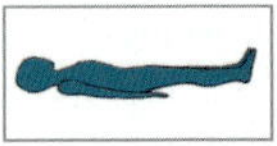

Wirbelsäulentrauma
- Lagerung wie vorgefunden bzw. Spineboard, Schaufeltrage
- Kopf nicht überstrecken
- Freimachen der Atemwege durch vorsichtiges Anheben des Unterkiefers
- Halsmanschette
- Flachlagerung auf vorgeformter Vakuummatratze, Spineboard
- ständige Überwachung

ZIEL:
- ▶ Vermeidung weiterer Schäden
- ▶ Ruhigstellung

Lagerung bei Atemstörung

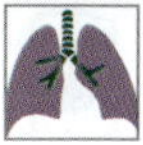

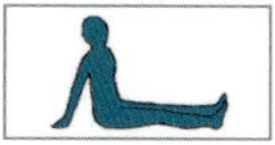

Atemnot
– erhöhter Oberkörper
ZIEL:
- ▶ Erleichterung der Atmung durch Einsatz der Atemhilfsmuskulatur

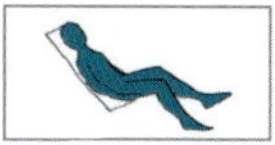

Lungenödem
– aufrecht sitzend
– herunterhängende Beine
ZIEL:
- ▶ Erleichterung der Atmung
- ▶ Entlastung des Lungenkreislaufes

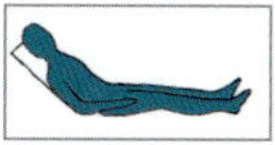

Thoraxtrauma
– Oberkörper erhöht
– möglichst auf verletzte Seite
ZIEL:
- ▶ Ruhigstellung
- ▶ Schmerzlinderung
- ▶ bessere Belüftung des unverletzten Lungenflügels

Abnehmen des Schutzhelmes beim Zweiradfahrer

Vorgehen:
- ▶ *grundsätzlich den Schutzhelm* – vorsichtig – abnehmen
- ▶ *beim ansprechbaren Patienten:* unter dessen Mithilfe
- ▶ *beim komatösen Patienten:* durch zwei Helfer
- ▶ *beim Radfahrer/Skater:* analog

– **Helfer 1** (am Kopf des Patienten):
- fixiert Kopf und Helm achsengerecht

– **Helfer 2** (neben dem Patienten):
- öffnet das Visier, ggf. Brille abnehmen
- löst Kinnriemen
- hält durch seitliches Umfassen des Hinterkopfes mit zwei Händen, Hals und Nacken achsengerecht (keine Verdrehungen/Verkippungen)

– **Helfer 1:**
- zieht den Helm vorsichtig ab (Nase beachten)
- übernimmt die achsengerechte Position der Halswirbelsäule

– **Helfer 2:**
- überprüft die Atmung
- legt Halsmanschette an

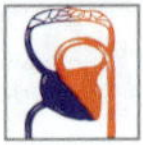

Lagerung bei Herz-Kreislauf-Störung

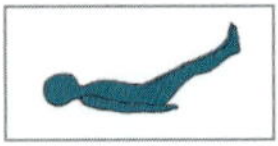

Volumenmangelschock
– Erhöhung der Beine
– Kopftieflagerung

ZIEL:
▶ Verbesserung des venösen Rückflusses
▶ ausreichende Durchblutung der lebenswichtigen Organe

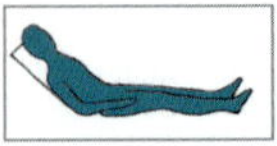

Kardiogener Schock
– Oberkörper erhöht

ZIEL:
▶ Verminderung des venösen Rückflusses zum insuffizienten Herzen

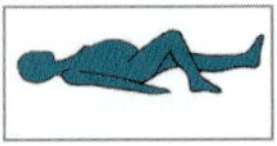

Vena-cava-Kompressionssyndrom
– Linkshalbseitenlagerung

ZIEL:
▶ schwangerer Uterus kann die untere Hohlvene nicht mehr abdrücken, dadurch unbehinderter venöser Rückfluss aus der unteren Körperhälfte

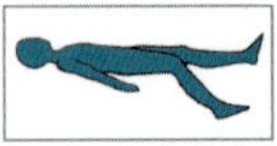

Akuter peripherer Arterienverschluss
– betroffene Extremität tieflagern

ZIEL:
▶ Verbesserung des arteriellen Zuflusses (über Kollateralen)

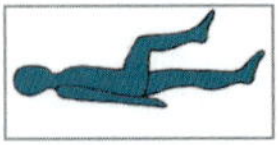

Akuter peripherer Venenverschluss
– betroffene Extremität hochlagern

ZIEL:
▶ Erleichterung des venösen Abflusses (über Kollateralen)

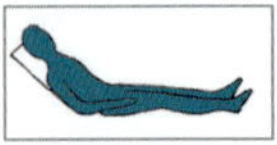

Hypertone Krise
– Oberkörper erhöht

ZIEL:
▶ Verminderung des arteriellen Zuflusses zum Gehirn

Lagerung bei Verletzungen

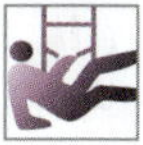

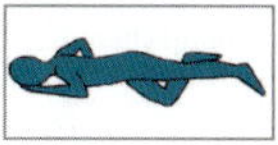

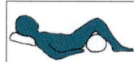

Bei Bewusstlosigkeit:
– Seitenlage (► s.S. 36)

Bei erhaltenem Bewusstsein:

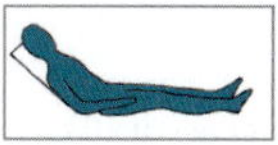

Schädel-Hirn-Trauma
– Oberkörper erhöht
– Kopf in Mittelstellung

Ziel:
► Herabsetzung der Hirndurchblutung
► Verminderung des Hirndruckes

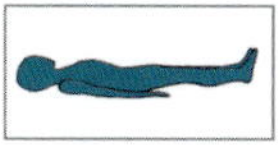

Wirbelsäulentrauma
– Lagerung wie vorgefunden
– Halsmanschette
– Spineboard oder Schaufeltrage
– auf flach vorgeformter Vakuummatratze

Ziel:
► Ruhigstellung
► Vermeidung weiterer Schäden

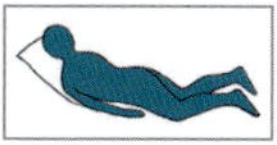

Thoraxtrauma
– Oberkörper erhöht
– möglichst auf verletzte Seite

Ziel:
► Ruhigstellung
► Schmerzlinderung
► bessere Belüftung des unverletzten Lungenflügels

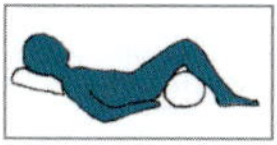

Abdominaltrauma
– Rückenlage
– angezogene Beine mit Knierolle
– Kopfpolster

Ziel:
► Entspannung der Bauchdecke
► Schmerzlinderung

Extremitätentrauma
– Ruhigstellung
– Rückenlage
– Vakuummatratze, Vakuumschiene
– ggf. Schocklagerung

Ziel:
► Blutstillung
► Schmerzlinderung
► Vermeidung weiterer Schäden

Akute Ateminsuffizienz
Atemnot, Zyanose, S_pO_2 < 90%

- **Atemwege frei?** – nein ► Atemwege freimachen, freihalten, Intubation
  - ja ▼
- **Atembewegungen normal?** – nein ► Pneumothorax? Instabiler Thorax? Einziehungen?
  - ja ▼
- **Atemvolumen ausreichend?** – nein ► AF < 9/min, Atemzug < 8ml/kg KG → Beatmung, O_2-Reservoir
  - ▼
- **Oberkörperhochlage, Sauerstoffgabe**
  - ▼
- **Atemgeräusche**
  - Stridor ► Atemwege verengt – Fremdkörper, entzündlich
  - Spastik ► Asthma bronchiale, COPD
  - Rasselgeräusche ► Linksherzinsuffizienz ► Herzentlastung
    - Tox. Lungenödem ► Entzündungshemmung

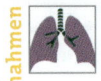

Maßnahmen bei Atemstörungen

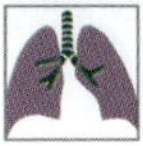

Lagerung:

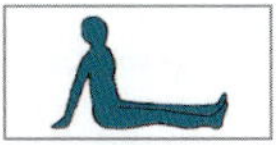

Asthma bronchiale

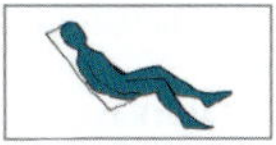

Lungenödem

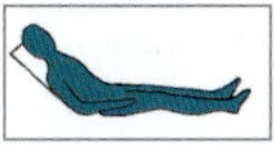

Thoraxtrauma

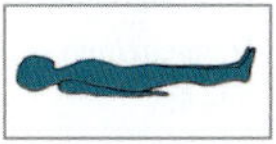

Atemstillstand

Freimachen der Atemwege:

- Kopf überstrecken, Unterkiefer vorziehen
- Ausräumen des Mund-Rachenraums
- Fremdkörper evtl. mit Magillzange entfernen
- Schläge zwischen Schulterblätter (Kopftieflage)
- Brustkorb- und/oder Oberbauchstöße (Heimlich-Handgriff)
- Absaugen
- Koniotomie

Freihalten der Atemwege:

- Seitenlage
- Rachentubus (Guedel-, Wendl-Tubus), Larynxmaske, -tubus
- Intubation

Sauerstoffzufuhr:

- Nasensonde, Nasenbrille, über Maske (mind. 4 bis 6, bis zu 15 l/min mit Reservoir)
- Beatmungsbeutel (mit Reservoir)

GENERELLES ZIEL:
▶ S_pO_2 94 – 98%

Beatmung:

- Atemspende
- Beatmungsbeutel (mit Reservoir, 15 l O_2/min)
- Notfallrespirator
- PEEP-Beatmung (max. 5 cm H_2O)

▼ **Merke**

Bei Patienten mit Tracheostoma (Kanüle)

- Entfernen von Halstuch etc.
- ggf. Absaugen und/oder (Innen-)Kanüle entfernen
- ggf. Beatmen: Atemspende (Mund-zu-Stoma) oder nach Intubation des Stomas mit dünnem Tubus (z.B. 6,5 mm)

Maßnahmen bei Atemstörungen

Absaugen:

Einführtiefe des Katheters bei
- Absaugen über Mund → Länge vom Ohrläppchen bis zum Mundwinkel
- Absaugen über Nase → Länge vom Ohrläppchen bis zur Nasenspitze

Vorsicht! *Ohne Sog einführen!*

> **▼ Merke**
> Vor der Beatmung Mund-Rachenraum freimachen.

Beatmung:

RICHTWERTE	Atemzugvolumen: 8–10 ml/kg KG in 1 sec	
	Frequenz/min	Atemzugvolumen
Früh-/Neugeborenes	40–50	20–35 ml
Kind 5 Jahre	20–25	50–200 ml
Kind 10 Jahre	16–20	300–400 ml
Jugendliche	14–16	300–500 ml
Erwachsene	10–14	500–800 ml

Gefahren bei *Atemspende/Maskenbeatmung:*
- Zu hoher Beatmungsdruck → Magenblähung → Erbrechen → Aspiration → Zerreißung der Lunge (bei Neugeborenen) → ungenügendes Atemvolumen
- Zwerchfellhochstand → verminderte Lungendehnbarkeit

Variationen:

PEEP (z.B. 5 cm Wassersäule) bei:
- Lungenödem
- Thoraxtrauma (Vorsicht)
- Ertrinken
- Aspiration
- O_2-Mangel
- CO-/Reizgasvergiftung

Inspiration : Exspiration (I : E)
- normal: 1 : 2
- bei Thoraxtrauma, chronischen Lungenerkrankungen, akuter Lungenschädigung 1 : 1
- bei Intensivpatienten ggf. auch 2 : 1

> **▼ Merke**
> - PEEP-Beatmung nur bei intubierten Patienten!
> - PEEP-Beatmung vermindert den venösen Rückstrom (Vorsicht bei Volumenmangel).

Maßnahmen bei Atemstörungen

Intubation:

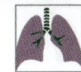

Indikation:
- Atemstillstand
- Ateminsuffizienz mit Schwierigkeiten der Beatmung, z.B. Thoraxtrauma
- Aspirationsgefahr, z.B. bei Verletzungen des Gesichtsschädels, Schädel-Hirn-Trauma, Koma ohne Schutzreflexe

Zubehör:
- Laryngoskop und Spatel Gr. 3
- Endotrachealtubus Gr. 7,5
- Blockerspritze
- Absaugpumpe

- Beatmungsbeutel mit O_2-Reservoir
- Stethoskop
- Guedel-Tubus
- Fixierpflaster/Mullbinde

evtl.
- Silikonspray
- Führungsstab
- Magill-Zange
- (Kinder:) Kapnometer

Ablauf:
- Sauerstoff: einatmen lassen (2 min)
- Oberkörperhochlage, Kopf überstrecken, Polster unterlegen
- Mund öffnen → Laryngoskop einführen
- Sellick-Handgriff – BURP
- Kehlkopf einstellen → Tubus unter Sicht einführen
- Beatmungsbeutel anschließen → Beatmung beginnen
- Magen, dann Lunge (4 ×) abhören
- Tubuslage korrekt? Brustkorbbewegungen seitengleich? Tubusinnenseite beschlagen? Kapnometrie? Pulsoxymetrie?
- Beißschutz
- Tubus fixieren
- bei Intubationsproblemen: Larynxmaske erwägen

Endotracheal-Tuben:
Magill-Tuben:

Richtwerte	Innendurchmesser (mm)
Frühgeborene	2,5
Neugeborene	3,0
6 Monate alt	3,5
12 Monate alt	4,0

- Anhaltspunkt für die Auswahl des geeigneten Tubus bei Kindern: Breite des Kleinfingernagels bzw. des Nasenlochs

Richtwerte	Innendurchmesser (mm)
Frauen	7,0
	7,5
Männer	8,0
	8,5

▼ Merke
- Blockung des Tubus individuell durchführen. Langsam blocken, bis der erforderliche Beatmungsdruck gehalten wird.
- universeller Notfalltubus: 7,5 mm

Larynxmaske
Fastrach®
Larynxtubus:

- Alternative zur endotrachealen Intubation bei nüchternen Patienten bzw. bei Unmöglichkeit der endotrachealen Intubation
- Erwachsene: Gr. 4 bzw. 5; Jugendliche: Gr. 3; Kinder 2 bzw. 2,5
- Material vorbereiten, Cuff mit Gel versehen
- Patienten optimal lagern, Esmarch-Handgriff, Larynxmaske kontrolliert einführen, Cuff füllen (10–40 ml)

▼ Merke
- Die Larynxmaske/-tubus ist keine »praktische Alternative« für in der Intubation Ungeübte, sondern ist im Rettungsdienst nur ein Notbehelf (kein sicherer Aspirationsschutz), z.B. statt Masken-Beutel-Beatmung im Rahmen der Reanimation.
- Über den Fastrach® kann zusätzlich zur Funktion der Larynxmaske ein Endotrachealtubus (verzögert) eingeführt werden.

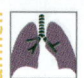

Maßnahmen bei Atemstörungen

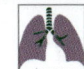

Mund-Rachen-Tuben:

Guedel-Tuben:

Richtwerte	
Frühgeborene	Größe 000
Säuglinge	Größe 00
Kleinkinder	Größe 0
Kinder	Größe 1
Jugendliche	Größe 2
Erwachsene (Frau)	Größe 3
Erwachsene (Mann)	Größe 4
Erwachsene groß	Größe 5

Vorsicht!

- Reizung der Rachenhinterwand (Erbrechen)
- Verlegung der Atemwege (bei falscher Größe)

Nasen-Rachen-Tuben:

Wendl-Tuben:

Richtwerte	
Kinder	Größe 20–24
Jugendliche	Größe 26
Erwachsene (Frau)	Größe 28
Erwachsene (Mann)	Größe 30
Erwachsene groß	Größe 32

Vorteil: kaum Reizung im Rachen (wache Patienten)

Vorsicht!

- Verletzung der Nasenschleimhaut, Blutung
- korrektes Einführen in die untere Nasenmuschel parallel zur Zahnreihe im Oberkiefer

Endobronchiale Medikamentenzufuhr:

- ungünstigeres Verfahren als intravenöse oder intraossäre Zufuhr
- möglich für Adrenalin, Atropin, Lidocain, Naloxon
- Dosis: zwei- bis dreifach erhöht gegenüber i.v.-Dosierung
- Verdünnung: stets in 10 ml NaCl 0,9% oder Aq. dest.
- wird allgemein nicht mehr empfohlen

Maßnahmen bei Atemstörungen

Thoraxpunktion:	*Indikation:*	Spannungspneumothorax
	Ort:	2. Zwischenrippenraum, Schlüsselbeinmitte, Oberrand der Rippe
	Material:	14 G Venenverweilkanüle mit aufgesetzter, halb mit NaCl 0,9% gefüllter, 10-ml-Spritze
	Vorgehen:	langsam ca. 3–6(–8) cm vorschieben, nach Luftaspiration Stahlmandrin entfernen, Kanüle stumpf vorschieben, Luft entweichen lassen, Verweilkanüle (offen) lassen, knickfrei befestigen
Thoraxdrainage:	*Indikation:*	Pneumo-Hämatothorax, ggf. vor Hubschraubertransport
	Ort:	3.–5. Zwischenrippenraum, mittlere Axillarlinie, Oberrand der Rippe
	Vorgehen:	Inzision mit Skalpell, stumpf mit Klemme/Finger Pleuraraum aufsuchen, Drainage einlegen, fixieren, Luft-/Blutaustritt beobachten

▼ **Merke**

- Präklinische Thoraxdrainage typischerweise nur beim intubierten und beatmeten Patienten, dessen Zustand sich trotz/unter Volumenersatz und Beatmung weiter verschlechtert.
- Bei Patienten mit Thoraxtrauma (Rippenfrakturen, Pleuraverletzung) muss unter Überdruckbeatmung mit der Entwicklung eines Spannungspneumothorax gerechnet werden.

Herzbeuteltamponade

Ursache:	Erguss (chronisch) oder Einblutung (Thoraxtrauma) im Herzbeutel behindert die diastolische Füllung des Herzens
Zeichen:	Halsvenenstauung, Blutdruckabfall/Schock trotz angemessener Volumentherapie, leise Herztöne
Ort:	unterer Rippenrand, Winkel links der Schwertfortsatzspitze
Vorgehen:	langsam ca. 5–10 cm in Richtung rechter Schulter vorschieben, nach Blutaspiration Stahlmandrin entfernen, Kanüle stumpf vorschieben, Blut aspirieren, Verweilkanüle (offen) knickfrei befestigen

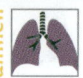

Maßnahmen bei Herz-Kreislauf-Störungen

Lagerung:

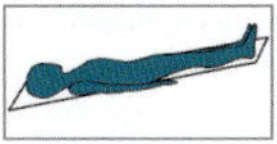

- Volumenmangel (bei Vena-cava-Kompressionssyndrom: Linsseitenlagerung)

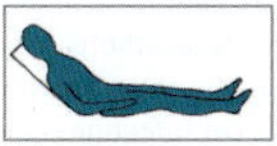

- Linksherzinsuffizienz
- kardiogener Schock

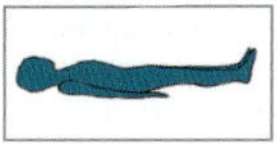

- Kreislaufstillstand

Blutstillung:

- Hochhalten der Extremität
- Abdrücken der zuführenden Arterie
- Aufpressen von sterilen Tupfern, Druckverband
- Abbinden (nur in extremen Ausnahmesituationen)

Punktion peripherer Venen:

- bei jedem Notfallpatienten
- zur Schonung rumpfnaher Venen möglichst herzfern
- Venen des Handrückens, ggf. des Unterarmes
- Vena jugularis externa (Notarzt)

Zubehör:

- Venenverweilkanüle, z.B. Viggo®
- Desinfektionsspray, Tupfer
- Venenstauer, z.B. Blutdruckmanschette
- Fixierpflaster

Venenverweilnadeln

Kennfarbe	blau	rosa	grün	weiß	grau	orange
Größe [G,mm]	22/0,8	20/1,0	18/1,2	17/1,4	16/1,7	14/2,0
Durchfluss [ml/min]	30	55	80	125	180	270

▼ **Merke**

- Jeder Rettungsassistent muss die Punktion peripherer Venen beherrschen.
- Keine Venenpunktion an gelähmter Extremität oder Extremität mit gestörtem Lymphabfluss (z.B. Brusttumor), Hautinfektionen, Dialyse-Shunt bzw. Fraktur und/oder Weichteilverletzung.

Maßnahmen bei Herz-Kreislauf-Störungen

Punktion zentraler Venen:
- wenn kein peripherer Zugang möglich ist, z.B. im Volumenmangelschock

NOT ARZT

Zugangswege:	**Zubehör:**
– Vena subclavia	– Cavakatheter
– Vena jugularis interna/externa	– 10-ml-Spritze mit NaCl 0,9%
– Vena basilica	– Desinfektionsspray
– ausnahmsweise Vena femoralis (jeweils auf der rechten Seite günstiger)	– sterile Handschuhe
	– sterile Kompressen
	– Pflaster
	– vorbereitete Infusion

▼ **Merke**
Vorsicht bei Patienten mit Herzschrittmacher (Sondenverletzung).

Intraossärer Zugang:
- bei Säuglingen, Kleinkindern und Erwachsenen »ohne Venen«
- Punktion mit 18- bzw. 16-G-Spezialnadel (Cook® bzw. BIG® Nadel, EZ-IO®-Akkubohrer)
- nach Hautdesinfektion ca. 4 cm unterhalb des Schienbeinhöckers in die innenliegende Knochenfläche
- Anwendung und Dosierung aller Medikamente wie bei intravenöser Gabe
- Druckinfusion (100 ml/min möglich)

▼ **Merke**
Indikation bei Kreislaufstillstand, Kreislaufinstabilität durch Volumenmangel, Laryngospasmus/Atemwegsblutung, wenn ≥ 3 Versuche (= 120 sec) für venösen Zugang verstrichen sind.

Infusionstherapie:
- *elektrolytfreie Lösungen:* z.B. Glucose 5% (Trägerlösung, Wasserersatz)
- *Vollelektrolytlösungen:* z.B. kristalloide Lösung (Ersatz von Wasser und Elektrolyten, Volumenersatz)
- *Volumenersatzmittel:* z.B. Hydroxyethylstärke (kolloidaler Volumenersatz) bzw. HyperHAES® (hypertone NaCl-Lösung)
- *korrigierende Lösungen:* z.B. Natriumbikarbonat – $NaHCO_3$ 8,4% (Azidose)

Tropfgeschwindigkeit:
- Umrechnung: Tropfen pro min x 3 = ml pro h, z.B. 60 Trpf./min = 180 ml/h bzw. 450 ml/h = 150 Trpf./min

Maßnahmen bei Herz-Kreislauf-Störungen

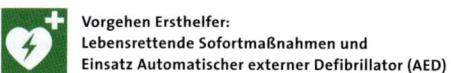

Vorgehen Ersthelfer:
Lebensrettende Sofortmaßnahmen und
Einsatz Automatischer externer Defibrillator (AED)

Reaktion auf Ansprache / Schütteln? — ja ▶ Abklären der Beschwerden, Betreuung

nein ▼

Hilfe herbeirufen

▼

Atemwege freimachen

▼

normale Atmung? — ja ▶ Seitenlage, Überwachung

nein ▼

Atemwege freimachen, AED herbeiholen (lassen)

▼

Herzdruckmassage (30 x in 18 sec) und Beatmung (2 x), im Wechsel, bis AED angeschlossen und in Funktion

Maßnahmen abbrechen, wenn Patient sich bewegt / Augen öffnet / normal atmet

▼

Angaben des AED befolgen

▲

typischerweise nach jeweils 2 min CPR (= 5 x 30 : 2-Blöcke): erneute EKG-Analyse

▼ **Merke**
Herzdruckmassage nur ganz kurz f. Analyse des EKG und ggf. Schockabgabe unterbrechen

Maßnahmen bei Herz-Kreislauf-Störungen

Präkordialer Faustschlag:

- nur in den ersten 10 sec bei beobachtetem Kreislaufstillstand (Monitor) durch pulslose Kammertachykardie bzw. Kammerflimmern
- nur wenn kein Defibrillator zur Verfügung steht
- Schlag aus 20–30 cm auf die Mitte des Brustbeines
- nicht bei durch Sauerstoffmangel verursachtem Kreislaufstillstand und bei Kindern
- bei Misserfolg unverzüglich mit der Reanimation beginnen

Manueller Defibrillator:

- bei pulsloser Kammertachykardie/Kammerflimmern
- Elektroden mit ausreichend Gel versehen
- in der Herzachse aufsetzen, fest anpressen
- Energie bei Erwachsenen 150–200 J bi-/360 J monophasisch
- Gerät laden
- Eigen-/Fremdschutz beachten
- Energie abgeben
- nur kurz zur Energieabgabe Basismaßnahmen unterbrechen

Halbautomatischer Defibrillator:

- Gerät einschalten
- Elektroden nach Herstellerangaben aufkleben
- Anweisungen befolgen
- Sicherheitsbestimmungen beachten
- wenn Gerät erlaubt: Basisreanimation (30 : 2)

Kardioversion:

- bei Tachykardie mit instabilem Kreislauf
- Synchronisation einschalten, R-Zacken-Steuerung
- Vorgehen ansonsten wie bei Defibrillation
- Sedierung, Analgesie, ggf. Kurznarkose
- Energie bei Erwachsenen 100–200–300–360 Joule

Externer Schrittmacher:

- bei Bradykardie mit Kreislaufinstabilität (AV-Block 2°/3°)
- transthorakale Stimulation (Klebeelektroden) auf linker Brust und linkem Rücken
- Energie (60–100 mA), Modus (Demand) und Frequenz (70/min) wählen
- Sedierung, z.B. Midazolam + Analgesie, z.B. Morphin

Vorsicht!

- Wirksamkeit der elektrischen Stimulation durch Tasten des Pulses bzw. Pulsoxymeter, RR-Messung überprüfen

AICD:

Automatischer implantierbarer Kardioverter/Defibrillator (AICD):

- implantiertes Gerät mit Doppelfunktion: Herzschrittmacher plus Kardioversion/Defibrillation (s.S. 100)

Maßnahmen bei Herz-Kreislauf-Störungen

Herzdruckmassage:

Druckpunkt/Drucktiefe:

– Neugeborene, Säuglinge bis 12 Monate/4 cm	ein Querfinger breit unterhalb der Verbindungslinie zwischen den Brustwarzen
– Kinder, Erwachsene/ 5 cm	Mitte des Brustkorbes, Mitte der unteren Brustbeinhälfte

Frequenz: 100–120/min

Maßnahmen (Erwachsene):
- Handballen aufsetzen
- Fingerspitzen abheben
- anderen Handballen aufsetzen
- Schulter über den Druckpunkt bringen
- Arme gestreckt halten
- Kompression senkrecht 5 cm komprimieren
- Druckphase + Entlastungsphase sind gleich lang (1 : 1)
- bei Entlastung die Handballen nicht abheben
- Druck in Entlastungsphase vom Brustkorb nehmen
- Helferwechsel (möglichst) alle 2 Minuten

▼ Merke

Bei Neugeborenen, Säuglingen:	mit zwei Fingern (ca. 120/min, 3 : 1)
Bei kleinen Kindern:	mit einer Hand (ca. 100/min, 15 : 2)

Wirkungskontrolle:
- Heben des Brustkorbes bei jeder Beatmung
- Rosigwerden der Haut
- Engerwerden der Pupillen
- Pulsoxymeter-Ausschläge

Vorsicht!
- Rippenfrakturen, Brustbeinfrakturen
- Pneumo- und/oder Hämatothorax
- Herzbeuteltamponade (s.S. 46)
- Leber- und Milzruptur
- Erbrechen und Aspiration

▼ Merke
- Unterbrechungen der Herzdruckmassage (= No-Flow-Phase) minimieren, max. 10 sec für Intubation
- Herzdruckmassage ausreichend tief, schnell und ohne Unterbrechungen durchführen.

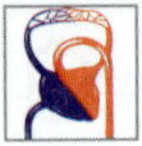
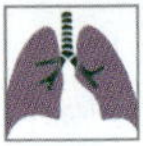

Kardiopulmonale Reanimation

ICD10: I46.9

Basismaßnahmen

Situation:

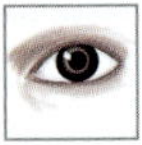

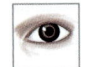

- Leblose Person
- keine Reaktion auf Ansprache, Schütteln
- keine Lebenszeichen, keine Atembewegungen
- keine Rumpf-, Arm-, Beinbewegungen
- Blauverfärbung der Haut, evtl. Blässe

Maßnahmen:

- stets: eigene Sicherheit beachten
- Uhrzeit registrieren
- Notarztalarmierung
- Defibrillator vorbereiten (lassen)
- Rückenlage, auf harter Unterlage
- Freimachen der Atemwege
- Atmung prüfen (ca. 10 Sekunden): keine Atembewegungen, kein Atemgeräusch, kein Atemstoß

Lagerung:

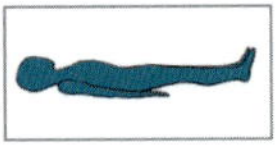

Diagnose: Atem- und Kreislaufstillstand

Maßnahmen:

- jeweils 30 Herzdruckmassagen (in ca. 20 sec) und 2 Beatmungen (in ca. 2 sec) im Wechsel bis EKG-Analyse/Defibrillation möglich
- 5 Zyklen je 30 Herzdruckmassagen u. 2 Beatmungen (in ca. 2 min)

Beatmung: Beatmungsmaske, -beutel, Reservoir 15 l/min

Prüfen:

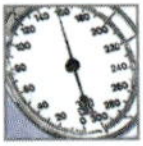

ggf. zu beseitigende Ursachen für den Kreislaufstillstand »HITS«?

- **H**ypoxie
- **H**ypovolämie
- **H**ypoglykämie
- **H**ypothermie
- **H**erzbeuteltamponade
- **I**nfarkt
- **I**ntoxikation
- **T**rauma
- **T**hromboembolie
- **S**äure-Basen-Störung
- **S**pannungspneumothorax

▼ **Merke**

- Das Pulstasten zur Erfassung eines Kreislaufstillstandes ist unsicher, wie die Pupillenprüfung, gerade unter Reanimationsbedingungen – die Methode wird nicht mehr zur Sicherung der Diagnose angewendet.
- Schnappatmungen (beim Kreislaufstillstand anfangs häufig) entsprechen bereits einem Atemstillstand und dürfen den Beginn der Wiederbelebungsmaßnahmen nicht verzögern.
- Wurde über längere Zeit Masken-Beutel-Beatmung bzw. Atemspende durchgeführt: später Magensonde legen (hochgedrängtes Zwerchfell bei Magenblähung).

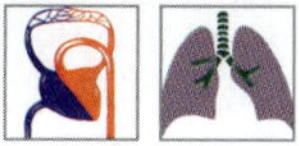

Kardiopulmonale Reanimation

Erweiterte Maßnahmen – Defibrillation

Maßnahmen:

- **unbeobachteter Kreislaufstillstand:**
- Herzdruckmassage und Beatmung bis EKG-Analyse/Defibrillation möglich

- **beobachteter Kreislaufstillstand bzw. AED zur Verfügung:**
- ggf. optische/akustische Anweisungen des AED befolgen
- EKG analysieren (lassen)
- ggf. optische/akustische Anweisungen des AED befolgen

→ **Schock empfohlen bzw. Kammerflimmern**
- Gerät laden
- Schock auslösen
- sofortiger Wiederbeginn der Basismaßnahmen über 2 Minuten (5 Zyklen 30 : 2); nach jeweils 10 Zyklen: Adrenalin 1 mg i.v./i.o.
- dann Rhythmusanalyse wiederholen

→ **Schock nicht empfohlen bzw. Asystolie oder PEA**
- sofortiger Wiederbeginn der Basismaßnahmen über 2 Minuten (5 Zyklen 30 : 2); nach jeweils 10 Zyklen: Adrenalin 1 mg i.v./i.o.
- dann Rhythmusanalyse wiederholen

Schockbare Rhythmen:

- Kammertachykardie (VT, f > 180 – 200/min)

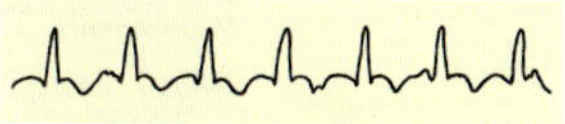

- Kammerflimmern (VF)

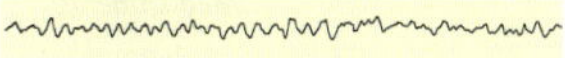

Nicht schockbare Rhythmen:

- pulslose elektrische Aktivität (PEA)

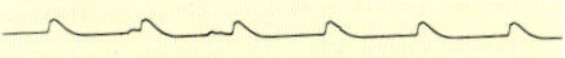

- Asystolie

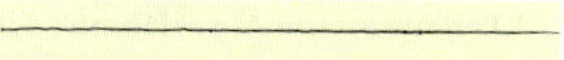

▼ **Merke**
- Der frühere verwendete Begriff »Kammerflattern« (regelmäßige, breit deformierte QRS-Komplexe im EKG) ohne tastbaren Puls wird durch »pulslose Kammertachykardie« ersetzt. Die Behandlung erfolgt wie bei Kammerflimmern.
- Nach jedem Defibrillationsversuch sofortige Wiederaufnahme der Basismaßnahmen (30 : 2) ohne EKG- und Pulskontrolle.

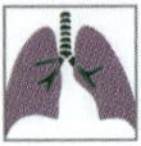

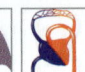

Kardiopulmonale Reanimation

Erwachsene

Diagnose:
- Atemstillstand
- Kreislaufstillstand

Maßnahmen:

Lagerung	→ auf harter Unterlage
Freimachen, Freihalten	→ der Atemwege, Fremdkörper entfernen, Kopf überstrecken, Unterkiefer vorziehen, ggf. absaugen
Herzdruckmassage	→ jeweils 5 Zyklen von 30 Herzdruckmassagen und 2 Beatmungen in 2 min
Beatmung	→ Beatmungsbeutel und -maske, 100% O_2, (15 l/min) Reservoir anschließen

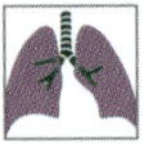

▼ **Merke**
Pausen minimieren.

Frühestmögliche EKG-Ableitung!

Kammerflimmern	→ sofortige Defibrillation
Vorbereitung	→ venöser, ggf. intraossärer Zugang → Medikamente → Intubation, endotracheal, ggf. Larynxmaske/-tubus
Medikamente	→ aufziehen
venöser Zugang	→ peripher, ggf. V. jugularis ext.
Medikamente	→ intravenös, evtl. intraossär bzw. endobronchial
Intubation	→ durchführen, Tubus fixieren

▼ **Legende zum Algorithmus S.55**

EKG	Rhythmusanalyse mit AED oder Monitor
CPR / 2 min	Basismaßnahmen CPR: 2 min, 30 : 2; HDM 100/min, Ventilation 10/min
O_2, i.v., Intub.	Installation: O_2, venöser Zugang
geord. Rhythmus? Puls tasten!	Geordneter EKG-Rhythmus: Kreislauf prüfen, ggf. stabilisieren
(gelbes Feld)	Medikamente
Defibrillation	Defibrillationsversuche 150 – 360 J biphasisch bzw. 360 J monophasisch

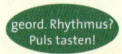

Kardiopulmonale Reanimation

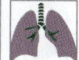

Erwachsene

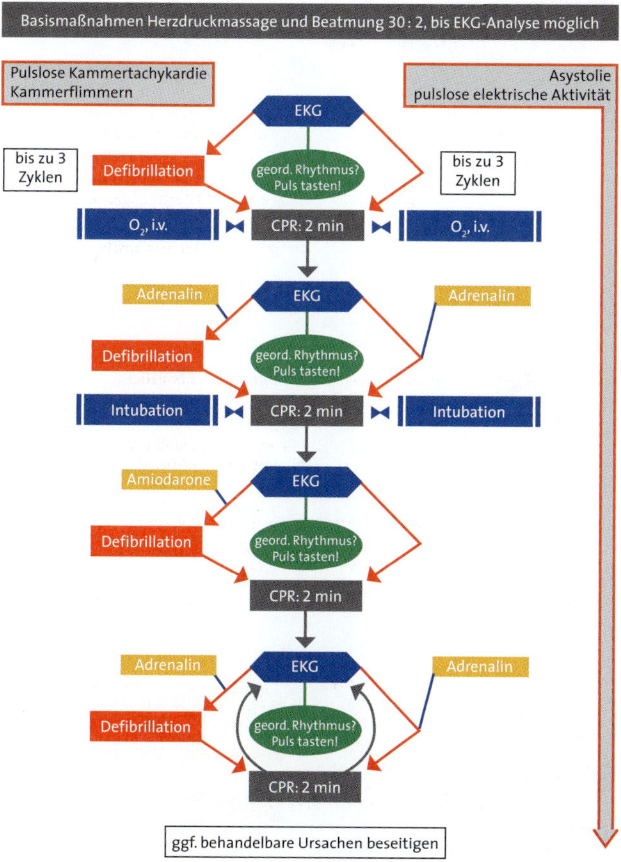

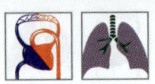

Eigene Notizen

Eigene Notizen

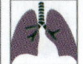

Maßnahmen bei Verletzungen

Unfallmechanismus: erfragen, rekonstruieren (ergibt wichtige Hinweise auf Art und Umfang möglicher Verletzungen)

Lagerung, auf Vakuummatratze:

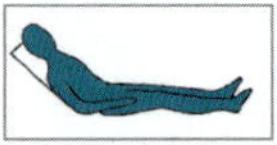

- Schädel-Hirn-Trauma
- Gesichtstrauma

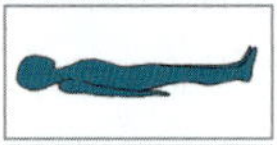

- Wirbelsäulentrauma
- Beckentrauma

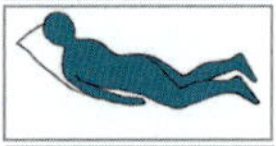

- Thoraxtrauma

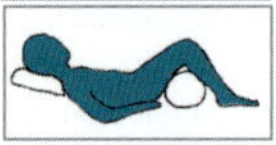

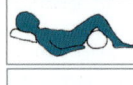

- Abdominaltrauma

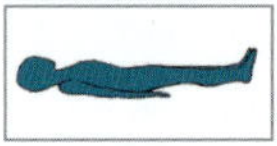

- Extremitätentrauma

Blutstillung:
- starke Blutungen sofort stillen, Blutstillung vor Volumenersatz

Sicherung der Atemfunktion: ► s. Maßnahmen bei Atemstörungen S. 41

Sicherung der Herz-Kreislauf-Funktion: ► s. Maßnahmen bei Herz-Kreislauf-Störungen S. 47

Ruhigstellung von Frakturen:
- vorrangig: Sicherung der Halswirbelsäule
- Kontrolle der peripheren Pulse an der verletzten Extremität
- Kontrolle auf Gefühlsstörungen (Nervenverletzung) an der betroffenen Extremität
- Kontrolle der aktiven Beweglichkeit
- Halsmanschette , Schaufeltrage, Spineboard
- unter Längszug (achsengerecht) lagern, evtl. KTD anlegen
- Reposition bei grober Fehlstellung zur Weichteilentlastung, Verhinderung weiterer Schäden, Schmerzlinderung

▼ Merke
Patient muss nüchtern bleiben (Ess-, Trink- und Rauchverbot).

Maßnahmen bei Verletzungen

Möglichkeiten der Ruhigstellung:	– Schädelfraktur	→ Oberkörperhochlage
	– Schlüsselbein-, Schultergürtel-, Oberarmfraktur	→ Dreiecktücher (3), Vakuummatratze
	– Unterarmfraktur	→ Luftkammerschiene, Dreiecktücher (2)
	– Rippenfraktur	→ Lagerung
	– Beckenfraktur	→ Lagerung, Vakuummatratze
	– Wirbelfraktur	→ Lagerung, KED-System, Halsmanschette, Vakuummatratze
	– Oberschenkelfraktur	→ Vakuummatratze
	– Unterschenkelfraktur	→ Luftkammerschiene, Vakuummatratze, -schiene

ZIEL:

- Verminderung des Blutverlustes
- Schmerzstillung
- Vermeidung weiterer Schäden

Umlagerung:	– Rippen-, Becken-, Wirbelfraktur	→ Schaufeltrage

Wärmeerhaltung: – Fahrzeug aufheizen, Türen geschlossen halten, Patient abtrocknen, Decken

▼ Merke

- Stets die beiden der Fraktur benachbarten Gelenke mit ruhigstellen.
- Keine Luftkammerschienen bei offenen Frakturen.

Amputationsverletzung:	– Blutstillung	→ Hochlagerung des Amputationsstumpfes; Druckverband; manuelle Kompression; ausnahmsweise: Abbindung
	– Amputatversorgung	→ Einwickeln in trockenen, sterilen Verbandmull; Replantatbeutel benutzen, Außenhülle mit Eiswasser füllen.

▼ Merke

Amputat nicht direkt mit Eiswasser oder Kühlakkus in Kontakt kommen lassen.

Narkoseeinleitung

► s. Intubation S. 43

– bei Bewusstseinsklarheit, z.B. Atem-Kreislaufinsuffizienz (Verfahren A) oder Polytrauma, Einklemmung (Verfahren B) als rein ärztliche Maßnahme

Lagerung:

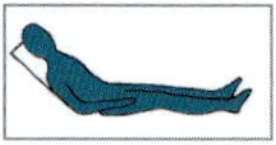

Vorgehen:

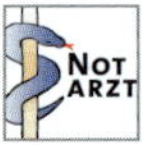

- sicherer venöser Zugang, Infusion-Vorlauf z.B. kristalloide Lösung 100–250 ml
- ständige Atem-, Puls-, RR- und EKG-Überwachung, S_pO_2
- O_2-Inhalation (hoher Fluss, Maske 2 min vor Gesicht)
- funktionsfähige Instrumente für Absaugung, Intubation, Beatmung bereitlegen
- Puls < 60/min: Atropin z.B. 0,5–1 mg
- Verfahren A: insbesondere bei Älteren, Organinsuffizienz,
  Opioid, z.B. Fentanyl 2–3 µg/kg KG
  + Hypnotikum, z.B. Propofol 1,5–2 mg/kg KG
  oder Etomidat 0,15–0,25 mg/kg KG
- Verfahren B: insbesondere im Volumenmangelschock, bzw. Asthma
  Ketamin, z.B. Esketamin 0,5–1 mg/kg KG
  + Sedativum, z.B. Midazolam 2–3 mg
- nach Einschlafen: Relaxierung, z.B. Succinylcholin 1,5–2mg/kg KG
- Krikoiddruck, Kieferrelaxation abwarten, keine »Zwischen-Beatmung«
- Intubation unter Sicht (max. 20 sec)
- Beatmung (100% O_2)
- Kontrolle der Tubuslage (Brustkorbbewegungen, Beschlagen der Tubus-Innenwand, Abhören (Magen, Lunge 4x), Kapnometrie
- sichere Tubus-Fixierung
- evtl. Relaxierung, z.B. Vecuronium 0,1 mg/kg KG
- evtl. Blutdrucksteigerung, z.B. Cafedrin/Theodrenalin 0,5–1 ml

▼ Merke

– Einsatz von Muskelrelaxanzien nur bei besonderer Erfahrung (z.B. Anästhesist).

Maßnahmen bei Vergiftungen

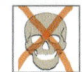

Rettung: ► s.S. 27

Lagerung: ► s.S. 36

Sicherstellung der Atmung: ► s.S. 41

Sicherstellung der Herz-Kreislauf-Funktion: ► s.S. 47

Unterbrechung der Giftaufnahme:
- *bei Inhalation (z.B. Silo-Unfall, Brand)* Rettung aus dem verseuchten Raum (evtl. unter Atemschutz – Feuerwehr), Weitstellung der Bronchien (z.B. Fenoterol/Ipratropium 1–2 Hübe alle 2 h), ggf. Intubation und Beatmung

Vorsicht! *Eigensicherung beachten*

Feststellung giftiger Gase:
- Gasspürgerät (Dräger) mit entsprechenden Prüfröhrchen wird bei der Feuerwehr vorgehalten
- Identifikation und Konzentrationsmessungen, z.B. von CO, CO_2, Kohlenwasserstoffverbindungen, Blausäure, Chlor, Nitrosegase, Zyanid

Wasserlösliche Substanzen:
- Hemmung der Giftaufnahme durch Bindung im Darm an medizinische Kohle (Kohle 1 g/kg KG, z.B. 70 g)
- provozierte Durchfälle (Sorbitlösung, z.B. Tutofusin® S 40), bei Erwachsenen 125 ml über Magensonde bzw. Glaubersalz (0,5 g/kg KG) in 50–200 ml Wasser gelöst

▼ **Merke**
- Häufig Inhalation bzw. Einnahme von mehreren Stoffen unterschiedlicher Wirkung mit »untypischen Zeichen/Mischbild«.
- Die Gabe von medizinischer Kohle ist vor allem in den ersten 30 min nach Gifteinnahme sinnvoll.
- Das Auslösen von
  → Erbrechen, z.B. durch Ipecac® oder Apomorphin,
  → Durchfällen, z.B. durch Sorbit oder Mannit,
  → einer forcierten Diurese (Flüssigkeitsgabe + Diuretikum)
  wird wegen der Nebenwirkungen, z.B. Kreislaufstörungen, nicht mehr empfohlen.

Magenspülung: *bei Bewusstseinsstörung bzw. Bewusstlosigkeit*
→ Magenspülung nur nach Intubation

– *Instrumente:*
- Magenschlauch
- Trichter
- Klemme
- 20 l lauwarmes Wasser, möglichst mit Roticlean®-Zusatz (1,5 ml/kg KG)
- Auffangeimer
- Geräte zur Intubation und Beatmung
- Medikamente (Atropin, evtl. Midazolam)

– *Vorgehen:*
1. sicherer venöser Zugang, Infusion, z.B. kristalloide Lösung
2. Atropin (z.B. 0,5 mg)
3. bei Bewusstlosigkeit Intubation, evtl. Sedierung
4. Einführen des Magenschlauches in linker Seitenlage
5. Beißschutz
6. Überprüfen der richtigen Lage (Stethoskop)
7. Spülen mit mind. 20 l (jeweils 500–800 ml)
8. erste Spülflüssigkeit sicherstellen (Giftnachweis)
9. medizinische Kohle (Kohle 1 g/kg KG, z.B. 70 g)
10. Glaubersalz (0,5 g/kg KG)
11. Magenschlauch abklemmen und herausziehen

▼ **Merke**
- Magenspülungen sind nur in der ersten Stunde nach Gifteinnahme sinnvoll.
- Bei Intoxikationen in jedem Fall individuell entscheiden, ob bereits am Notfallort oder erst nach Ankunft im Krankenhaus eine Magenspülung durchgeführt wird!
- Zu empfehlen ist eine möglichst frühzeitige Magenspülung bei Vergiftungen mit Pflanzenschutzmitteln (z.B. Alkylphosphaten), Unkrautvernichtern (z.B. Paraquat) sowie Zyaniden (z.B. Blausäure).
- Keine Magenspülung und keine Magensonde bei Säuren-Laugen-Verätzungen (Perforationsgefahr).
- Einführtiefe des Magenschlauches: etwa Abstand Nasenwurzel – Bauchnabel.
- Bundeseinheitlicher Notruf der Vergiftungszentralen (zurzeit im Aufbau): nach Ortsvorwahl (z.B. 089) 19240; ► s.S. 312.

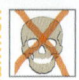

Maßnahmen bei Vergiftungen

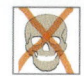

Hemmung der Gifteinwirkung:	– *Säuren-Laugen-Verätzung*	*Verdünnung mit Wasser:* a) Übergießen bei oberflächlichen Hautschädigungen b) Trinkenlassen bei oraler Aufnahme

▼ Merke

Unabhängig davon, ob es sich um eine Schädigung durch Säuren oder Laugen handelt, sollte stets nur reichlich frisches Wasser verwandt und nicht der Versuch einer Neutralisation unternommen werden.

	– *Schaumbildner* (z.B. Spül- und Waschmittel)	*Entschäumer* z.B. sab simplex®: Kinder: 5 ml, Erwachsene: 10 ml
Antidota	– Benzodiazepine, Zolpidem, Zopiclon → Flumazenil-Gabe	

▼ Merke

- Sinnvoll ist die Asservierung einer 10 ml-Blutprobe vor Gabe des Antidots (zur späteren Sicherung der Diagnose).
- Vor Transportbeginn unbedingt versuchen, die Art des Giftstoffes zu klären.
- Tablettenverpackungen, Trinkgefäße und evtl. Erbrochenes zur weiteren Abklärung mitnehmen.
- Informationen über spezielle Vergiftungen:
  Feuerwehr bzw. Vergiftungszentrale (▶ s.S. 312).

Gegengifte – Antidota

Substanz, Wirkung	**Indikation**	**Dosierung**
Naloxon (**Narcanti®**) 1-ml-Ampulle = 0,4 mg Opiat-Antagonist	**Opioid**-Vergiftung, z.B. Heroin, Morphium, Methadon	0,01 mg/kg KG i.v. (z.B. Erwachsene 0,2–0,4 mg), alle 2–5 min nach Wirkung
Physostigminsalicylat (**Anticholium®**) 5-ml-Ampulle = 2 mg Zentraler Antagonist	**Atropin**-Vergiftung, Antihistaminika, Antidepressiva, Beruhigungsmittel, Antiparkinsonmittel	0,03 mg/kg KG i.v. (z.B. Erwachsener 5 ml)
Flumazenil (**Anexate®**) 5-ml-Ampulle = 0,5 mg Zentraler Antagonist	**Benzodiazepin**-Vergiftung bzw. Überdosierung	0,2–0,5 mg fraktioniert
Atropinsulfat 10-ml-Ampulle = 100 mg Hemmung der Acetylcholinwirkung am Parasympathikus	**Acetylcholinesterase-Hemmstoff**-Vergiftung Alkylphosphate-Pflanzenschutzmittel, z.B. E 605®	2–5–10 mg i.v.; weitere Gaben nach Wirkung: Herzfrequenzanstieg, Pupillenerweiterung, Bronchialsekretion
Hydroxocobalamin (Cyano Kit 2,5 g®) 250-ml-Flasche = 2,5g + 100 ml Lösungsmittel	Zyanid-Vergiftung, z.B. Blausäure, Schwefelwasserstoff, Rauchgas, auch bei zusätzl. CO-Einwirkung	abhängig von Bewusstseinslage GCS ≥ 10: 70 mg/kg KG GCS ≤ 9: 140 mg/kg KG z.B. Erwachsene 5–10 g
Natriumthiosulfat 100-ml-Flasche = 10 g Wiederingangsetzung der inneren Atmung	**Zyanid**-Vergiftung, z.B. Blausäure, Schwefelwasserstoff, evtl. erst nach 4-DMAP (zusätzlich zu Hydroxocobalamin)	50–100 mg/kg KG i.v. (z.B. Erwachsene 30–70 ml); auch bei Zytostatika wirksam
4-DMAP (Dimethylaminophenol) 5-ml-Ampulle = 250 mg Wiederingangsetzung der inneren Atmung	bei schwerer Intoxikation (Bewusstlosigkeit) mit **Zyaniden**, z.B. Blausäure, Schwefelwasserstoff, Rauchgas	3–4 mg/kg KG i.v. (z.B. Erwachsene 250 mg); dann Natriumthiosulfat (s.o.)

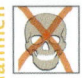

Vergiftungen – Hilfssubstanzen

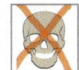

Substanz, Wirkung	Indikation	Dosierung
Toluidinblau (Toloniumchlorid) 10-ml-Ampulle = 300 mg Komplexbildung	Vergiftung mit Methämoglobinbildnern, z.B. Nitrate, Nitrite, Anilin, org. Lösungsmittel	2–4 ml/kg KG i.v. (z.B. Erwachsene 5 ml); auch bei 4-DMAP-Überdosierung
Polyäthylenglykol (Roticlean®) 100-ml-Flasche Polyäthylenglykol Giftentfernung	Giftentfernung (fettlösliche Stoffe) von Haut und Schleimhaut, z.B. Magen, Auge	der Magenspülflüssigkeit ca. 1,5 ml/kg KG zufügen, am Auge unverdünnt anwenden
Dimeticon (sab simplex®) 30-ml-Flasche Entschäumer	Vergiftung mit schaumbildenden Substanzen, z.B. Spül- und Waschmittel	Kinder: 5 ml Erwachsene: 10 ml, Nicht bei Bewusstlosigkeit!
Kohle 10-g-Becher medizinische Kohle (Kohle-Pulvis®)	Vergiftung mit wasserlöslichen Stoffen, z.B. Tabletten	1 g/kg KG (z.B. Erwachsener: 50 g) in 250 ml Wasser, evtl. über Magenschlauch

▼ **Merke**

Die evtl. mögliche Antidotbehandlung von Schwermetallvergiftungen (z.B. bei Arsen → Unithiol, bei Blei → Succimer) hat für die außerklinische Notfallmedizin keine Bedeutung.

▼ **Merke**

In der Klinik werden ggf. folgende Antidota eingesetzt:

→ Digitalis Fab → bei Digitalis- bzw. Maiglöckchen-Vergiftung
→ Vipera Fab → bei Biss durch europäische Vipern
→ Cro Fab → bei Biss durch Klapperschlangen.

Anregungen für einen besseren Umgang mit Patienten

- Bereiten Sie sich auf häufige und spezielle Notfallsituationen vor.
- Nutzen Sie die Zeit während der Anfahrt zur Vorbereitung.
- Verschaffen Sie sich zunächst einen Gesamtüberblick, damit Sie dann sachgerecht die Einzelprobleme angehen können.
- Wenden Sie nur Methoden und Techniken an, die Sie sicher beherrschen.
- Ihr Aufreten soll ruhig, höflich und gezielt sein.
- Stellen Sie sich dem Patienten vor und erklären Sie Ihre Funktion.
- Sprechen Sie den Patienten mit seinem Namen und mit »Sie« an.
- Erkundigen Sie sich ruhig und sachlich über die Beschwerden des Patienten.
- Unter- und übertreiben Sie nie bei der Beantwortung von Fragen des Patienten.
- Äußern Sie keine vagen Vermutungen über Diagnose und weitere Therapie.
- Versuchen Sie, ein Vertrauensverhältnis aufzubauen.
- Pflegen Sie auch im Umgang mit Ihren Kollegen und Mitarbeitern einen höflichen und sachlichen Ton.
- Vermeiden Sie Diskussionen zwischen den Helfern.
- Unterlassen Sie jegliche Äußerungen/Gespräche, die nicht unmittelbar mit diesem Einsatz in Zusammenhang stehen.
- Der Patient hat Angst. Erklären Sie Ihre Maßnahmen und das Ziel, das Sie damit erreichen wollen (z.B. Verband, Lagerung, Infusion usw.).
- Halten Sie vorsichtigen Körperkontakt.
- Versuchen Sie, dem Patienten seine Situation durch mitfühlendes Erklären zu erleichtern. Versetzen Sie sich in seine Lage, dann werden Sie die richtigen Worte finden.
- Belasten Sie den Patienten nicht mit Ihrem Mitleid, sondern verwandeln Sie es in engagiertes Helfen.
- Lassen Sie den Gesprächsfaden nie abreißen. Hören Sie aktiv zu.
- Respektieren Sie das Selbstbestimmungsrecht des Patienten; überzeugen Sie ihn durch Aufklärung von der Notwendigkeit Ihrer Maßnahmen. Beziehen Sie ihn in Maßnahmen mit ein.
- Versuchen Sie, psychische Problempatienten durch überzeugendes Erklären zum Mitarbeiten zu bewegen.
- Lassen Sie sich nicht durch Aggressionen und Beleidigungen zu unüberlegten Äußerungen oder Taten hinreißen. Reden und handeln Sie ruhig und sachlich weiter.
- Schreien Sie niemals.

Anregungen für einen besseren Umgang mit Patienten

- Versuchen Sie, störende Einflüsse auszuschalten (z.B. die aufgeregte Ehefrau darum bitten, den Raum zu verlassen).
- Verteilen Sie an störende Personen (Schein-)Aufträge (z.B. Medikamente holen, Personalien aufschreiben, Unfallstelle absichern, Gepäck vorbereiten usw.).
- Beziehen Sie umgekehrt Angehörige bestmöglich in alle Abläufe mit ein und erklären Sie in angemessenem Umfang den weiteren vorgesehenen Ablauf.
- Beschränken Sie Anweisungen auf das Nötigste.
- Vergessen Sie den Patienten und seine Situation nie, auch wenn Sie von seinen Symptomen oder von Ihrem Tun fasziniert sind.
- Überdenken Sie genau, ob zur Einweisung in eine psychiatrische Klinik Zwang benötigt wird.
- Sagen Sie dem Patienten (und seinen Angehörigen), in welches Krankenhaus (Abteilung) der Transport führt (Telefonnummer angeben).
- Dokumentieren Sie alle Ihre Befunde und Maßnahmen (leserlich).
- Besprechen Sie problematische Einsätze anschließend intensiv und in Ruhe mit allen Beteiligten.
- Bedenken Sie stets, dass Sie nicht alles wissen und können, sondern alles nur bestmöglich machen können.

▼ **Merke**
Bei der Versorgung von (bewusstlosen) Patienten unnötige Äußerungen vermeiden, da diese auch bei anscheinend tiefer Bewusstlosigkeit wahrgenommen werden können.

▲ **Wichtig**
Gerade in der Notfallmedizin ist oft keine Perfektion zu erreichen. Umso wichtiger ist die einfühlende Vermittlung von menschlicher Nähe, Ruhe und Zuversicht.

Umgang mit körperlichen und psychischen Belastungen

Notfallmedizin bedeutet Arbeit in menschlichen Ausnahmesituationen, unter hohem Stress und unter meist ungünstigen technischen Voraussetzungen. Die Tätigkeit im Rettungsdienst mit den vielfältigen Aufgaben stellt höchste Anforderungen an die körperliche und seelische Leistungsfähigkeit aller hier Tätigen. Besondere Belastungen ergeben sich z.B. bei Einsätzen, in denen keine (wirksame) Hilfe geleistet werden konnte, oder bei denen Kinder oder Bekannte beteiligt waren.

Stressreaktionen der Mitarbeiter des Rettungsdienstes sind deshalb häufig und keinesfalls ein Zeichen von beruflicher Insuffizienz oder psychischer Schwäche.

Typische Zeichen sind Angst- und Unruhezustände, Herzklopfen, Zittern, Ess- und Schlafstörungen, Alpträume, Schuldgefühle, Rückzug aus der Gemeinschaft, Alkohol-, Medikamenten- und Drogenmissbrauch.

Bestmögliche Vermeidungsstrategie solcher »posttraumatischer Reaktionen« ist eine systematische Verarbeitung belastender Einsatzerlebnisse. Regelmäßige und strukturierte kollegiale Einsatzbesprechungen können Fehlentwicklungen verhindern. Zusätzliche Gespräche mit geeigneten Personen innerhalb und außerhalb des Rettungsdienstes relativieren die persönliche Sichtweise und helfen bei der Überwindung von Belastungen.

Die Kombination von körperlicher Arbeit, langen, unregelmäßigen Dienstzeiten sowie wechselndem Tag-Nacht-Rhythmus und die Konfrontation mit fachlich und menschlich belastenden Einsatzkonstellationen gefährdet die Gesundheit. Möglichkeiten zur Vermeidung des »Ausbrennens« sind die Sicherstellung ausreichenden Schlafes, die Vermeidung von Nikotin-, Koffein- und Alkoholmissbrauch, Ausgleichssport, ein persönliches Hobby und bestmögliche Stabilität im Familien- und Freundeskreis. Entspannungstechniken, z.B. autogenes Training oder Yoga, wirken prophylaktisch, können aber auch im Bedarfsfall eine Hilfestellung geben.
Ansprechpartner für professionelle Hilfe gibt es meist innerhalb der Organisation oder bei Notfallseelsorgern, medizinischen Psychologen und Ärzten.

▼ **Merke**
Die strikte Beachtung von Führungs- und Handlungskonzepten (z.B. ABCDE) kann während eines Einsatzes helfen, Überforderungssituationen zu vermeiden.

▼ **Merke**
Je früher professionelle Hilfe in Anspruch genommen wird, umso schneller und wirksamer kann geholfen werden.

Spezielle Notfälle

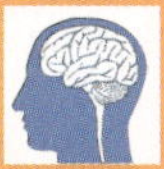
Bewusstsein

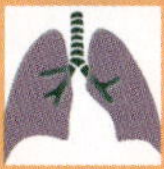
Atmung

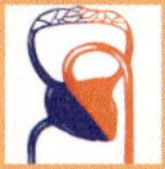
Herz-Kreislauf

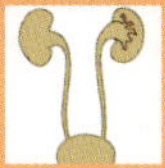
Störungen
Wasser-Elektrolyt-/
Säure-Basen-Haushalt

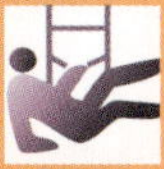
Verletzung/
Chirurgie

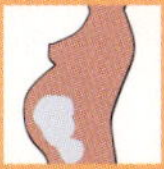
Gynäkologie –
Geburtshilfe

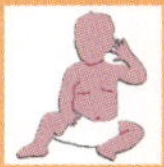
Kinder

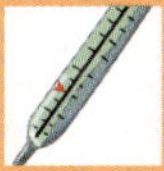
Physikalisch bedingte
Schädigungen

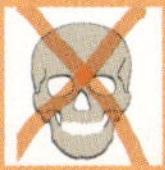
Vergiftungen

Eigene Notizen

Spezielle Notfälle
Bewusstsein

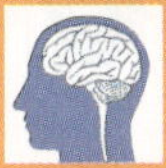

Siehe auch

Eigene Notizen

Akute Bewusstseinsstörung

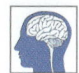

Zunächst folgende **Ursachen** ausschließen:

- Atemstörungen s.S. 87
- Herz-Kreislauf-Störungen s.S. 97
- Schädel-Hirn-Trauma s.S. 137
- Blutung in das Schädelinnere s.S. 138

Weitere häufige **Ursachen**:

- Vergiftungen (z.B. Sedativa, Hypnotika, Alkohol, Opiate) s.S. 209
- Stoffwechselstörungen (z.B. Zuckerentgleisungen) s.S. 79
- zentrale Störungen (z.B. Schlaganfall) s.S. 77

▼ **Merke**

Die selten vorkommenden Notfälle durch Störungen im Hormonhaushalt (Schilddrüse, Nebenschilddrüse, Nebenniere usw.) durch (teilweisen) Ausfall der Funktionen der Leber und Niere sowie durch Infektionskrankheiten werden außerhalb des Krankenhauses nicht spezifisch behandelt.

Schema zur Beurteilung einer Bewusstlosigkeit Glasgow Coma Scale (GCS)

Augen öffnen:	spontan	4 Punkte
	auf Ansprache	3 Punkte
	auf Schmerzreiz	2 Punkte
	überhaupt nicht	1 Punkt
Worte:	spricht orientiert, Kinder: verständlich, angemessen	5 Punkte
	verwirrt, Kinder: schreien tröstbar	4 Punkte
	einzelne Worte	3 Punkte
	unpassende einzelne Worte, Kinder: schreien untröstbar	2 Punkte
	keine	1 Punkt
Bewegungen:	befolgt Anweisungen	6 Punkte
	gezielte Schmerzreaktion	5 Punkte
	ungezielte Schmerzreaktion	4 Punkte
	Beugemechanismen	3 Punkte
	Streckmechanismen	2 Punkte
	keine	1 Punkt
Beurteilung:	Summe der erreichten Punkte	

▼ **Merke**

GCS $< 13 \rightarrow$ Notarztalarmierung, Stabilisierung, Überwachung
GCS $< 9 \rightarrow$ Beatmung, Intubation, unmittelbare vitale Bedrohung

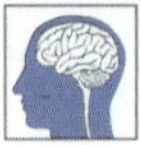

Leitsymptom Bewusstlosigkeit

- **Basistherapie:** freie Atemwege, O_2-Gabe, i.v.-Zugang
- **kontinuierliches Monitoring:** Puls, RR, Neurostatus

Atem-Kreislauf-Stillstand?	▶ ja ▶	CPR
nein ▼		
Ateminsuffizienz? Schutzreflexe fehlen?	▶ ja ▶	Intubation, Beatmung
nein ▼		
Kreislaufinsuffizienz?	▶ ja ▶	Schock *(s. Ausklapptafel)*
nein ▼		
Hypoglykämie?	▶ ja ▶	Glucose 40% (1 ml/kg KG i.v.)
nein ▼		
Opioid-Intoxikation?	▶ ja ▶	Naloxon (0,1-mg-weise i.v.)
nein ▼		
Krampfanfall?	▶ ja ▶	Midazolam (bis 0,2 mg/kg KG i.v.)
nein ▼		
Schlaganfall?	▶ ja ▶	Schlaganfall *(s. Ausklapptafel)*
nein ▼		
Schädel-Hirn-Trauma?	▶ ja ▶	Verletzung *(s. Ausklapptafel)*
nein ▼		
Hypo-/Hyperthermie?	▶ ja ▶	Normalisierung der Körpertemperatur
nein ▼		
plötzlicher Beginn?	▶ ja ▶	Blutung im Hirnstammbereich? Intoxikation? Schlaganfall?
nein ▼		
allmählicher Beginn?	▶ ja ▶	Blutung im Bereich der Großhirnrinde? Metabolische Störung? Intoxikation?

Differenzialdiagnosen: Akute Bewusstseinstrübung

Geschilderter Verlauf:	**Mögliche Ursache:**
plötzlicher Beginn, nach Kopfschmerz	intrakranielle Blutung, Subarachnoidalblutung
plötzlicher Beginn, nach Krampfanfall	Epilepsie, extrakranielle Ursachen
allmählicher Beginn (Stunden), nach Kopfschmerz	intrazerebrale Blutung, Infektion
allmählicher Beginn, nach Erregung	Intoxikation, Hypoglykämie
allmählicher Beginn (Tage), nach Kopfschmerz	Hirntumor, Subduralhämatom, metabolische Ursache

Unklare Bewusstlosigkeit

ICD10: R40.2

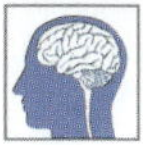

▶ s.a. Erstuntersuchung S. 17
▶ Schema zur Beurteilung der Bewusstseinslage S. 73

Angaben:

- Vorgeschichte, Fremdangaben, Entwicklung

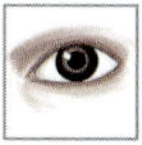

- evtl. Krämpfe
- Pupillenstörungen (evtl. einseitig)
- Zyanose, Blässe
- abnormer Atemtyp (z.B. Kussmaul-, Cheyne-Stokes-, Biot-Atmung)
- evtl. Einstiche (Heroin)

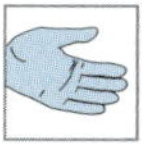

- Puls evtl. tachykard, bradykard, arrhythmisch
- evtl. Lähmungen
- evtl. Nackensteifigkeit
- evtl. stehende Hautfalten (Flüssigkeitsmangel)

- Geruch (z.B. Aceton, Urin, Gifte)

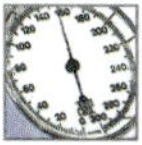

- Sauerstoffsättigung vermindert
- Blutdruckabfall
- Blutzuckertest
- eventuell Körpertemperatur erniedrigt/erhöht

Basismaßnahmen:

- Lagerung:

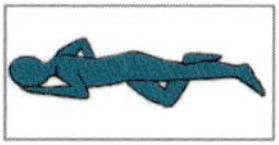

- Freimachen/Freihalten der Atemwege
- Sauerstoffgabe, ggf. Beatmung
- Wärmeerhaltung
- ständige Atem-, Puls-, RR- und EKG-Überwachung, S_pO_2
- venöser Zugang: Infusion (kristalloide Lösung)

Erweiterte Maßnahmen:

- körperliche und neurologische Untersuchung
- großzügige Indikation zur Intubation und Beatmung

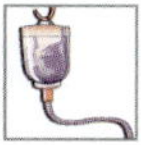

- Medikamente:
  - ggf. Zuckergabe, z.B. Glucose 40% (20–50 ml)

▼ **Merke**

- Bei allen unklaren Bewusstlosigkeiten gezielt nach Tablettenröhrchen, Spritzen etc. suchen.
- Grundsätzlich bei jedem Bewusstlosen eine Blutzuckerbestimmung (Teststreifen) durchführen.

Schlaganfall – Stroke

▼ **Merke**

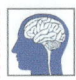

- Bei Lähmungen: Lagerung und venöser Zugang immer auf nicht betroffener Körperseite.
- Die Indikation zur Intubation/Beatmung wird gestellt bei: verminderten Schutzreflexen, drohender Einklemmung (Streckkrämpfe, Pupillendifferenz) und Ateminsuffizienz.
- Blutdrucksenkung nur bei anhaltenden Werten über 220/120 mmHg (um 10 bis 20% in 30 min).
- Besteht die Symptomatik weniger als 3 h, ist eventuell eine (klinische) Thrombolyse (s.S. 112) in einer Spezialklinik (Stroke Unit) möglich.
- Einen Krankheitszustand, der einem Schlaganfall gleicht, sich aber innerhalb kurzer Zeit (völlig) zurückbildet, bezeichnet man als transitorisch-ischämische Attacke (TIA), Ursache ist eine vorübergehende Durchblutungsstörung einzelner Gehirnabschnitte. Die Erstmaßnahmen entsprechen denen beim Schlaganfall.

Schlaganfall-Checkliste
Cincinatti Prehospital Stroke Scale

Gesichtsnerven	Seitengleiche Bewegungen der Gesichtsmuskulatur?	Hängender Mundwinkel? Kein Zähne zeigen/Stirnrunzeln
periphere Nerven	Seitengleiche Bewegung beider Arme?	Armhalteversuch über 10 sec Hände drücken unmöglich
Sprache	Korrekte Aussprache der richtigen Worte?	Sprechstörung, Wortfindungsstörungen (Aphasie)
Bewertung	Ist ein Symptom vorhanden?	Schlaganfall-Wahrscheinlichkeit > 70%

Drei-Punkte-Schlaganfall-Skala

Bewusstseinsstörung	keine	gering	schwer
Blick-Kopf-Wendung	keine	unvollständig	ausgeprägt
Halbseitenlähmung	keine	mäßig	schwer

Schlaganfall – Stroke

ICD10: I64

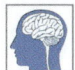

► s.a. Hirnblutung S. 138

Angaben:

- plötzlich auftretende, einseitige Bewegungsstörungen, Schwindel, Seh- und Sensibilitätsstörungen, Übelkeit

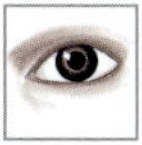

- evtl. Bewusstseinsstörung bis Bewusstlosigkeit
- Hängen der Mundwinkel
- Bewegungsunfähigkeit einer Körperseite (Hemiparese)
- Patient »blickt« zum Herd
- Sprachstörungen, Schluckstörungen
- evtl. Pupillendifferenz, Krämpfe

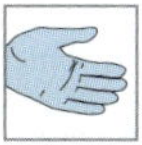

- Puls bradykard, evtl. arrhythmisch
- Händedruckprobe – einseitig vermindert/aufgehoben
- evtl. Nackensteifigkeit

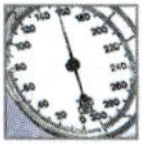

- Blutdruck: erhöht oder erniedrigt
- Blutzuckertest
- eventuell Körpertemperatur erhöht

Basismaßnahmen:

- Beruhigung
- Lagerung:

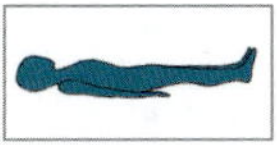

RR < 90/60

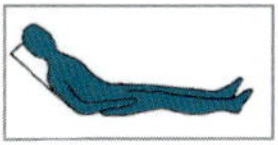

RR > 90/60

- Freimachen/Freihalten der Atemwege
- Sauerstoffgabe, ggf. Beatmung
- Wärmeerhaltung
- ständige Atem-, Puls-, EKG- und RR-Überwachung, S_pO_2
- venöser Zugang: Infusion (kristalloide Lösung)

Erweiterte Maßnahmen:

- körperliche und neurologische Untersuchung
- evtl. Intubation und Beatmung
- Voranmeldung in der Klinik mit CT/MRT und Stroke-Unit

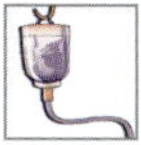

- Medikamente
  - Ziel: RRsyst 180–110 mmHg
  - Flüssigkeitsersatz, z.B. kristalloide Lösung (250–500 ml)
  - Blutdrucksenkung bei RR über 220/120 mmHg, z.B. Urapidil (5–25 mg)
  - Blutdrucksteigerung, z.B. Cafedrin/Theodrenalin (0,5–1 ml) nach Infusion kristalloider Lösung

▼ **Merke**

- Lysebehandlung möglich in den ersten drei Stunden, bei nicht multimorbiden, ansprechbaren Patienten.
- Keine ASS-, Heparin-, Nifedipin-, Nimodipin-Gabe.
- Keine i.m.-Injektionen.

Differenzialdiagnose: Hypoglykämie – Hyperglykämie

Hypoglykämischer Schock		Coma diabeticum
plötzlich (Stunden) ◄	Entwicklung	► langsam (Tage)
normal ◄	Hautturgor	► herabgesetzt
feucht ◄	Zunge	► trocken
normal tief, schnell ◄	Atmung	► evtl. tief (Kussmaul-Atmung)
Tachykardie ◄	Puls	► Tachykardie
normal bis erhöht ◄	Blutdruck	► normal bis erniedrigt
Unruhe, Zittern, Somnolenz ◄	Allgemeinzustand	► somnolent bis komatös
gesteigert ◄	Reflexe	► abgeschwächt
nein ◄	Durstgefühl	► ja
normal ◄	Ausatemluft	► evtl. Acetongeruch
erniedrigt (unter 45 mg/dl) ◄	Blutzucker	► hoch (über 400 mg/dl)

Stehen keine Blutzuckerteststreifen zur Verfügung, so können zur Diagnostik (Abgrenzung der Hypoglykämie) 0,5 ml/kg KG (z.B. 30–50 ml) Glucose 40% gegeben werden.

Hypoglykämischer »Schock«

ICD10: E11.61

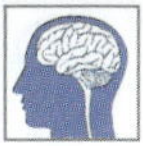

► s.a. Krampfanfall S. 82, 181

– Plötzlich auftretende Bewusstlosigkeit, meist bei (insulinpflichtigem) Diabetes oder Alkoholismus, Hypothermie.

Angaben:

– Hungergefühl, Bauchschmerzen, Kopfschmerzen, Schwächegefühl

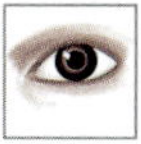

– Unruhe, Verwirrtheit
– Bewusstseinsstörung bis Bewusstlosigkeit
– Zittern
– evtl. Krämpfe
– evtl. Pupillendifferenz

– Puls tachykard
– Schwitzen
– schnelle Atmung

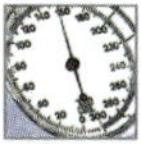

– Blutdruck normal bis erhöht
– Blutzuckertest

Basismaßnahmen:

– Beruhigung
– Lagerung:

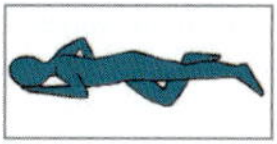

– Freimachen/ Freihalten der Atemwege
– Sauerstoffgabe, ggf. Beatmung
– wenn ansprechbar: orale Zuckerzufuhr (z.B. 50 g)
– Wärmeerhaltung
– ständige Atem-, Puls-, EKG- und RR-Überwachung, S_pO_2
– venöser Zugang – Glukoseinfusion (z.B. 5 Ampullen Glucose 40% in 500 ml kristalloider Lösung)

Erweiterte Maßnahmen:

– körperliche und neurologische Untersuchung

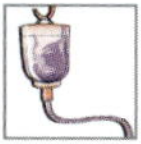

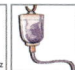

– Medikamente
  • Zuckerzufuhr Glucose 40% (30–80 ml) unter laufender Infusion, evtl. wiederholen

▼ **Merke**

– Wegen der Gefahr von Hirnschädigungen durch länger dauernde Hypoglykämien ist frühestmöglich Glukose zuzuführen.
– 1 g Glukose (= 2 ml Glucose 40%) steigert den Serumblutzucker beim Erwachsenen rein rechnerisch um ca. 10 mg/dl, er kann jedoch wieder schnell abfallen.

Differenzialdiagnose: Diabetes-Notfälle

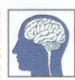

Hyperosmolares Koma		Ketoazidotisches Koma
ältere Patienten ◄	Alter	► jüngere Patienten
relativer Insulinmangel ◄	Ursache	► absoluter Insulinmangel
Wasser-Elektrolyt-Mangel, Glukosurie ◄	Störung	► Ketonkörperproduktion
keine oder geringe Azidose ◄	Stoffwechsel	► ausgeprägte Azidose
600–1.200 mg/dl ◄	Blutzucker	► 400–700 mg/dl
ca. 30% ◄	Letalität	► 5–15%

Die Unterscheidung in ketoazidotisches und hyperosmolares Koma ist vor allem für das weitere Vorgehen im Krankenhaus von Bedeutung. Primär steht die Beseitigung des Volumenmangels im Vordergrund.

Coma diabeticum

ICD10: E11.01

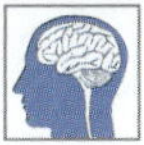

- Langsam einsetzende Bewusstseinstrübung mit Anstieg des Blutzuckers bei (meist bekannter) Zuckerkrankheit. Die Entwicklung geht über Stunden bis Tage.

Angaben:

- Durst, vermehrtes Wasserlassen, häufig Bauchschmerzen

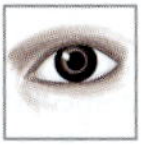

- Bewusstseinsstörung bis Bewusstlosigkeit
- Kussmaul-Atmung
- trockene Haut und Schleimhäute

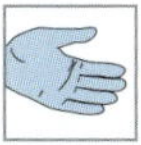

- Puls tachykard
- herabgesetzter Hautturgor
- evtl. Acetongeruch (wie Nagellackentferner) in der Ausatemluft

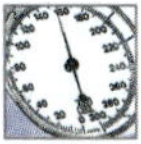

- Blutdruck normal bis erniedrigt
- Blutzuckertest
- Glasgow Coma Scale (GCS)

Basismaßnahmen:

- Lagerung:

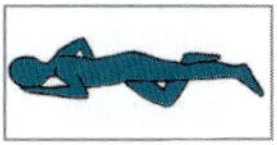

- Freimachen/Freihalten der Atemwege
- Sauerstoffgabe, ggf. Beatmung
- Wärmeerhaltung
- ständige Atem-, Puls-, EKG- und RR-Überwachung, S_pO_2
- venöser Zugang: zügige Infusion (kristalloide Lösung) (bei elektrolytarmen Lösungen: Gefahr des Hirnödems)

Erweiterte Maßnahmen:

- körperliche und neurologische Untersuchung
- ausreichende Kreislaufauffüllung
  - ggf. Volumenersatz, z.B. Hydroxyethylstärke oder kristalloide Lösung (500–1.000 ml)

▼ **Merke**

Wegen der Gefahr der Überkorrektur sowie der Hypokaliämie außerklinisch
- keine Azidosekorrektur ($NaHCO_3$)
- keine Insulingabe.

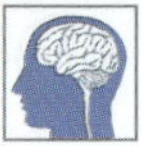

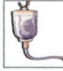

Krampfanfall

ICD10: R56.8

▶ s.a. Hypoglykämie S. 78

– Kurz dauernde Bewusstlosigkeit mit Krämpfen. Status epilepticus (selten): über 30 min anhaltender Krampfanfall oder Folge von Anfällen ohne zwischenzeitiges Erwachen.

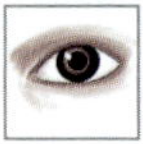

- plötzliches Hinstürzen, Schrei
- Bewusstlosigkeit
- weite, lichtstarre Pupillen, evtl. Seitendifferenz
- ca. 10–30 Sekunden tonischer Krampf mit Atemstillstand
- Zyanose
- ca. 1–3 min klonische Zuckungen
- evtl. Zungenbiss
- evtl. Schaum vor dem Mund
- evtl. Einnässen (Säuglinge, Kleinkinder)
- evtl. Fieber

Nach dem Anfall:

- Benommenheit
- desorientiert
- meist Nachschlaf

Basismaßnahmen:

- Lagerung:

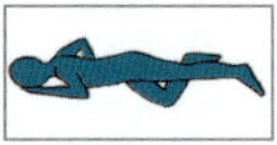

- Schutz vor Verletzung
- Beißschutz
- Beruhigung
- Freimachen/Freihalten der Atemwege
- Sauerstoffgabe, ggf. Beatmung
- Wärmeerhaltung
- ständige Atem-, Puls-, EKG- und RR-Überwachung, S_pO_2
- venöser Zugang: Infusion (kristalloide Lösung)
- Blutzuckertest

Erweiterte Maßnahmen:

- körperliche und neurologische Untersuchung
- Medikamente:
  - Hypoglykämie Glucose 40% (30–80 ml)
  - Krampfdurchbrechung Midazolam (5–15 mg), ggf. nasal bei Status epilepticus
  - Narkoseeinleitung, z.B. Thiopental (3–5 mg/kg KG)
- Intubation/Beatmung
- Fiebersenkung, z.B. Paracetamol Supp

▼ **Merke**

- Während der einfache epileptische Anfall meist keiner medikamentösen Behandlung bedarf, muss ein Status epilepticus (Atemstillstand) durchbrochen werden (ggf. Narkoseeinleitung).
- Keine routinemäßige Medikation nach Ablauf eines Krampfanfalles.
- Epileptiker haben oft einen Notfallausweis mit Angabe der aktuellen Medikation.

Akuter Erregungszustand

ICD10: F23.0

- In Zusammenhang mit psychiatrischen Erkrankungen, Medikamenteneinwirkung, Suchtmitteln (Drogen, Alkohol).

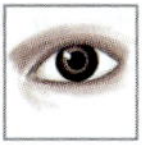

- Unruhe bis zur Tobsucht
- evtl. Euphorie
- evtl. Verwirrtheit
- Pupillenveränderungen

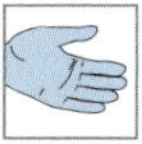

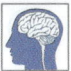

- Puls tachykard, evtl. arrhythmisch

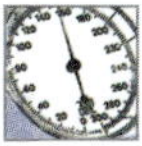

- Blutdruckanstieg
- Blutzuckertest

Basismaßnahmen:

- Patient in Gespräch einbeziehen
- Ablenken
- Beruhigung
- Überwachung von Atmung und Kreislauf, S_pO_2

Erweiterte Maßnahmen:

- Gespräch führen
- körperliche und neurologische Untersuchung
- venöser Zugang: kristalloide Infusion

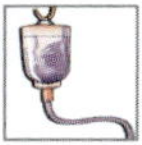

- Medikamente:
  - Hypoglykämie, z.B. Glucose 40% (30–50 ml)
  - Sedierung, z.B. Midazolam (2–5 mg)
  - Dämpfung, z.B. Promethazin (25–50 mg)
- ggf. Einweisung in psychiatrische Behandlung (s.S. 12)

▼ Merke

- Es besteht bei diesen Patienten stets die Gefahr gewalttätiger Handlungen gegen sich selbst (Suizid) wie auch gegen Mitmenschen.
- Neben dem »klassischen« Drogennotfall durch Opiate (Morphium, Heroin, s.S. 221) können Rauschmittelvergiftungen durch Kokain, Haschisch, Marihuana, LSD, Amphetamine, Ecstasy, Lösungsmittel u.Ä. (s.S. 220) bzw. ihre Kombination und/oder zusätzlichen Alkohol-Tabletten-Genuss bedingt sein.

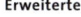

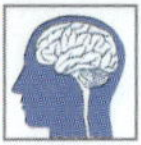

Akuter Kopfschmerz

ICD10: R51

► S.a. Hirnblutung S. 138

Migräne

Angaben:
- streng halbseitig, pulsierend-pochend
- Alltagsaktivitäten unmöglich, weil Beschwerden zunehmen
- Übelkeit/Erbrechen
- Licht- und Lärmempfindlichkeit

Basismaßnahmen:

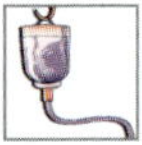

- Medikamente:
  - z.B. Metoclopramid (10 mg) + ASS (1.000 mg)
  - z.B. Ibuprofen Tabl. (400 mg)
  - z.B. Sumatriptan Tabl. (50 – 100 mg)

Spannungskopfschmerz

Angaben:
- beidseitig, dumpf-drückend, nicht pulsierend
- Alltagsaktivitäten möglich, weil keine Zunahme
- keine Übelkeit/Erbrechen
- Licht- oder Lärmempfindlichkeit, nicht beides

Basismaßnahmen:

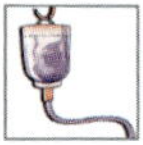

- Medikamente:
  - z.B. ASS (500 – 1.000 mg)
  - z.B. Promethazin (25 – 50 mg)

Clusterkopfschmerz

Angaben:
- streng einseitig, hinter Auge/Schläfe
- Tränen-Nasen-Laufen
- Bewegungszwang

Basismaßnahmen:

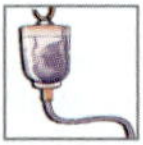

- z.B. Sauerstoffinhalation

▼ **Merke**
- Plötzlicher, extrem starker, nie so erlebter Kopfschmerz: Hirnblutung?
- Allmählicher Beginn, Fieber, Nackensteife: Hirnhautentzündung?
- Einseitiger Kopfschmerz mit gerötetem Auge und erweiterter Pupille: Glaukom-Anfall?!

Schmerzeinschätzung Erwachsene

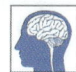

Visuelle Analog Skala (VAS)

Einschätzung durch den Patienten selbst:
Wie stark sind Ihre Schmerzen auf einer Skala von 0 (= kein Schmerz) bis 10 (= stärkste vorstellbare Schmerzen)?

Bewertung:

0 – 1	2 – 3	4 – 5 – 6	7 – 8	9 – 10
kein Schmerz	geringer Schmerz	mäßiger Schmerz	starker Schmerz	unerträglicher Schmerz

Maßnahmen:

Einfühlen, erklären	lagern, ablenken	z.B. Metamizol (+ Sedierung)	z.B. Morphin (+ Sedierung)	ggf. Narkose-einleitung

Merke

- Schmerzen und insbesondere deren Stärke werden ganz individuell empfunden. Sie müssen deshalb auch individuell behandelt werden. Außenstehende können und dürfen sie nicht bewerten (»Weichei«, »Mittelmeerbewohner«).
- Regelmäßige Wiederholung der Schmerzeinschätzung (und deren Dokumentation) erlauben, analog dem Glasgow Coma Scale, eine Verlaufsbeurteilung und Anpassung an den aktuellen Bedarf bzw. die Indikationsstellung für weitere Maßnahmen.

Eigene Notizen

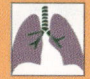

Spezielle Notfälle
Atmung

Siehe auch

Eigene Notizen

Leitsymptom: Atemnot

ICD10: R06.0

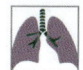

- s. Ausklapptafel
- **Basistherapie:** Lagerung, O_2-Gabe, i.v.-Zugang
- **kontinuierliches Monitoring:** Puls, RR, EKG

Frage		Maßnahme
Atemwege verlegt?	ja ►	Atemwege freimachen ggf. Intubation, Beatmung
nein ▼		
Feuchte Rasselgeräusche?	ja ►	Nitroglycerin-Spray (2–4 Hübe) Furosemid (20–40 mg i.v.)
nein ▼		
Bronchospastik?	ja ►	Fenoterol/Ipratropium (2 Hübe/5 min)
nein ▼		
Halsvenenstauung durch Lungenembolie?	ja ►	Heparin (10.000 I.E. i.v.) Dobutamin (2,5–10 µg/kg KG i.v.)
nein ▼		
Halsvenenstauung durch Pneumothorax?	ja ►	Pleurapunktion
nein ▼		
Aspiration, Pneumonie, Pleuraerguss?	ja ►	Sauerstoffgabe ggf. Intubation, Beatmung
nein ▼		
Erregungszustand?	ja ►	Midazolam (2–5 mg i.v.)

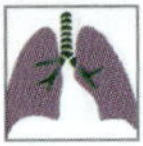

Bluthusten – Hämoptoe

ICD10: R04.2

Häufige Ursachen:
- Thoraxtrauma
- Bronchialkarzinom (Spätstadium)
- Linksherzinsuffizienz, Lungenödem
- Lungeninfarkt (nach Lungenembolie)
- Infektionen (Bronchitis, Pneumonie, Tuberkulose)

Basismaßnahmen:
► s. Aspiration S. 91

Bronchitis – Pneumonie

ICD10: J20.9 – J18.9

Häufige Ursachen:
- chronische Linksherzinsuffizienz
- Bronchialkarzinom
- Bettlägerigkeit
- allgemeine Schwäche

Basismaßnahmen:
- Fiebersenkung, z.B. Metamizol (2,5 g)
- Flüssigkeitszufuhr, z.B. kristalloide Lösung (300 – 500 ml)

► s. Aspiration S. 91

Verdacht auf Lungenembolie

mod. »Genfer Score« s.a. Lungenembolie S. 123

Hinweise:		
	– Alter > 65 Jahre	1 Punkt
	– Anamnese: Thrombose/Embolie	3 Punkte
	– Operation an Beinen < 1 Monat	2 Punkte
	– Krebserkrankung	2 Punkte
	– Bluthusten	2 Punkte
	– Beinschmerzen	3 Punkte
	– Druckschmerzen Wade/Ödem	4 Punkte
	– Herzfrequenz 74–94/min	3 Punkte
	– Herzfrequenz > 95/min	5 Punkte

Bewertung:

Wahrscheinlichkeit = Summe der Punkte

0 – 3 Punkte	gering
4 – 10 Punkte	mittel
≥ 11 Punkte	hoch

Aspiration

ICD10: T17.9

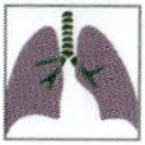

– Erlöschen der Schutzreflexe → Eindringen von Blut, Schleim, Erbrochenem, Fremdkörpern in die Atemwege. Gefahr: Verlegung der Atemwege, Ateminsuffizienz, schwerste Lungenentzündungen.

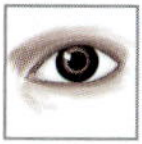

- Atemnot
- evtl. Zyanose
- evtl. Atemstillstand (Atemwegsverlegung)
- evtl. inverse Atmung

- grob rasselndes oder pfeifendes Atemgeräusch
- evtl. Husten
- Puls tachykard

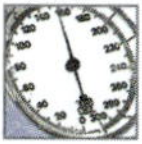

- Sauerstoffsättigung vermindert
- evtl. Blutdruckabfall
- evtl. Körpertemperatur erhöht

Basismaßnahmen:

- Beruhigung
- Lagerung:
- Freimachen/ Freihalten der Atemwege
- Sauerstoffgabe, ggf. Beatmung
- Wärmeerhaltung
- ständige Atem-, Puls-, EKG- und RR-Überwachung, S_pO_2
- venöser Zugang: Infusion (kristalloide Lösung)

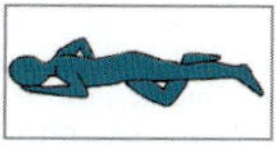

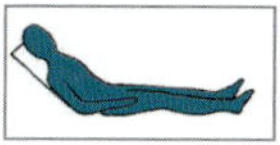

Erweiterte Maßnahmen:

- körperliche Untersuchung
- Intubation und Beatmung (100% O_2, PEEP)
- Absaugung, sorgfältig, wiederholt

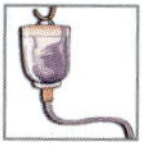

- Medikamente:
  - Bronchialerweiterung, z.B. Theophyllin (200 – 300 mg)
- Magensonde

▼ **Merke**

Durch Maskenbeatmung mit zu hohen Drücken (über 15 cm H_2O) kommt es zur Magenüberblähung. Durch Rückstrom (Regurgitation) gelangt Mageninhalt in den Rachenraum und mit der nächsten Beatmung in die Atemwege.

Differenzialdiagnose: Bronchospastik

Asthma bronchiale		COPD
Kindheit, Jugend ▶	Erkrankungsbeginn	▶ ≥ 50 Jahre
episodisch ▶	Entwicklung	▶ fortschreitend
keine ▶	Gewohnheiten	▶ Raucher
anfallsartig ▶	Atemnot	▶ bei Belastung
häufig ▶	Allergien	▶ selten
gut ▶	Ansprechen auf Beta-Mimetika	▶ gering
regelhaft ▶	Ansprechen auf Glucocorticoide	▶ gelegentlich

COPD: – Chronic Obstructive Pulmonary Disease
chronische Erkrankung mit enggestellten Atemwegen mit chron. Bronchitis und Lungenemphysem

Schweregradeinteilung Asthma-Anfall	
leichter Anfall:	normales Sprechen möglich, AF < 20/min, HF < 90/min
mäßiger Anfall:	erschwertes Sprechen, AF < 25/min, HF < 110/min
schwerer Anfall:	Unfähigkeit, einen Satz auszusprechen, AF > 25/min, HF > 110/min
lebensbedrohlicher Anfall:	Bewusstseinsstörung, Zyanose, S_pO_2 < 92%, HF < 60/min, RRsyst < 100 mmHg

▼ **Merke**
Eine akute Verschlechterung einer chronischen Lungenerkrankung kann durch einen Lungeneinriss (Platzen einer Emphysemblase) mit nachfolgendem Pneumothorax eintreten.

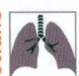

Asthma bronchiale

ICD10: Asthma: J45.9, COPD: J44.99

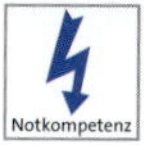

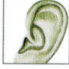

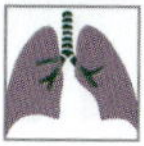

▶ s.a. Hirnblutung S. 138

– Durch eine Überempfindlichkeit (allergisches Asthma) bzw. durch Stresssituationen (psychogenes Asthma) ausgelöst.

Angaben:
– Atemnot, Angst, Verschleimung

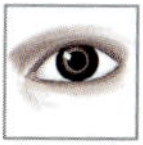

– Zyanose
– aufrechter Oberkörper, Einsatz der Atemhilfsmuskulatur
– Ausatemphase verlängert
– prall gefüllte Halsvenen

– bei Ausatmung Giemen und Brummen
– Husten

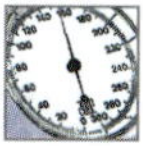

– Sauerstoffsättigung stark vermindert
– Blutdruck erhöht, später Kreislaufversagen
– Tachykardie

Basismaßnahmen:
– Beruhigung
– Lagerung:

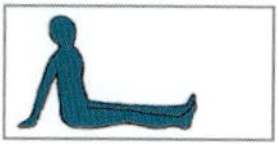

– Freimachen/Freihalten der Atemwege
– Sauerstoffgabe
– Wärmeerhaltung
– ständige Atem-, Puls- , EKG- und RR-Überwachung, S_pO_2
– venöser Zugang: kristalloide Lösung

Erweiterte Maßnahmen:
– körperliche Untersuchung
– Gespräch führen

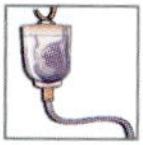

– Medikamente
  • Bronchialerweiterung, z.B. Fenoterol/Ipratropium Dosieraerosol (2 Hübe), z.B. Salbutamol Spray (2 Hübe)
  • Steroide, z.B. Prednisolon (25–50 mg)
  • Sedierung, z.B. Promethazin (25–50 mg)
  • Flüssigkeitszufuhr, z.B. kristalloide Lösung (300–500 ml)
– in Ausnahmefällen (Status asthmaticus) bei zunehmender Bewusstseinsstörung, Erschöpfung oder Bradykardie oder anhaltender O_2-Sättigung unter 80%:
  • Inhalation: z.B. Salbutamol 2,5 mg, O_2-Flow: 6 l/min
  • Intubation und Beatmung (Esketamin)
  • Adrenalin (0,1 mg i.v.)

▼ **Merke**
– Vermeidung von Sedativa, insbesondere Benzodiazepinen (Muskelrelaxation).

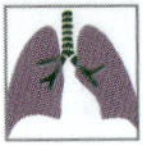

Hyperventilation

ICD10: R06.4

▶ s.a. Stimulanzienvergiftung S. 220
– Durch seelische Konflikte ausgelöste Hyperventilation (meist jüngere Patientinnen).

Angaben:
– Atemnot, Kribbeln in den Händen und Füßen

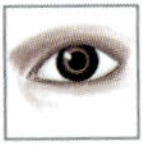

– Unruhe
– schnelle Atmung
– Blässe, Schwitzen
– so genannte Pfötchenstellung der Hände
– evtl. »Karpfenmund«
– Reflexüberaktivität

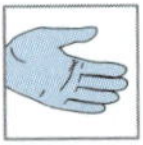

– Puls tachykard

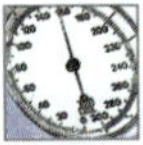

– Sauerstoffsättigung normal
– Blutdruck normal bis erhöht

Basismaßnahmen:

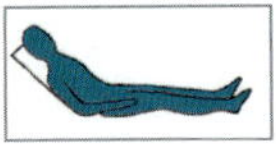

– Lagerung:
– beruhigender Zuspruch
– Rückatmung (Plastiktüte)
– ständige Atem-, Puls- und RR-Überwachung, S_pO_2

Erweiterte Maßnahmen:
– Gespräch über mögliche Ursachen (Konflikte)
– körperliche und neurologische Untersuchung

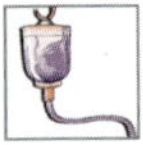

– Medikamente (nur in schweren Fällen)
  • Sedierung, z.B. Midazolam (2–5 mg)

▼ **Merke**
– Im Gegensatz zur echten Tetanie (Kalziummangel) kommt es bei der »Hyperventilationstetanie« durch Überatmung zur respiratorischen Alkalose. Dadurch ist der Anteil des freien (wirksamen) Kalziums im Blut vermindert. Durch Beseitung der Störung (z.B. Rückatmung mit folgendem CO_2-Anstieg und pH-Abfall) normalisiert sich die Situation.
– »Hyperventilationstetanie« ist eine Ausschlussdiagnose. Stets Sauerstoffstatus mittels S_pO_2 prüfen.

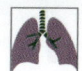

Eigene Notizen

Eigene Notizen

Spezielle Notfälle
Herz-Kreislauf

Siehe auch

Eigene Notizen

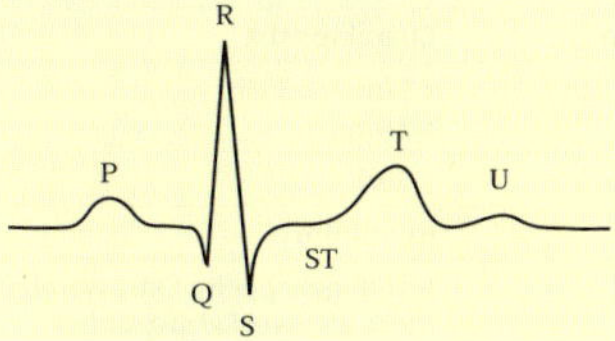

P-Welle:
Vorhoferregung
QRS-Komplex:
Kammer-erregung
T-Welle:
Erregungsrück-bildung

Begriffe

– **Arrhythmie**
  • unregelmäßige Herzschlagfolge

– **AV-Block 1.°, 2.°, 3.°**
  • Hemmung der Erregungsüberleitung zwischen Vorhof und Kammer

– **AV-Dissoziation**
  • Vorhof und Kammer schlagen unabhängig, unkoordiniert

– **Bigeminus**
  • jedem Normalschlag folgt eine Extrasystole

– **Bradykardie**
  • Herzfrequenz unter 60/min

– **pulslose elektrische Aktivität (PEA), früher: elektromechanische Entkoppelung (EMD)**
  • elektrische Erregungen (Monitor) bleiben ohne mechanische Antwort (kein Puls tastbar)

– **Schenkelblock**
  • Störung der Erregungsleitung im Bereich der Tawaraschenkel

– **Tachykardie**
  • Herzfrequenz über 100/min

Herzschrittmacher / AICD

Einstufung von Kammerextrasystolen (Lown-Klassifizierung)			
Klasse	**Auftreten**	**Charakteristik**	**Bewertung**
1 A 1 B	gelegentlich	< 1/min, < 30/h > 1/min	ungefährlich
2	häufig	> 30/h	überwachen
3	polytop	multiform	gefährlich
4 A 4 B	Couplets Salven	fest angekoppelte Extrasystolen mehr als zwei Extrasystolen	gefährlich
5	R-auf-T-Phänomen	Übergang in Kammerflimmern	lebensbedrohlich

Code-Erklärung für Herzschrittmacher (NASPE/BPEG-Code mit fünf Buchstaben)				
1. Buchstabe	2. Buchstabe	3. Buchstabe	4. Buchstabe	5. Buchstabe
stimulierte Kammer	steuernde Kammer	Betriebsart	Programmierbarkeit etc.	Antitachykardiefunktion
O = keine	O = keine	O = keine	O = keine	O = keine
A = Atrium	A = Atrium	T = getriggert	P = einfach progr.	P = Stimulation
V = Ventrikel	V = Ventrikel	I = Inhibition	M = mehrf. progr.	S = Schock
D = doppelt (A+V)	D = doppelt (A+V)	D = doppelt (T+I)	C = Telemetrie	D = doppelt (P+S)

Automatischer implantierbarer Kardioverter / Defibrillator (AICD)	
Funktion	implantiertes Gerät zur Erkennung und Behandlung bradykarder und tachykarder Herzrhythmusstörungen (Stimulation bzw. Kardioversion/Defibrillation)
Fehlfunktion, Behandlung	– Ausfall der Stimulation → Vorgehen wie bei Bradykardie – Ausfall der Kardioversion/Defibrillation → Vorgehen wie bei Kammerflimmern – nicht angebrachte Schockabgabe → Magnetauflage

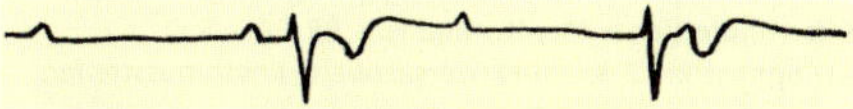

1. Technisch korrekte Ableitung?
- Alle Ableitungen vorhanden?
- Keine Elektroden locker?

2. Lebensbedrohliche Herzrhythmusstörung?
- extreme Bradykardie, extreme Tachykardie
- Kammertachykardie, Kammerflimmern
- pulslose elektrische Aktivität, Asystolie

3. Regelmäßigkeit?
- Abstand der P-Wellen gleich?
- Abstand der QRS-Komplexe gleich?

4. Frequenz?
- Häufigkeit der P-Wellen?
- Häufigkeit der QRS-Komplexe?

5. Form?
- P-Wellen alle gleich gestaltet?
- QRS-Komplexe alle gleich gestaltet?
- QRS-Komplex verbreitert (> 0,1 sec)?
- ST-Stecken gehoben?
- ST-Stecken gesenkt?
- QT-Strecke verlängert?

6. Vorhof-Kammer-Koppelung?
- PQ-Abstand verlängert (> 0,2 sec)?
- PQ-Abstand immer gleich?
- P-QRS-Koppelung immer gegeben?

7. Sonstige Unregelmäßigkeiten / Abnormitäten?

Leitsymptom: Herzrhythmusstörung

ICD10: I49.9

- **Basistherapie:** blutdruckabhängige Lagerung, O_2-Gabe, i. v.-Zugang
- **kontinuierliches Monitoring:** Puls, RR, EKG, S_pO_2
- **Diagnostik:** 12-Kanal-EKG, ersatzweise Rhythmusstreifen

Kreislaufstillstand? ► ja ► **kardiopulmonale Reanimation, s.S. 54–55**

nein ▼

* **Schockzeichen:** Bewusstseinstrübung, Schwindel, Atemnot, Brustschmerz, Zentralisation

Kreislauf instabil, Schockzeichen?* ► ja ►

Kardioversion	QRS schmal < 0,12:	50–100 J
	QRS breit > 0,12:	100–200–360 J
Ggf. + Amiodarone	150–300 mg i.v.	

nein ▼

Kreislauf stabil? ► ja ► **Überwachung, andere Ursachen suchen**

nein ▼

Bradykardie? ► ja ►

Atropin	bis 3 mg i.v.
Schrittmacher	Beginn: 0,5 mA/kg KG
überbrückend	Adrenalin 0,05 mg-weise

nein ▼

Tachykardie? ► ja ►

1. **QRS schmal, regelmäßig**	Vagusmanöver
2. **QRS regelmäßig**	**Adenosin** 6 mg i.v., ggf. 12 mg i.v.
3. **QRS breit**	**Amiodarone** 150 (–300) mg i.v
4. **QRS unregelmäßig**	**Metoprolol** 2,5–5 mg i.v.
5. **Herzinsuffizienz**	Metildigoxin 0,2–0,4 mg

nein ▼

Arrhythmie? ► ja ►

Herzfrequenz > 60/min ► Bradykardie, s.S. 105
Herzfrequenz < 100/min ► Tachykardie, s.S. 106

nein ▼

Überwachung, ggf. weitere Abklärung, Klinikanmeldung

* **Schockzeichen:** Bewusstseinsstörung, Atemnot, S_pO_2 < 90%, RRsyst < 90 mmHg

Basismaßnahmen bei Herzrhythmusstörungen

Basismaßnahmen:

RettAss
RettSan

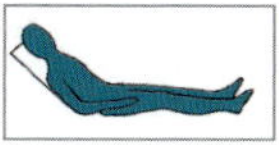

- Beruhigung
- Lagerung,
  Patient darf nicht umhergehen
- Sauerstoffgabe, ggf. Beatmung
- Wärmeerhaltung
- ständige Puls-, RR- und EKG-Überwachung
- venöser Zugang: langsame Infusion (kristalloide Lösung)
- Notarztruf
- 12-Kanal-EKG-Ableitung

Erweiterte Maßnahmen:

NOT ARZT

- ▶ s. unter den jeweiligen Rhythmusstörungen

▼ **Merke**
- Jede neu aufgetretene Herzrhythmusstörung stellt die Indikation zum Notarztruf dar (Patienten, Angehörige befragen; Medikamentenanamnese).
- Herzrhythmusstörungen werden nur behandelt, wenn sie zu Kreislaufinstabilität führen: Bewusstseinsstörungen, Atemnot, Brustschmerz bzw. Pulsfrequenz unter 40/min, RR unter 90 mmHg.

Antiarrhythmika

Klasse	Bezeichnung	Substanz	Wirkprofil
I	Natriumantagonisten		
a		Ajmalin	Depolarisationshemmung
b		Lidocain	Repolarisationshemmung
c			Depolarisationshemmung
II	Betarezeptorenblocker	Metoprolol	Sympathikus-Verminderung
III	Kaliumantagonisten	Amiodarone	Repolarisationsverminderung
IV	Kalziumantagonisten	Verapamil	Hemmung der Na-Ca-Kanäle
–	Digitalis	Metildigoxin	AV-Überleitungshemmung
–	Vagolytika	Atropin	Parasympathikus-Verminderung
–	Sympathomimetika	Adrenalin	Sympathikus-Steigerung
–	Adenosin	Adenosin	AV-Überleitungshemmung

Eigene Notizen

Bradykarde Herzrhythmusstörungen

Regelmäßig:

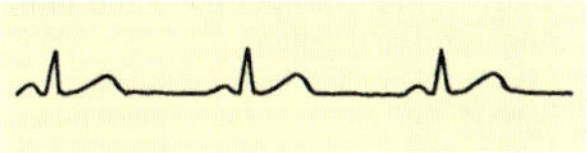

- **Sinus-(Vorhof-)Bradykardie (< 50/min)**
  Angaben: Schwindel, Atemnot
  EKG: normales Bild, niedrige Frequenz
  Bewertung: selten Therapie notwendig
  Medikamente: Atropin (0,5 – 3,0 mg)

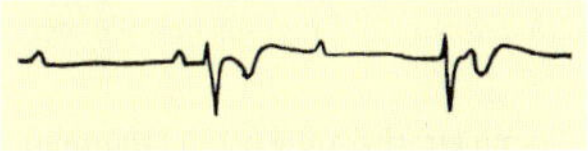

- **(Totaler) AV-Block 3. Grades (< 30 - 40/min)**
  Angaben: Herzstolpern, Schwindel, evtl. Bewusstlosigkeit (Adams-Stokes-Anfall)
  EKG: unregelmäßige P-QRS-Koppelung
  Bewertung: Asystolierisiko
  Medikamente: Adrenalin (0,05 – 0,1 mg), Schrittmacher

Unregelmäßig:

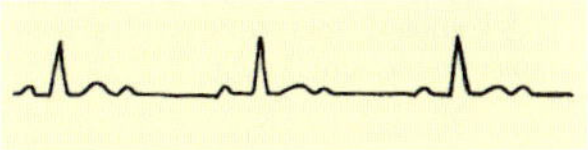

- **AV-Block 2. Grades (50–60/min)**
  Angaben: Herzstolpern, Schwindel
  EKG: unregelmäßige P-QRS-Koppelung
  Bewertung: selten Therapie notwendig
  Medikamente: Atropin (0,5 – 3 mg), Adrenalin (0,05 – 0,1 mg), evtl. Schrittmacher

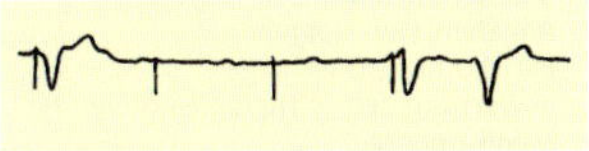

- **Schrittmacher-Fehlfunktion (< 60/min) s.S. 50**
  Angaben: Schrittmacherträger, Schwindel, Herzstolpern
  EKG Schrittmacherimpulse ohne QRS-Koppelung
  Gefahr: völliger Schrittmacherausfall
  Medikamente: Atropin (0,5 – 3 mg), Adrenalin (0,05 – 0,1 mg)
  Basismaßnahmen: Magnetauflage bei falscher/nicht angebrachter Stimulation
  Sondersituation: Schrittmacherrasen: Maßnahme: Magnetauflage

Tachykarde Herzrhythmusstörungen

Regelmäßig:

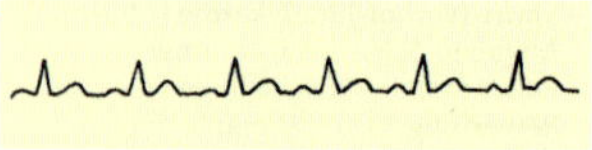

- **Sinus-(Vorhof-)Tachykardie (> 100/min)**
  Angaben: Herzklopfen
  EKG: normales Bild, hohe Frequenz
  Bewertung: selten Therapie notwendig
  Maßnahmen: Karotissinus-Druckversuch (einseitig), Valsalva-Manöver
  Medikamente: Verapamil (2,5–5 mg), Midazolam (2–5 mg), Adenosin (6 mg, ggf. 12 mg)

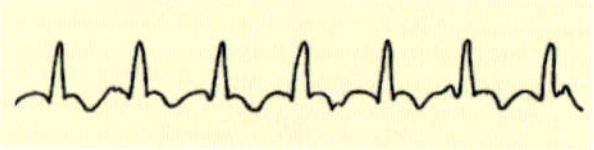

- **Kammertachykardie (> 150–200/min)**
  Angaben: Herzrasen, Schwindel
  EKG: breite Kammerkomplexe
  Gefahr: Übergang in Kammerflimmern
  Medikamente: Amiodarone (300 mg), Kardioversion (2 J/kg KG) bei Kreislaufinstabilität
  Sondersituation: regelmäßige, spindelförmige Ab- und Zunahme der Höhe der QRS-Komplexe: Torsade de pointes: Therapie: Magnesium (1–2 g)

Unregelmäßig:

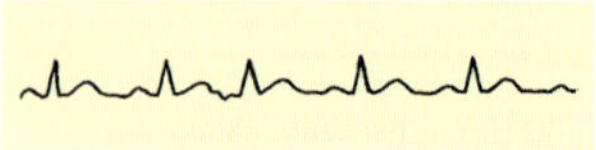

- **Vorhofextrasystolie (supraventrikuläre Extrasystolen)**
  Angaben: Herzklopfen
  EKG: Vorhofextraschläge
  Bewertung: selten Therapie notwendig
  Medikamente:
  evtl. Midazolam (2–5 mg),
  Verapamil (2,5–5 mg)

▼ Merke
- Grundsätzlich ist die Unterscheidung zwischen stabiler und instabiler Kreislaufsituation wichtig.
- Bei allen tachykarden Herzrhythmusstörungen mit Kreislaufinstabilität (Bewusstseinsstörungen, Atemnot, Brustschmerzen) sofortige Kardioversion (s.S. 50).

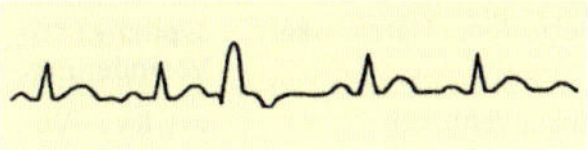

- **Kammerextrasystolie (ventrikuläre Extrasystolen)**
  Angaben: Herzstolpern
  EKG: breiter QRS-Komplex ohne P-Welle
  Unterscheidung: monomorph, polymorph, Bigeminus, 1 : 2 / 1 : 3 - Extrasystolie, Salven, Anzahl pro Minute
  Gefahr: Übergang in Kammertachykardie, -flimmern
  Medikamente: Lidocain 2% (100 mg)

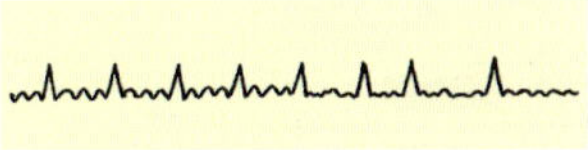

- **Vorhofflattern, -flimmern**
  Angaben: Herzrasen, Herzdrücken
  EKG: schnelle Vorhofaktion mit unregelmäßiger Überleitung (2 – 4 : 1)
  Gefahr: Übergang in Kammertachykardie, -flimmern
  Medikamente: Adenosin (6 mg, dann ggf. 12 mg), evtl. Verapamil (2,5 – 5 mg) bei breiten Kammerkomplexen (Schenkelblock)
  Amiodarone (300 mg) und Kardioversion (1 J/kg KG) bei Kreislaufinstabilität

Kreislaufstillstand

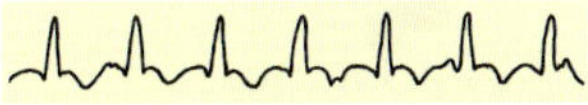

- **pulslose Kammertachykardie (KT, VT)**

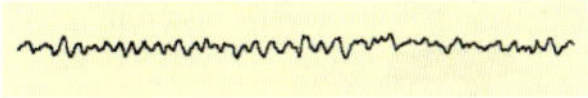

- **Kammerflimmern (Kafli, VF)**

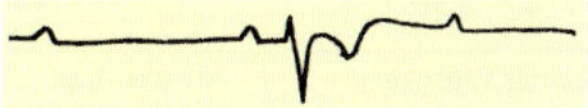

- **pulslose elektrische Aktivität (PEA)**

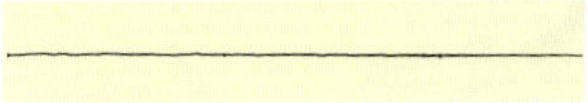

- **Asystolie**

▶ s. kardiopulmonale Reanimation S. 52

Lokalisation eines Koronarverschlusses

Bezeichnung	Typisches Koronargefäß	Betroffener Herzmuskel	Typische EKG-Veränderung
massiver Infarkt	LCA 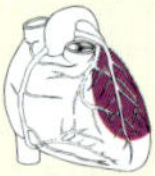	linker Ventrikel 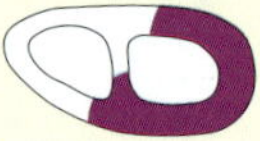	avL, I, V1–V6
Vorderwand-Spitzeninfarkt	RIVA 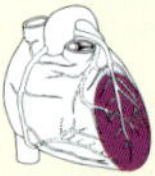	Vorderwand 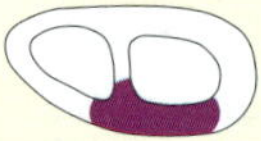	avL, I, V2–V4
Vorderwand-Septum-infarkt	septale Äste RIVA 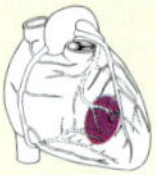	septumnahe Vorderwand 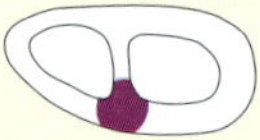	V1–V3
Vorder-Seitenwand-infarkt	lat. Äste RIVA 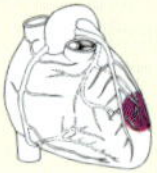	vordere Seitenwand 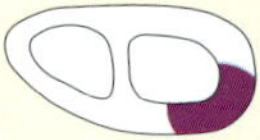	avL, I, V5–V6
Hinterwand-Seitenwand-infarkt	RCX 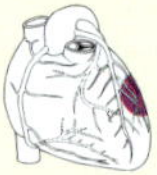	hintere Seitenwand 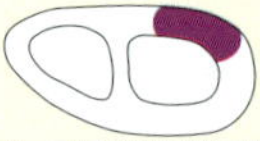	avF, III, V5–V6
Hinterwand-infarkt	Endäste RCX o. RCA 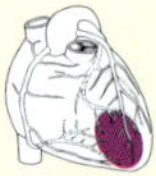	Hinterwand 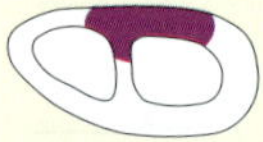	avF, II, III, in-vers V1–V2
Rechtsherz-infarkt	RCA 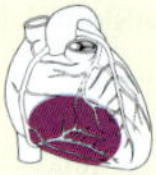	rechter Ventrikel 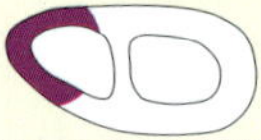	III, V3r–V4r

Abkürzungen:

LCA	linke Koronararterie	RIVA	linke vordere absteigende Koronararterie
RCA	rechte Koronararterie	RCX	linke umlaufende Koronararterie

12-Kanal-EKG-Ableitung

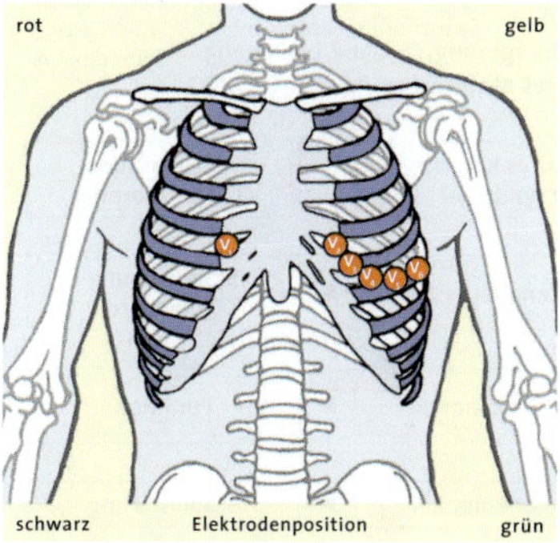

ST-Hebung, ST-Senkung

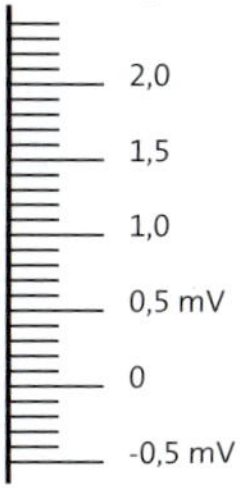

Legende:

V_1 = 4. ICR parasternal rechts
V_2 = 4. ICR parasternal links
V_3 = zwischen V_2 und V_4
V_4 = 5. ICR Medioklavikularlinie links
V_5 = vordere Axillarlinie Höhe V_4 links
V_6 = mittlere Axillarlinie Höhe V_4 links

rot = rechter Arm
gelb = linker Arm
grün = linkes Bein
schwarz = rechtes Bein

50 mm/s
Zeit (s)

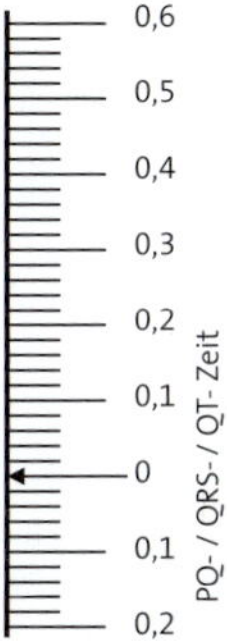

Lagetyp:

- überdrehter Linkstyp (a)
- Linkstyp (b)
- Indifferenztyp (c)
- Steiltyp (d)
- Rechtstyp (e)
- überdrehter Rechtstyp (f)

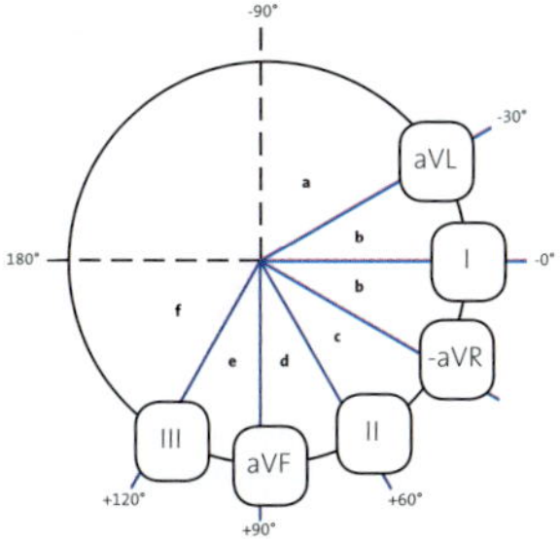

Spezielle Notfälle

Leitsymptom: Brustschmerz

ICD10: R07.4

- s. Ausklapptafel
- **Basistherapie:** Lagerung, O_2-Gabe, i.v.-Zugang
- **kontinuierliches Monitoring**: Puls, RR, EKG, S_pO_2

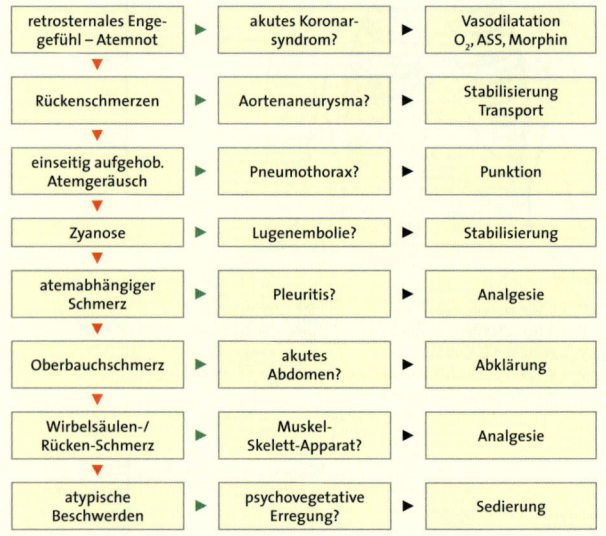

retrosternales Engegefühl – Atemnot	akutes Koronarsyndrom?	Vasodilatation O_2, ASS, Morphin
Rückenschmerzen	Aortenaneurysma?	Stabilisierung Transport
einseitig aufgehob. Atemgeräusch	Pneumothorax?	Punktion
Zyanose	Lugenembolie?	Stabilisierung
atemabhängiger Schmerz	Pleuritis?	Analgesie
Oberbauchschmerz	akutes Abdomen?	Abklärung
Wirbelsäulen-/ Rücken-Schmerz	Muskel-Skelett-Apparat?	Analgesie
atypische Beschwerden	psychovegetative Erregung?	Sedierung

Merke

Definitive Diagnosestellung meist außerhalb der Klinik nicht möglich. Vorrangig ist die Sicherung der Vitalfunktionen und baldmöglicher Transport in bestgeeignete Klinik (PTCA).

Aortenaneurysma

ICD10: I71.8

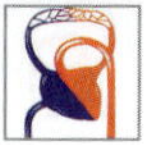

► s.a. akutes Koronarsyndrom S. 113, akutes Abdomen S. 151

– Gefäß-Einriss (offen/gedeckt) im Bereich des Bogens, der aufsteigenden oder der absteigenden Brust- bzw. Bauchschlagader

Ursache:
– Artherosklerose, Trauma (Fahrzeugaufprall, Sturz)

Angaben:
– »messerstichartiger« Brustschmerz nach vorne, in den Hals bzw. Rücken (zwischen die Schulterblätter) ausstrahlend

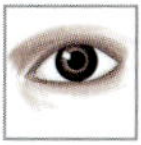

– Unwohlsein,
– Schwindel,
– Sehstörungen,
– Bewusstseinstrübung

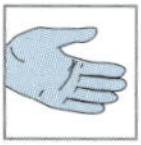

– Blässe,
– Puls tachykard,
– kaltschweißig,
– evtl. Lähmung der Beine
– evtl. fehlender Puls in den Leisten
– evtl. pulsierender Tumor im Bauchraum

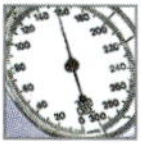

– zunächst Blutdruckanstieg
– später Blutdruckabfall (Ruptur)
– ggf. Blutdruckdifferenz rechter Arm > linker Arm

Maßnahmen:

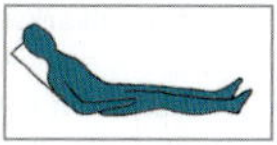

– Beruhigung
– Lagerung
– Sauerstoffgabe
– ggf. Beatmung
– Wärmeerhaltung
– ständige Puls-, RR-, und EKG-Überwachung, S_pO_2
– venöser Zugang, langsame Infusion (kristalloide Lösung)

Erweiterte Maßnahmen:
– körperliche Untersuchung
– mehrere großvolumige Zugänge
– ggf. Intubation und Beatmung
– Blutdruckeinstellung ~ 100 mmHg syst
– Medikamente
– ggf. Blutdrucksenkung, z.B. Urapidil (10–30 mg)
– ggf. Flüssigkeitszufuhr, z.B. kristalloide Lösung (100–250 ml)
– evtl. Sedierung, z.B. Midazolam (2–5 mg)
– evtl. Analgesie, z.B. Morphin (2–5 mg)

▼ **Merke**
– Die wesentliche Gefahr ist die offene Ruptur (innere Verblutung).
– Frühestmöglicher schonender Transport, bei Ruptur mit Sondersignal.

Thrombolyse

– Intravenöse Gabe von Medikamenten (z.B. Alteplase, Tenecteplase) zum Auflösen von Blutgerinnseln in den Herzkranzgefäßen.

– Durchführung:
- z.B. Heparin 5.000 I.E. (60 I.E./kg KG)
- z.B. ASS 250 – 500 mg
- z.B. Alteplase 15 mg als Bolus, dann 85 mg über 90 Minuten

– Indikation: STEMI
1. typische Symptomatik
2. typische Veränderungen im 12-Kanal-EKG:
   - ST-Hebung in mindestens 2 benachbarten Extremitätenableitungen > 1 mm
   - in 2 benachbarten Brustwandableitungen > 2 mm oder
   - neu aufgetretener Linksschenkelblock
3. Beginn der Beschwerden in den letzten 3 bis 6 (bis 12) Stunden
4. Alter unter 75 Jahre
5. PTCA-Verzögerung über 90 min
6. Reanimation bzw. Verdacht auf Lungenembolie

– Kontraindikationen

absolut:
- Verdacht auf Aortendissektion
- Schlaganfall innerhalb der letzten 6 Monate
- Unfall, Operation, Entbindung (in den letzten 3 Wochen)
- Magen-, Zwölffingerdarmgeschwür (im letzten Monat)
- kardiopulmonale Reanimation in der letzten Zeit mit Verdacht auf Verletzungen

relativ:
- transitorisch-ischämische Attacke (in den letzten 6 Monaten)
- Blutungsneigung, z.B. Kumarin-Behandlung
- Schwangerschaft
- Blutdruck trotz Behandlung über 180/115 mmHg

▼ Merke
Eine Behandlung im Herzkatheter-Labor (PCI) sollte innerhalb von 90 (–120) min nach Symptombeginn erfolgen.

Akutes Koronarsyndrom

ICD10: I21.9

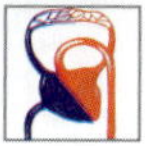

► s.a. Aortenaneurysma S. 111, akutes Abdomen S. 151

Angaben:

- Atemnot, Angst, Übelkeit, Engegefühl in der Brust, drückender Schmerz in der Herzgegend, ausstrahlend in Arm, Hals, Rücken oder Bauch über 20 min Dauer

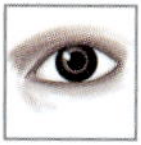

- Unruhe
- fahle, blasse Haut
- evtl. Zyanose
- evtl. gestaute Halsvenen (kardiogener Schock)

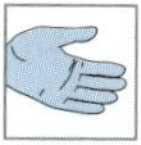

- kühle, feuchte Extremitäten
- Puls bradykard, tachykard und/oder arrhythmisch
- Schwitzen

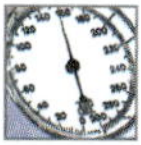

- Sauerstoffsättigung vermindert
- evtl. Blutdruckabfall
- 12-Kanal-EKG-Veränderungen (STEMI, NSTEMI)

Basismaßnahmen:

- Beruhigung
- Lagerung:
  Patient darf nicht umhergehen

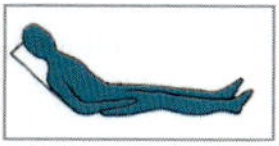

- Sauerstoffgabe, ggf. Beatmung
- Wärmeerhaltung
- ständige Puls-, RR- und EKG-Überwachung, S_pO_2
- venöser Zugang: langsame Infusion (kristalloide Lösung)

Erweiterte Maßnahmen:

- körperliche Untersuchung
- Voranmeldung in der Klinik (PCI, Koronarintervention < 2 Std.)

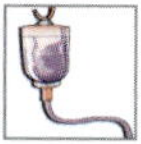

- Medikamente:
  - Herzentlastung (RR_{sys} > 90 mmHg), z.B. Nitroglycerin (2–4 Hübe)
  - Sedierung, z.B. Midazolam (2–3 mg)
  - Schmerzbekämpfung, z.B. Morphin (2,5–5 mg)
  - Blutgerinnungshemmung, z.B. ASS (250–500 mg)
  - ggf. Clopidogrel (300–600 mg)
  - ggf. Heparin 5.000 IE
  - evtl. Betablockade, z.B. Metoprolol (2–5 mg)
  - evtl. Thrombolyse, z.B. Alteplase (s.S. 112)
  - Frequenzsteigerung, z.B. Atropin (0,51 mg)
  - Extrasystolie (mehr als 6/min, polymorph), z.B. Lidocain (50 mg)

▼ **Merke**

Die Befunde sind bei jüngeren und sehr alten Patienten, Frauen und Diabetikern oft untypisch und vage.

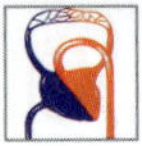

(Kardiales) Lungenödem

ICD10: I50.14

– Durch akute Minderleistung der linken Herzkammer Austritt von Flüssigkeit aus den Gefäßen der Lungenstrombahn, so genanntes Rückwärtsversagen.

Angaben:

– Angst, Atemnot

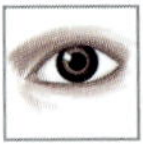

– Unruhe
– Blässe, evtl. Zyanose
– aufrechter Oberkörper
– Einsatz der Atemhilfsmuskulatur
– evtl. Austritt von fleischwasserfarbigem Schaum aus dem Mund (schwerste Form)

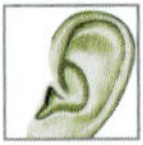

– Brodeln und feine Rasselgeräusche bei Ein- und Ausatmung
– evtl. spastische Atemgeräusche

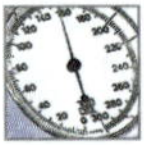

– Sauerstoffsättigung vermindert
– Blutdruckanstieg, später Blutdruckabfall
– Puls tachykard, evtl. arrhythmisch

Basismaßnahmen:

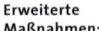

– Beruhigung
– Lagerung:
– Sauerstoffgabe, ggf. Beatmung

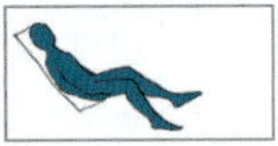

– Wärmeerhaltung
– ständige Puls-, RR- und EKG-Überwachung, S_pO_2
– venöser Zugang: langsame Infusion (kristalloide Lösung)

Erweiterte Maßnahmen:

– körperliche Untersuchung
evtl. Intubation + PEEP-Beatmung (5 cm H_2O)

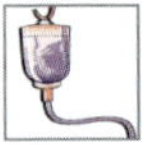

– Medikamente:
• Herzentlastung, z.B. Nitroglycerin-Spray (2–4 Hübe)
• Ausschwemmung Furosemid (20–60 mg)
• Sedierung, z.B. Midazolam (2–5 mg)
• evtl. Analgesie, z.B. Morphin (2,5–5 mg)
• evtl. Herzkraftsteigerung, z.B. Dobutamin (2–15 μg/kg KG x min)

▼ **Merke**
Während das (häufige) kardiale Lungenödem durch eine akute (Links-)Herzinsuffizienz bedingt ist, tritt das (seltene) toxische Lungenödem nach Inhalation von Reizgasen auf (s.S. 215).

(Links-)Herzinsuffizienz

ICD10: I50.19

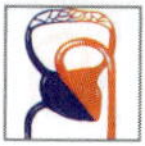

- Akute Leistungsminderung des Herzens mit drohendem Vorwärtsversagen (Blutdruckabfall, Schockzeichen) und drohendem Rückwärtsversagen (Lungenödem).

Angaben:

- Atemnot, Angst, Schwächegefühl

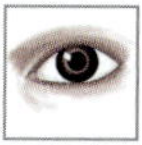

- Unruhe
- schnelle Atmung
- gestaute Halsvenen
- Blässe, evtl. Zyanose

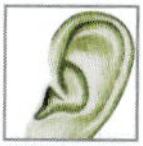

- feine Rasselgeräusche (Lungenödem), mit dem Stethoskop hörbar

- kühle, evtl. feuchte Extremitäten
- evtl. Ödeme

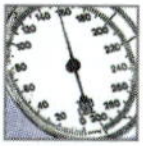

- Sauerstoffsättigung vermindert
- evtl. Blutdruckabfall
- Puls evtl. tachykard, bradykard, arrhythmisch

Basismaßnahmen:

- Beruhigung
- Lagerung:
- Sauerstoffgabe, ggf. Beatmung

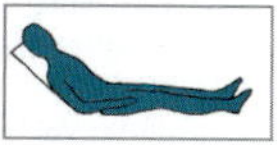

- evtl. »unblutiger Aderlass« (s.S. 41)
- Wärmeerhaltung
- ständige Puls-, RR- und EKG-Überwachung, S_pO_2
- venöser Zugang: langsame Infusion (kristalloide Lösung)

Erweiterte Maßnahmen:

- körperliche Untersuchung

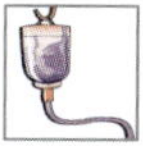

- Medikamente:
  - Herzentlastung, z.B. Nitroglycerin-Spray (2–4 Hübe)
  - Ausschwemmung, z.B. Furosemid (20–40 mg)
  - evtl. Sedierung, z.B. Midazolam (2–5 mg)
  - evtl. Analgesie, z.B. Morphin (2–5 mg)
  - ggf. Behandlung der Rhythmusstörungen s.S. 105
  - evtl. Flüssigkeitszufuhr, z.B. kristalloide Lösung (Vorsicht!) (100–250 ml)

▼ **Merke**

Abgesehen von der Lungenembolie und dem Rechtsherzinfarkt (ggf. Volumengabe indiziert) spielt die Rechtsherzinsuffizienz in der Notfallmedizin keine Rolle.

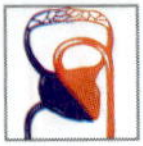

Schock – Grundlagen

Ursachen und Formen:

- **absoluter Volumenmangel:** Blutmenge vermindert durch Blut-, Plasma-, Flüssigkeitsverluste
- **relativer Volumenmangel:** Blutverteilung gestört durch anaphylaktisches, toxisches, septisches Geschehen
- **kardiogener Schock:** Pumpversagen durch Herzrhythmusstörungen, Herzmuskelinsuffizienz
- **Sonderformen:** Herzbeuteltamponade, Lungenembolie

Ablauf:

- Abfall des Herzzeitvolumens
  → kompensatorische Gegenregulation
  → Störung der Makro- und Mikrozirkulation
  → Dekompensation des Kreislaufs in Abschnitten, später insgesamt
  → Organversagen, Tod

Basismaßnahmen: allgemein:

- Lagerung, Sauerstoffgabe, ggf. Intubation, Beatmung
- (mehrere) venöse Zugänge, Wärmeerhaltung, Sedierung
- Überwachung: Bewusstseinslage, Puls, Blutdruck, EKG, neurologischer Status

spezifisch:

- **absoluter Volumenmangel:** Blutstillung, Schocklage, Volumenersatz, typischer Fehler der Infusionstherapie: zu wenig, zu spät
- **relativer Volumenmangel:** Volumengabe, Adrenalin
- **Pumpversagen:** Normalisierung des Herzrhythmus, Ausschluss eines Volumenmangels, Dobutamin, evtl. Nitroglycerin-Spray
- **Toxineinwirkung:** Beseitigung des relativen Volumenmangels, evtl. Prednisolon
- **Lungenembolie:** Heparin, evtl. Thrombolyse

Kardiogener Schock

ICD10: R57.0

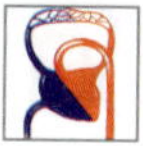

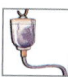

– Kreislaufinsuffizienz durch Pumpversagen des Herzens.

Angaben:
– Angst, Atemnot, Schmerzen im Brustraum

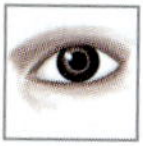

– Bewusstseinsstörung bis Bewusstlosigkeit
– Blässe bis Zyanose
– gestaute Halsvenen

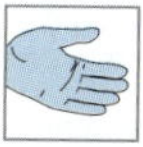

– Puls evtl. tachykard, bradykard, arrhythmisch
– kaltschweißig
– Nagelbettfüllung verlangsamt

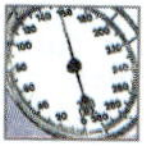

– Sauerstoffsättigung vermindert
– Blutdruck erniedrigt bis nicht mehr messbar
– EKG → Rhythmusstörungen
→ Infarktzeichen

Basismaßnahmen:
– Beruhigung
– Lagerung:

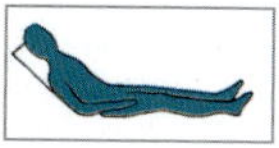

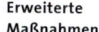

– Sauerstoffgabe, ggf. Beatmung
– Wärmeerhaltung
– ständige Puls-, RR- und EKG-Überwachung, S_pO_2
– venöser Zugang: Infusion (kristalloide Lösung)

Erweiterte Maßnahmen:
– körperliche Untersuchung
– ggf. Intubation und Beatmung
– Ausschluss Volumenmangel

– Medikamente:
- Herzkraftsteigerung, z.B. Dobutamin (2–15 μg/kg KG/min)
- Bradyarrhythmie, z.B. Atropin (0,5–1 mg), z.B. Adrenalin (0,05–0,1 mg)
- Extrasystolie, z.B. Lidocain (50 mg)
- Herzentlastung, z.B. Nitrolingual-Spray (2–4 Hübe)
- Schmerzbekämpfung, z.B. Morphin (2,5–5 mg)
- Ausschwemmung, z.B. Furosemid (20–40 mg)

▼ Merke
Bei kardiogenem Schock keine Schocklagerung durchführen.

Differenzialdiagnose: Schock

Volumenmangelschock		Kardiogener Schock
Blut/Plasma/Wasser- und Elektrolytverluste ◄	Ursache	► Hypertonus, Herz- oder Koronarinsuffizienz, Infarkt, Herzrhythmusstörungen
Blässe, kalte Extremitäten, kaltschweißige Haut, Zentralisation ◄	klinisches Bild	► Blässe bis Zyanose, häufig sitzend anzutreffen, Angst, Atemnot,
Blutdruck erniedrigt, Puls beschleunigt, schlecht tastbar ◄	einfache Kreislaufgrößen	► Blutdruck erniedrigt, Puls beschleunigt, arrhythmisch, evtl. Pulsdefizit
Halsvenen kollabiert ◄	ZVD	► Halsvenen gestaut
Sinustachykardie ◄	EKG	► Rhythmusstörungen, Infarktzeichen

Schweregrade des Volumenmangelschocks

Verlust

- bis 15% des Blutvolumens: leichter Schockzustand
  Zeichen: geringe Tachykardie, kaum verminderte Blutdruckamplitude
  = Stadium der Kompensation;
  Maßnahmen: Lagerung, kristalloide Infusion erforderlich
- bis 33% des Blutvolumens: mäßiger Schockzustand
  Zeichen: mäßige Tachykardie, deutlich verminderte Blutdruckamplitude
  = Stadium der Mikrozirkulationsstörung;
  Maßnahmen: Lagerung, kolloidaler Volumenersatz erforderlich
- bis 40% des Blutvolumens: mäßiger Schockzustand
  Zeichen: ausgeprägte Tachykardie, systolischer Blutdruckabfall
  = Stadium der Makrozirkulationsstörung;
  Maßnahmen: Lagerung, massiver kristalloider und kolloidaler Volumenersatz erforderlich
- über 40% des Blutvolumens: reanimationsbedürftiger Zustand
  = Stadium des Kreislaufversagens

▼ **Merke**
Normales Blutvolumen = ca. 8% des Körpergewichts, z.B. 70 kg x 8% = 5,6 l

Volumenmangelschock

ICD10: R57.1

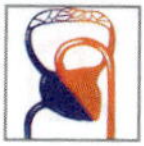

- Kreislaufinsuffizienz durch Verlust (über 1.000–1.500 ml) von Blut, Plasma oder Serum. Ursache: Blutung (äußere, innere), Flüssigkeitsverlust (Durchfälle, Erbrechen), Verbrennung.

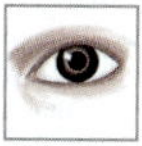

- Unruhe
- Blässe bis Zyanose
- Bewusstseinsstörung bis Bewusstlosigkeit
- Venenfüllung vermindert
- Frösteln

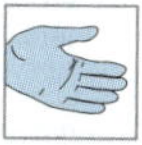

- Puls tachykard, kaum tastbar
- kalte Extremitäten
- kalter Schweiß
- Nagelbettprobe: verlangsamte Füllung > 2 sec verzögert

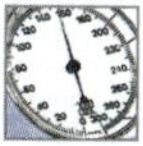

- Blutdruckamplitude vermindert
- Blutdruckabfall

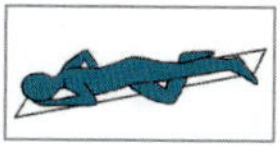

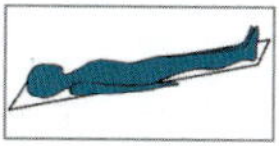

Basismaßnahmen:

- Beruhigung
- Lagerung:
- ggf. Blutstillung
- Freimachen/Freihalten der Atemwege
- Sauerstoffgabe, ggf. Beatmung
- Wärmeerhaltung
- ständige Puls-, RR- und EKG-Überwachung, S_pO_2
- venöser Zugang: zügige Infusion (kristalloide Lösung, z.B. 20 ml/kg KG)

Erweiterte Maßnahmen:

- körperliche Untersuchung
- Schaffung mehrerer großlumiger venöser Zugänge
- Volumenersatz, z.B. Hydroxyethylstärke (15 ml/kg KG, z.B. 1.000–2.500 ml)
  HyperHAES® (4 ml/kg KG, z.B. 250 ml)
- ggf. Intubation und Beatmung (100% O_2)

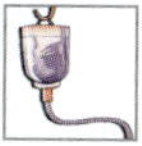

- Medikamente:
  - Sedierung, z.B. Midazolam (2–5 mg)
  - Schmerzbekämpfung, z.B. Morphin (5–10 mg)
  - ggf. Narkoseeinleitung, z.B. Esketamin (0,5–1 mg/kg KG)

▼ Merke

- Bei großem Blutverlust bereits am Notfallort Kreuzblut entnehmen und z.B. mit NEF zur Blutzentrale bringen.
- Der begründete Verdacht auf eine intraabdominelle Blutung (z.B. Milzruptur) ist eine der wenigen Indikationen für einen schnellen Transport mit Sondersignal.

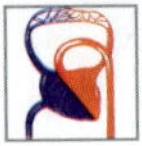

Notkompetenz

Anaphylaktischer Schock

ICD10: T78.2

Schweregrad	Klinische Symptome	Basismaßnahmen	Erweiterte Maßnahmen
Stadium I Hautreaktionen	– Ödeme – Quaddeln – Rötung – Juckreiz, Brennen	– Infusionswechsel (falls Ursache) – Beruhigung – Sauerstoffgabe	– venöser Zugang, Infusion Antihistaminika, z.B. Fenistil® (8 mg)
Stadium II leichte Kreislaufreaktionen	– Tachykardie (Puls: +20) – Blutdruckabfall (RR: -20) – Übelkeit, Erbrechen, Durchfall – Atemnot	– Schocklagerung – Hilfe beim Erbrechen – venöser Zugang – Infusion: kristalloide Lösg.	zusätzlich: – Kortikosteroide, z.B. Prednisolon (250 mg)
Stadium III Schock	– Schock – Bronchospasmus	– evtl. Beatmung, Intubation	Notkompetenz – Adrenalin, (0,05–0,1 mg), evtl. wiederholen – Bronchialerweiterung, z.B. Salbutamol Spray (z.B. 2 Hübe) – Infusion kristalloider Lösung – Intubation – Adrenalin-Infusion
Stadium IV Atem- und Kreislaufstillstand	– Bewusstlosigkeit – Atemstillstand – kein Karotispuls	– kardiopulmonale Reanimation – Vorbereiten der Medikamente und Hilfsmittel	
Prophylaxe	bei Hinweisen auf Überempfindlichkeiten	mindestens 30 min vor Exposition	– Dimetiden (0,1 mg/kg KG) – Ranitidin (5 mg/kg KG) – Prednisolon (1 mg/kg KG)

Synkope

ICD10: R55

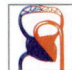

► s.a. Hitzenotfälle S. 189f

- Kurzzeitige Bewusstlosigkeit aufgrund von Durchblutungsstörung des Gehirns durch Herzrhythmusstörungen, Gefäßveränderungen, Herzerkrankungen, neurologische Erkrankungen, Schwangerschaft, Schmerz, Angst

Angaben:

- Schwindel, Übelkeit, Schwarzwerden vor Augen

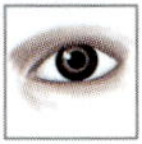

- Blässe
- Schweiß auf der Stirn
- evtl. Krämpfe, Einnässen

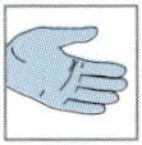

- Schwitzen
- Puls bradykard

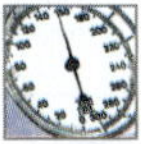

- Blutdruckabfall
- evtl. EKG-Veränderungen
- Blutzuckertest

Basismaßnahmen:

- Beruhigung
- Lagerung:
- evtl. Sauerstoffgabe
- Wärmeerhaltung
- ständige Puls-, RR- und EKG-Überwachung, S_pO_2

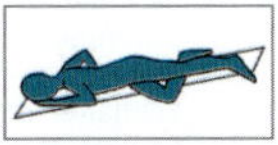

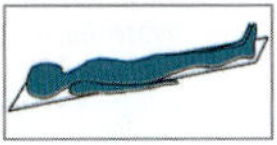

Erweiterte Maßnahmen:

- körperliche und neurologische Untersuchung
- venöser Zugang

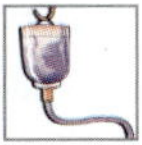

- Medikamente:
  - Blutdrucksteigerung, z.B. Cafedrin/Theodrenalin (0,5 – 1 ml)
  - Herzfrequenzsteigerung, z.B. Atropin (0,5 – 1 mg)
  - evtl. Infusion, z.B. kristalloide Lösung (500 – 1.000 ml)

▼ **Merke**

- Zustand meist durch Lagerung und Aufklärung des Patienten alleine beherrschbar.
- Ggf. weitere Behandlung durch Hausarzt.
- Während Synkopen bei jüngeren Patient(innen) meist harmlosere Ursachen haben, müssen bei Älteren schwerwiegendere Erkrankungen (stationär) ausgeschlossen bzw. abgeklärt werden.

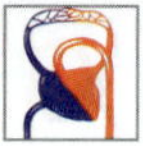

Hypertensiver Notfall

ICD10: I10.01

► s.a. Schlaganfall S. 76, akutes Koronarsyndrom S. 113, (Links-)Herzinsuffizienz S. 115, Lungenödem S. 114

– Blutdruckanstieg über 220/115 mmHg diastolisch bei meist bekannter Hypertonie mit Zeichen der Organschädigung (Gehirn, Herz, Niere).

Angaben:

- Kopfschmerzen, Sehstörungen, Schwindel, Ohrensausen, Übelkeit, Herzklopfen, Atemnot, Brustschmerz

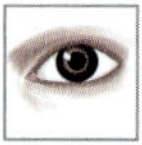

- Unruhe
- Bewusstseinsstörung bis Bewusstlosigkeit
- Kopf gerötet, Schwitzen
- evtl. Krämpfe

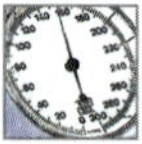

- Blutdruckerhöhung
- Puls tachykard
- evtl. Rasselgeräusche
- evtl. EKG-Veränderungen

Basismaßnahmen:

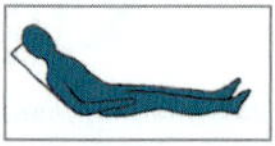

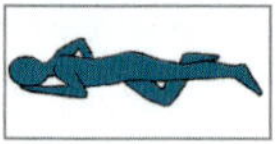

- Beruhigung
- Lagerung:
- Freimachen/ Freihalten der Atemwege
- Sauerstoffgabe, ggf. Beatmung
- Wärmeerhaltung
- ständige Puls-, RR- und EKG-Überwachung, S_pO_2
- venöser Zugang: langsame Infusion (kristalloide Lösung)

Erweiterte Maßnahmen:

- körperliche und neurologische Untersuchung

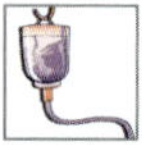

- Medikamente:
  - Blutdrucksenkung, z.B. Nitroglycerin-Spray (2–4 Hübe), z.B. Urapidil (10–50 mg)
  - Sedierung, z.B. Midazolam (2–5 mg)
  - Ausschwemmung, z.B. Furosemid (20–40 mg)

▼ **Merke**

- Die Gefahr der hypertonen Krise liegt in der Möglichkeit von Hirnblutungen, akutem Herzversagen (Linksherzinsuffizienz, Lungenödem) und akutem Koronarsyndrom.
- Ziel der Erstbehandlung ist die Vermeidung hypertensiver Komplikationen in den Organen.
- Blutdruck nicht abrupt senken: max. 50 mmHg in 30 min; nicht unter 150/100 mmHg.

Lungenembolie

ICD10: I26.9

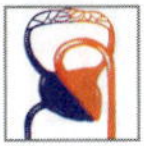

► s.a. akutes Koronarsyndrom S. 113, Herzinsuffizienz S. 115

– Verschluss der Lungenschlagader oder ihrer Äste durch einen Thrombus.

Angaben:

– Schmerz und Engegefühl im Brustkorb, plötzliche Atemnot, Schwindel, Hustenreiz, evtl. Bluthusten, evtl. kürzliche Operation (Hüft-, Knie-TEP), Thrombose/Embolie in der Vorgeschichte

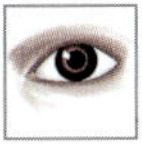

– Bewusstseinsstörung bis Bewusstlosigkeit
– Zyanose, evtl. Blässe
– schnelle, flache Atmung
– evtl. gestaute Halsvenen

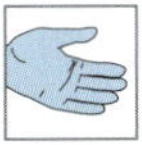

– feuchte, kühle Extremitäten
– Schwellung, Druckschmerz Wade
– Schweißausbruch
– Puls tachykard, evtl. Kreislaufstillstand (PEA)

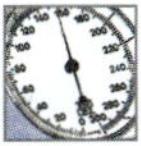

– Sauerstoffsättigung stark vermindert
– Blutdruckabfall
– EKG-Veränderungen (T-Welle)

Basismaßnahmen:

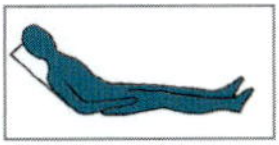

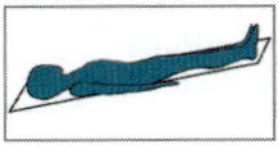

– Beruhigung
– Lagerung:
– Freimachen/Freihalten der Atemwege
– Sauerstoffgabe, ggf. Beatmung
– Wärmeerhaltung
– ständige Puls-, RR- und EKG-Überwachung, S_pO_2
– venöser Zugang: langsame Infusion (kristalloide Lösung)

Erweiterte Maßnahmen:

– körperliche Untersuchung
– Ausschluss Volumenmangel

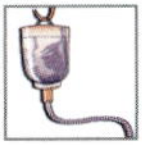

– Medikamente:
  - Sedierung, z.B. Midazolam (2–5 mg)
  - Schmerzbekämpfung, z.B. Morphin (2–5 mg)
  - Herzentlastung, z.B. Nitroglycerin-Spray (1–2 Hübe)
  - Herzkraftsteigerung, z.B. Dobutamin (2–15 µg/kg KG/min)
  - Blutgerinnungshemmung (5.000–10.000 I.E.), z.B. Heparin
  - evtl. Thrombolyse, z.B. Alteplase (100 mg) (s.S. 112)
– ggf. Intubation und Beatmung (100% O_2), evtl. PEEP (5 cm H_2O)

▼ **Merke**

– Bei ausgeprägter Zyanose, die sich trotz einwandfreier Beatmung (100% O_2) nicht bessert: immer Verdacht auf Lungenembolie.
– Die Symptome und Beschwerden sind oft untypisch, vage und wechselnd (s.S. 90).

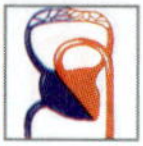

Thrombose: Akuter Venenverschluss

ICD10: I80.9

- Plötzlicher Verschluss einer Extremitätenvene bzw. im Becken-/Hohlvenenbereich durch einen Thrombus, meist Beine betroffen.

Angaben:

- plötzliche Schmerzen, Druckgefühl, Schmerzlinderung bei Hochlagerung

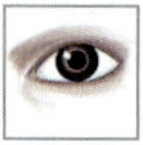

- Rötung
- Schwellung
- Zyanose
- pralle Venenfüllung

- Druckschmerzhaftigkeit
- Fußsohlendruckschmerz
- Puls an der Extremität tastbar
- warme Haut
- evtl. Lähmungserscheinungen

Basismaßnahmen:

- Beruhigung
- Lagerung:

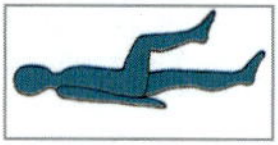

- Ruhigstellung
- Wärmeerhaltung
- ständige Puls-, RR- und EKG-Überwachung, S_pO_2
- venöser Zugang: kristalloide Lösung

Erweiterte Maßnahmen:

- körperliche Untersuchung

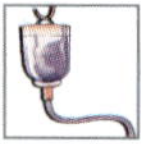

- Medikamente:
  - Schmerzbekämpfung, z.B. Morphin (5–10 mg), z.B. ASS (500 mg)
  - Sedierung, z.B. Midazolam (2–5 mg)
  - Blutgerinnungshemmung, z.B. Heparin (10.000–15.000 I.E.)

▼ Merke

- Sind beide Beine betroffen, besteht der dringende Verdacht auf eine Beckenvenenthrombose → Flachlagerung.
- Während der Verschluss einer oberflächlichen Vene (z.B. eines Beines) meist folgenlos bleibt, droht bei Thrombosen tiefer venöser Gefäße im Oberschenkelbereich und im Bauchraum eine Thrombusverschleppung (Lungenembolie).

Akuter peripherer Arterienverschluss (Embolie / Thrombose)

ICD10: I74.9

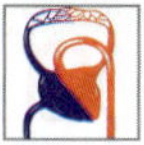

– Verschluss einer Extremitätenarterie durch einen Embolus (z.B. aus dem Herzen). Sonderfälle: Im Bereich der Hirnarterien kommt es zum Bild des Schlaganfalls oder zum Zentralarterienverschluss (am Auge) mit akuter Erblindung.

Angaben:

– plötzliche Schmerzen, Gefühlsstörungen, Lähmungserscheinungen, Schmerzlinderung bei Tieflagerung

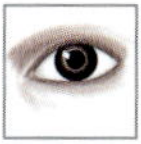

– evtl. Bewusstseinsstörung bis Bewusstlosigkeit
– Blässe, später marmoriert
– fehlende Venenfüllung bei Tieflagerung

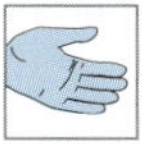

– Puls tachykard, evtl. arrhythmisch
– Fehlen des peripheren Pulses an der betroffenen Extremität
– Lähmungen
– kühle Haut
– Pulsoxymeter zeigt kein Signal

Basismaßnahmen:

– Beruhigung
– Lagerung:
– Ruhigstellung
– Extremität umpolstern
– Wärmeerhaltung
– ständige Puls-, RR- und EKG-Überwachung, S_pO_2
– venöser Zugang: kristalloide Lösung

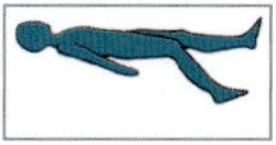

Erweiterte Maßnahmen:

– körperliche und neurologische Untersuchung

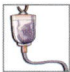

– Medikamente:
  • Schmerzbekämpfung, z.B. Morphin (5–10 mg)
  • evtl. Gerinnungshemmung,
    z.B. Heparin (5.000–10.000 I.E.)
    z.B. ASS (500 mg)
    z.B. Hydroxyethylstärke (250–500 ml)

▼ **Merke**
– Kein venöser Zugang an der betroffenen Extremität.

Eigene Notizen

Spezielle Notfälle
Wasser-Elektrolyt-/ Säure-Basen-Haushalt

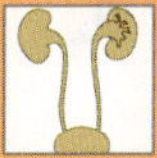

Siehe auch

Störungen im Wasser-Elektrolyt-Haushalt

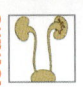

	Ursache	Blutvolumen	Elektrolyte im Serum*	Hk	ZVD	Basismaßnahmen
normal	–	–	siehe unten	40–50	3–6 cm H_2O	–
hypotone Dehydratation	z.B. Medikamente	↓	↓	↑	↓	Infusion, z.B. kristalloide Lösung
isotone Dehydratation	z.B. Durchfall	↓	normal	↑	↓	Infusion, z.B. kristalloide Lösung
hypertone Dehydratation	z.B. Erbrechen	↓	↑	↑	↓	Infusion, z.B. kristalloide Lösung
hypotone Hyperhydratation	z.B. Süßwasser-Ertrinken	↑	↓	↓	↑	Infusion, z.B. kristalloide Lösung, und Diuretika, z.B. Furosemid
isotone Hyperhydratation	z.B. Herzinsuffizienz	↑	normal	↓	↑	Diuretika, z.B. Furosemid
hypertone Hyperhydratation	z.B. im Meer Ertrinkender (Salzwasser-Ertrinken)	↑	↑	↓	↑	Diuretika, z.B. Furosemid und kristalloide Lösung

hypoton: Elektrolytkonzentration erniedrigt · isoton: Elektrolytkonzentration normal · hyperton: Elektrolytkonzentration erhöht · Dehydratation: Wassergehalt erniedrigt · Hyperhydratation: Wassergehalt erhöht · Hk (Hämatokrit): Anteil der Blutzellen am Gesamtblut · ZVD: Zentraler Venendruck (»Venenfüllung«)

* Natrium, Kalium, Kalzium, Magnesium, Chlor

Störungen im Wasser-Elektrolyt-Haushalt

ICD10: E87.8

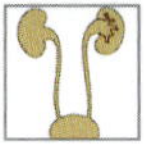

► s.a. Störungen Säure-Basen-Haushalt S. 131, Krampfanfall S. 181, Coma diabeticum S. 81

- Insbesondere sind Säuglinge, Kinder sowie alte Menschen gefährdet.
- Wasser- und Elektrolytmangelzustände durch:
  - Erbrechen, Durchfälle (z.B. Magen-Darm-Infektionen),
  - verstärktes Schwitzen (z.B. Hitze, Fieber),
  - Verschiebung im Körper (z.B. Darmverschluss),
  - überschießende Ausscheidung (z.B. Medikamente, Diabetes mellitus/insipidus).

Angaben:

- Schwächegefühl, Durst, Übelkeit

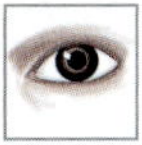

- Unruhe
- evtl. Bewusstseinsstörung bis Bewusstlosigkeit
- trockene Haut und Schleimhäute
- fehlende Halsvenenfüllung

- Puls tachykard, kaum tastbar
- herabgesetzter Hautturgor

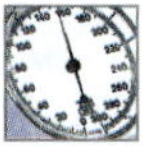

- evtl. Blutdruckabfall
- Blutzuckertest

Basismaßnahmen:

- Beruhigung
- Lagerung:
- Freimachen/Freihalten der Atemwege

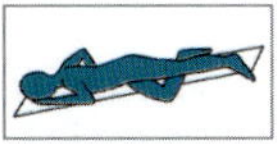

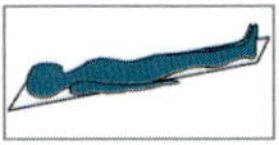

- Sauerstoffgabe, ggf. Beatmung
- Wärmeerhaltung
- ständige Puls-, RR- und EKG-Überwachung, S_pO_2
- venöser Zugang: kristalloide Lösung

Erweiterte Maßnahmen:

- körperliche Untersuchung
- ggf. Flüssigkeitsersatz, z.B. kristalloide Lösung (500–1.000 ml)

▼ **Merke**

Hyperkaliämie: AV-Blockierung, flache/fehlende P-Welle, hohe T-Welle (>R), QRS > 0,12

Medikamente:
- Salbutamol (bis 5 Hübe)
- $NaHCO_3$ (z.B. 50 mmol in 2 min)
- Calcium 10% (z.B. 10 ml in 2 min), nicht zusammen mit $NaHCO_3$ (Ausfällung)

Hypokaliämie: Herzrhythmusstörungen, flache T-Wellen

Medikamente:
- Kalium (z.B. 20 mmol in 10 min)
- Magnesium (0,1 mmol/kg KG, z.B. Mg 50%: 4 ml in 15 min)

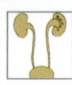

Störungen des Säure-Basen-Haushaltes

	Ursache	pH	pCO_2	BE	Maßnahmen
normal	–	7,35–7,45	35–45	(-3)–(+3)	–
respiratorische Alkalose	z.B. Hyperventilation	normal bis ↑	↓	normal bis ↑	Atemvolumen senken
respiratorische Azidose	z.B. Ateminsuffizienz	normal bis ↓	↑	normal bis ↓	Atemvolumen steigern
metabolische Alkalose	z.B. Erbrechen	normal bis ↑	normal bis ↑	↑	chlorhaltige Infusion
metabolische Azidose	z.B. Coma diabeticum, Schock	normal bis ↓	normal bis ↓	↓	Klinik: Gabe von $NaHCO_3$

pH-Wert: Säurewert (»Wasserstoff-(H)-Ionenkonzentration«)
Alkalose: Blut-pH über 7,45
Azidose: Blut-pH unter 7,35
respiratorisch: durch Atemstörung bedingt
pCO_2: Kohlendioxid-Partialdruck (»Menge«) im Blut
BE (Base Excess): Basenüberschuss (»alkalische Pufferreserve«)

In der Klinik: gezielte Korrektur der Störung (nach Laborwerten)
→ respiratorische Störungen:
Atemvolumeneinstellung (Atemzugvolumen, -frequenz)
→ metabolische Störungen:
- Alkalosen Arginin-Hydrochlorid (Arg-HCl)
- Azidosen Natriumbikarbonat ($NaHCO_3$)

Ausgleich: Jeweils nach der Formel:
ml Bedarf = kg KG x (-BE) x 0,3, wobei initial die Hälfte des berechneten Bedarfs zugeführt wird.

Störungen des Säure-Basen-Haushaltes – Azidose

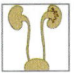

ICD10: E87.2

► s.a. Störungen des Wasser-Elektrolyt-Haushaltes S. 128ff,
kardiopulmonale Reanimation S. 52ff

– Azidose: Blut-pH < 7,35.

Ursachen:

► Atemstörung (s.S. 87), Herz-Kreislauf-Störung (s.S. 97),
► Nierenfunktionsstörung
► diabetische Entgleisung (s.S. 81)
► Vergiftungen (s.S. 209).

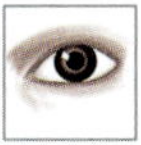

– Unruhe
– Atemnot
– Bewusstseinsstörung bis Bewusstlosigkeit
– Blässe, evtl. Zyanose
– evtl. vertiefte (Azidose-)Atmung (Kussmaul-Atmung)
– evtl. Krämpfe
– evtl. zusätzliche Störungen im Wasser-Elektrolyt-Haushalt

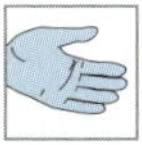

– Puls evtl. tachykard, bradykard, arrhythmisch
– Schwitzen
– evtl. Acetongeruch der Ausatemluft

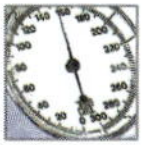

– Blutdruckabfall
– Blutzuckertest

Basismaßnahmen:

– Beruhigung
– Lagerung:

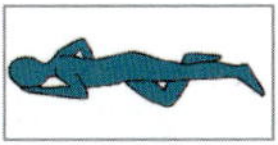

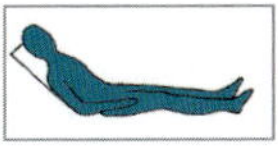

– Freimachen/Freihalten der Atemwege
– Sauerstoffgabe, ggf. Beatmung
– Wärmeerhaltung
– ständige Puls-, RR- und EKG-Überwachung, S_pO_2
– venöser Zugang: kristalloide Lösung

Erweiterte Maßnahmen:

– körperliche Untersuchung

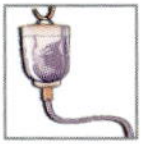

– Medikamente:
  - ggf. Volumenersatz, z.B. kristalloide Lösung (500 – 1.000 ml)
  - Sedierung, z.B. Midazolam (2 – 5 mg)
  - Azidoseausgleich (außerklinisch): nur bei Kreislaufstillstand

▼ **Merke**
Abgesehen von der »Hyperventilationstetanie« und sehr seltenen Krankheitszuständen (z.B. langwierigem, massivem Erbrechen bei Kleinkindern) spielen Alkalosen (Blut-pH über 7,45) in der Notfallmedizin keine Rolle.

Eigene Notizen

Spezielle Notfälle
Verletzung / Chirurgie

Siehe auch

Schema zur Beurteilung der Schwere der Beeinträchtigung der Vitalfunktionen durch eine Verletzung – Revised Trauma Score (RTS)

1. Bewusstseinslage (GCS):	Augen öffnen:	spontan	4 Punkte
		auf Ansprache	3 Punkte
		auf Schmerzreiz	2 Punkte
		überhaupt nicht	1 Punkt
	Worte:	spricht orientiert, Kinder: verständlich	5 Punkte
		verwirrt	4 Punkte
		einzelne Worte	3 Punkte
		unverständliche Laute, Kinder: nur Schreien	2 Punkte
		keine	1 Punkt
	Bewegungen:	befolgt Anweisungen	6 Punkte
		gezielte Schmerzreaktion	5 Punkte
		ungezielte Schmerzreaktion	4 Punkte
		Beugemechanismen	3 Punkte
		Streckmechanismen	2 Punkte
		keine	1 Punkt
2. Atmung	Atemfrequenz	10–29 Atemzüge/min	4 Punkte
		> 29 Atemzüge/min	3 Punkte
		6–9 Atemzüge/min	2 Punkte
		1–5 Atemzüge/min	1 Punkt
		Atemstillstand	0 Punkte
3. Kreislauf	systolischer Blutdruck	> 89 mmHg	4 Punkte
		76–89 mmHg	3 Punkte
		50–75 mmHg	2 Punkte
		1–49 mmHg	1 Punkt
		Kreislaufstillstand	0 Punkte
4. Beurteilung	Summe der erreichten Punkte		

▼ **Merke**

- Das Untersuchungsschema zur Beurteilung der Bewusstseinslage entspricht der Glasgow Coma Scale (s.S. 73).
- RTS < 18 Punkte: Notarztalarmierung.

Schema zur Beurteilung der Bewusstseinslage

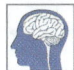

bewusstseinsklar:
ungestörte Wahrnehmung der Umgebung und prompte Reaktion auf äußere Reize, zeitlich/örtlich/zur Person orientiert

bewusstseinsgetrübt:
verminderte Wahrnehmung der Umgebung, verlangsamte Reaktion, spontanes bzw. provoziertes Augenöffnen, gezielte Bewegungen auf Schmerzreize

bewusstlos-komatös:
unerweckbar, Augen geschlossen,
verminderte – aufgehobene Reaktion auf Schmerzreize

Komastufe	Betroffenes Hirnareal	Reaktion auf Schmerzreize	Puppenkopf-phänomen*	Pupillen-weite	Lichtreak-tion	Korneal-reflex	Glasgow Coma Scale
I	Großhirn	erhalten	erhalten	eng	erhalten	erhalten	6–8
II	Großhirn	ungezielt, Beugen	(erhalten)	mittel	(erhalten)	erhalten	5–6
III	Mittelhirn	Streckkrämpfe	erloschen	(mittel)	(erhalten)	(erhalten)	4
IV	Stammhirn	keine	erloschen	weit	erloschen	erloschen	≤ 3

▼ Merke

* Puppenkopf-Phänomen: Blickrichtung bleibt bei passiver Drehung des Kopfes erhalten.

Entscheidend für die Beurteilung ist nicht ein einmaliger Befund, sondern die zeitliche Entwicklung von Störungen. Deshalb frühestmöglich einfache neurologische Erstuntersuchung (s.S. 18) und Dokumentation (Notfallprotokoll).

Skala zur Beurteilung der Pupillenwerte

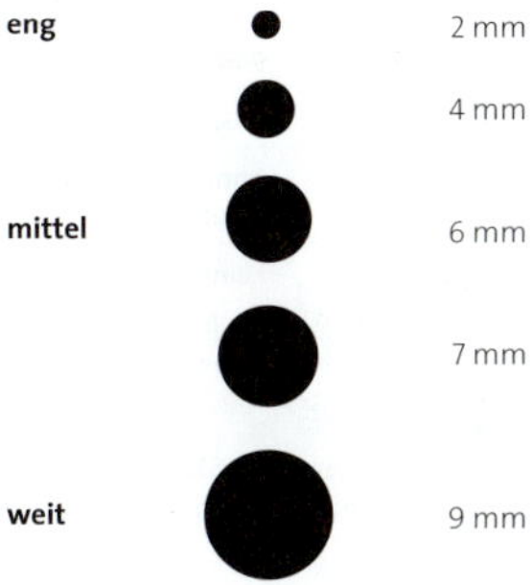

Schweregrade des Schädel-Hirn-Traumas

SHT 1. Grades (Commotio cerebri):	Gehirnerschütterung, GCS 14–15 Bewusstlosigkeit unter 15 Minuten, keine Spätschäden
SHT 2. Grades (Contusio cerebri):	Gehirnprellung, GCS 9–13 vorübergehende Bewusstlosigkeit, kaum Spätschäden
SHT 3. Grades (Compressio cerebri):	Gehirnquetschung, GCS 3–8 Bewusstlosigkeit über 24 Stunden, Spätschäden

Innsbrucker Koma Skala (IKS)

	3 Punkte	2 Punkte	1 Punkt	0 Punkte
Reaktion auf akustische Reize	Zuwendung	besser als Streckreaktion	Streckreaktion	keine
Reaktion auf Schmerz	gerichtete Abwehr	besser als Streckreaktion	Streckreaktion	keine
Körperhaltung, -bewegungen	normal	besser als Streckreaktion	Streckreaktion	schläft
Augen öffnen	spontan	auf akustischen Reiz	auf Schmerzreiz	keine
Pupillenweite	normal	verengt	erweitert	weit
Pupillenreaktion	ausgiebig	unausgiebig	Spur	keine
Bulbusstellung, -bewegung	optisches Folgen	Bulbus-Pendeln	divergent wechselnd	divergent fixiert
orale Automatismen	keine	spontan	auf Reize	keine

▼ Merke
Die Innsbrucker Koma Skala ist insbesondere bezüglich der Beurteilung der Augensymptome genauer als die Glasgow Coma Scale, ist aber nur in Österreich weiter verbreitet

Schädel-Hirn-Trauma (SHT)

ICD10: S06.9

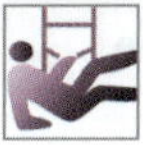

Angaben:

- Kopfschmerz, Schwindel, Erinnerungslücke, evtl. Sehstörungen und Bewegungsstörungen, Übelkeit, Unfallmechanismus

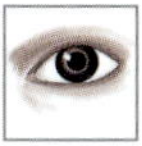

- Unruhe
- Bewusstseinsstörungen bis Bewusstlosigkeit
- evtl. Streck-, Beugekrämpfe
- Atemstörung bis Atemstillstand
- Pupillendifferenz, -erweiterung
- Blutung/Liquor aus Nase, Ohren und Mund

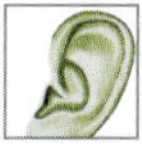

- Sprachstörungen

- Puls tachykard, evtl. arrhythmisch, bradykard (Druckpuls)
- evtl. Lähmungen

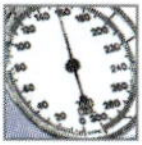

- Blutdruckanstieg
- Glasgow Coma Scale <13: Notarztindikation, <9: Intubation
- Blutzuckertest

Basismaßnahmen:

- Beruhigung
- HWS-Immobilisation
- Lagerung:

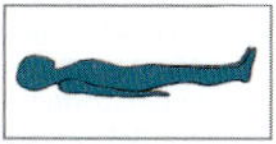

RR < 90/60

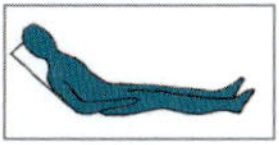

RR > 90/60

- Freimachen/Freihalten der Atemwege
- Sauerstoffgabe, ggf. Beatmung
- Blutstillung
- sterile Wundabdeckung, Verband
- Wärmeerhaltung
- ständige Atem-, Puls-, RR- und EKG-Überwachung, S_pO_2
- venöser Zugang: langsame Infusion (kristalloide Lösung)

Erweiterte Maßnahmen:

- körperliche und neurologische Untersuchung
- großzügige Indikation zur Intubation und Beatmung
- Voranmeldung in der Klinik

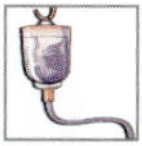

- Medikamente:
  - Schmerzbekämpfung, z.B. Fentanyl (0,1–0,2 mg)
  - Sedierung, z.B. Midazolam (2–5 mg)
  - Krampfdurchbrechung, z.B. Midazolam (5–15 mg)
  - Blutdrucksteigerung, z.B. Dobutamin (2–15 µg/kg KG/min)
  - Narkoseeinleitung s.S. 60

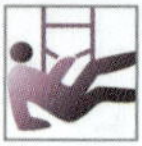

Blutung in das Schädelinnere

ICD10: S06.8

- Durch äußere Gewalteinwirkung (z.B. SHT).
- Ohne äußere Gewalteinwirkung (z.B. angeborene Gefäßmissbildung).

Angaben:

- Kopfschmerzen, Schwindel, Übelkeit
- Bewusstseinsstörung bis Bewusstlosigkeit (evtl. nach anfänglicher Ansprechbarkeit)

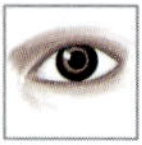

- Atemstörung bis Atemstillstand
- Pupillenveränderungen (weit, Seitenunterschied, keine Lichtreaktion)
- evtl. Beuge-/Streckkrämpfe
- evtl. Einnässen

- Nackensteifigkeit
- evtl. Lähmungen
- Puls tachykard, bradykard (Druckpuls)

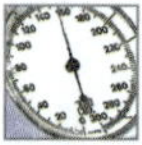

- evtl. Blutdrucksteigerung
- Blutzuckertest

Basismaßnahmen:

- Beruhigung
- Lagerung:

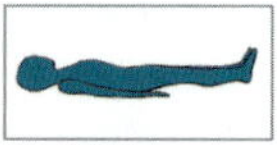

RR < 90/60

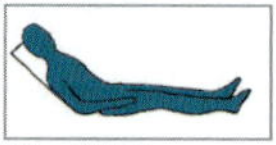

RR > 90/60

- Freimachen/ Freihalten der Atemwege
- Sauerstoffgabe, ggf. Beatmung
- evtl. Wundverband
- Wärmeerhaltung
- ständige Atem-, Puls-, RR- und EKG-Überwachung, S_pO_2
- venöser Zugang: kristalloide Lösung

Erweiterte Maßnahmen:

- körperliche und neurologische Untersuchung
- evtl. Intubation und Beatmung
- Voranmeldung in der Klinik mit CT/MRT

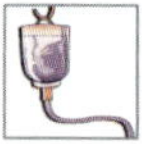

- Medikamente:
  - Schmerzbekämpfung, z.B. Fentanyl (0,1–0,2 mg)
  - Sedierung, z.B. Midazolam (2–5 mg)
  - Blutdrucksenkung (RR < 180/110 mmHg), z.B. Urapidil (5–25 mg)
  - Krampfdurchbrechung, z.B. Midazolam (5–15 mg)
  - Narkoseeinleitung s.S. 60

▼ **Merke**

Die Gefahr der intrakraniellen Blutung liegt in der Hirneinklemmung mit endgültigem Atem- und Herz-Kreislauf-Stillstand.

Gesichtsschädeltrauma

ICD10: S01.7

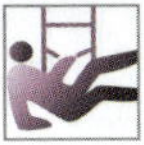

► s.a. Schädel-Hirn-Trauma S. 137, Augenverletzung S. 200

– Verletzungen von Weichteilen und Knochen im Gesichtsbereich.

Angaben:

– Schmerzen, evtl. Gefühlsstörungen, Unfallmechanismus

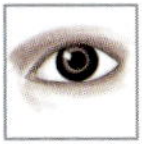

– evtl. Bewusstseinsstörung bis Bewusstlosigkeit
– Atemstörung
– Verletzungen im Stirn-, Schläfen-, Nasenbein-, Augenbereich, Mund und Kiefer, Asymmetrie, Einblutungen
– evtl. Knochensplitter
– evtl. lockere, ausgebrochene Zähne
– kein Zahn-/Kieferschluss

– evtl. Atemnebengeräusch

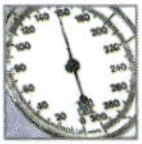

– Puls tachykard
– Blutdruckabfall
– Blutzuckertest

Basismaßnahmen:

– Beruhigung
– HWS-Immobilisation
– Lagerung:

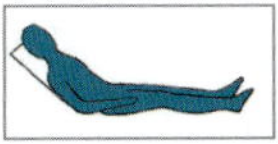

– Freimachen/Freihalten der Atemwege
– Sauerstoffgabe, ggf. Beatmung
– Blutstillung
– sterile Wundabdeckung, Verband
– Wärmeerhaltung
– ständige Atem-, Puls- und RR-Überwachung, S_pO_2
– venöser Zugang: kristalloide Lösung

Erweiterte Maßnahmen:

– großzügige Indikation zur Intubation und Beatmung (Aspirationsprophylaxe)
– ggf. Volumenersatz, z.B. Hydroxyethylstärke (500 - 1.000 ml)

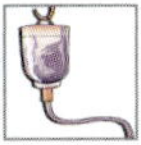

– Medikamente:
  • Schmerzbekämpfung, z.B. Fentanyl (0,1–0,2 mg)
  • Sedierung, z.B. Midazolam (2–5 mg)
  • ggf. Narkoseeinleitung s.S. 60

▼ **Merke**

– Bei Gesichtsverletzungen keine Magensonde, Absaugkatheter oder Wendl-Tubus durch die Nase einführen: Verletzungsgefahr durch Abgleiten auf einen falschen Weg (Schädelinneres).
– Intubation womöglich schwierig (Blutung).

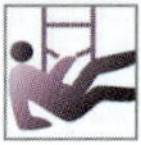

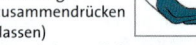

Starke Blutung aus der Nase

ICD10: R04.0

– Meist Gefäßverletzung an der vorderen Nasenscheidewand.

Basismaßnahmen:
- Beruhigung
- Lagerung:

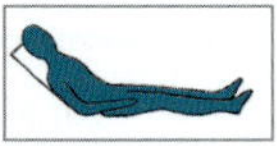

- Nasenflügel zusammendrücken (lassen)
- nasse, kalte Wickel im Nacken
- ständige Atem-, Puls- und RR-Überwachung, S_pO_2
- venöser Zugang: Infusion (kristalloide Lösung)

Erweiterte Maßnahmen:
- körperliche Untersuchung: Blutungsstärke?
- Nasentamponade
- ggf. Volumenersatz, z.B. Hydroxyethylstärke (250 - 500 ml)

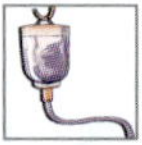

- Medikamente:
  - Nasenspray, z.B. Xylometazolin
  - ggf. Blutdrucksenkung, z.B. Urapidil (10–50 mg)
  - Sedierung, z.B. Midazolam (2–5 mg)
  - im Extremfall: Ballontamponade (Belocq), Blasenkatheter durch die Nase einführen, im Rachen blocken, zurückziehen

▼ **Merke**
- Kopf nicht in den Nacken wenden (lassen), sondern nach vorne oder unten, damit Blut nicht in den Rachen einlaufen kann (Aspirationsgefahr).
- Nasenbluten nicht unterschätzen.

Orientierung am Körper

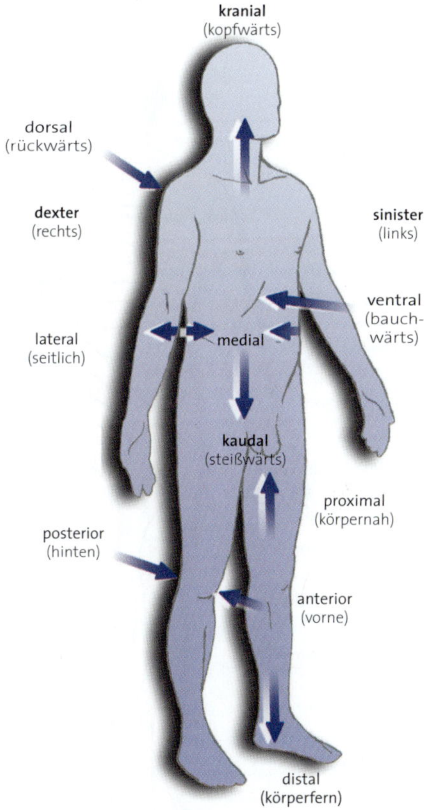

Schema zur Lokalisation

Segmentale Nervenversorgung der Haut

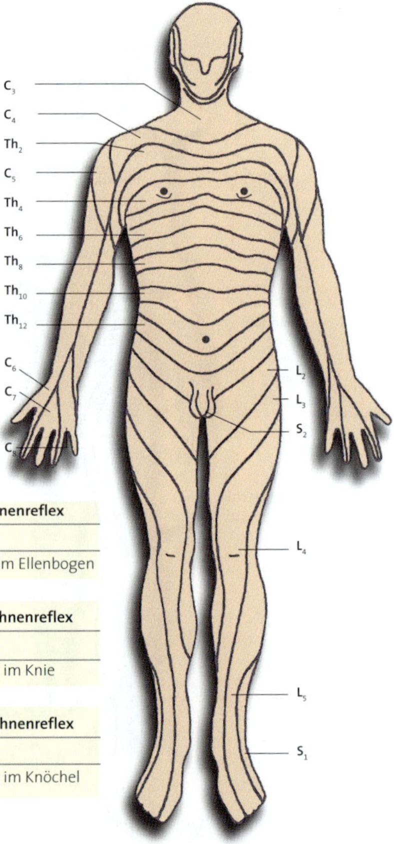

Legende:

C	=	zervikale Segmente
	=	Halswirbel
Th	=	thorakale Segmente
	=	Brustwirbel
L	=	lumbale Segmente
	=	Lendenwirbel
S	=	sakrale Segmente
	=	Kreuzbein

Muskeleigenreflex	**Bizepssehnenreflex**
Nervenwurzel	C_5, C_6
Leitsymptom	Beugung im Ellenbogen

Muskeleigenreflex	**Patellarsehnenreflex**
Nervenwurzel	L_2, L_3, L_4
Leitsymptom	Streckung im Knie

Muskeleigenreflex	**Achillessehnenreflex**
Nervenwurzel	S_1
Leitsymptom	Streckung im Knöchel

Segmentale Nervenversorgung der Haut

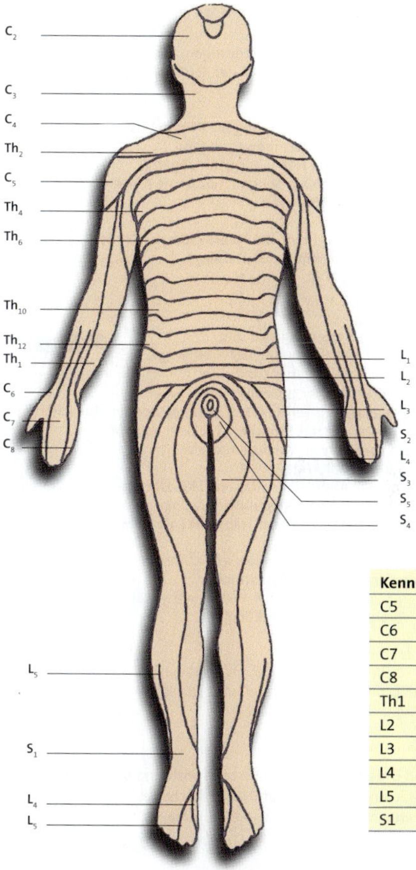

Kennmuskeln	
C5	Ellenbogenbeuger
C6	Handgelenkstrecker
C7	Ellbogenstrecker
C8	Fingerbeuger
Th1	Fingeradduktoren
L2	Hüftbeuger
L3	Kniestrecker
L4	Fußheber
L5	Zehenstrecker
S1	Fußsenker

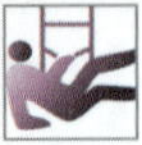

Wirbelsäulentrauma

ICD10: T09.3

- Durch äußere Gewalteinwirkung Rückenmarkquetschung oder Durchtrennung mit unvollständigem bzw. vollständigem Querschnitt.

Angaben:

- Schmerz, Empfindungsstörungen, Ausfall der Fähigkeit zur aktiven Bewegung, meist der Beine (tiefer Querschnitt), Unfallmechanismus

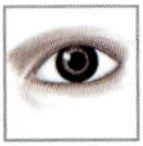

- evtl. Bewusstseinsstörung bis Bewusstlosigkeit
- Störungen der Atembewegungen
- unwillkürlicher Harn- und Stuhlabgang
- keine Reaktion auf Schmerzreiz, keine Abwehrbewegungen
- Bewegungsstörungen

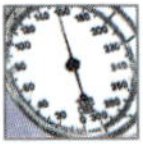

- Puls tachykard, evtl. bradykard (spinaler Schock)
- schlaffe Extremitäten (Lähmung)
- Blutdruckabfall

Basismaßnahmen:

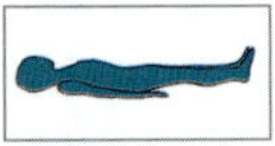

- Beruhigung
- keine unnötige Umlagerung
- Freimachen/Freihalten der Atemwege (keine Kopfüberstreckung)
- Sauerstoffgabe, ggf. Beatmung
- Ruhigstellung der HWS mit exakt passender Manschette
- Umlagerung mit Schaufeltrage oder Spineboard, auf vorgeformte Vakuummatratze
- Wärmeerhaltung
- ständige Atem-, Puls-, RR- und EKG-Überwachung, S_pO_2
- venöser Zugang: kristalloide Lösung
- besonders schonender Transport (z.B. Hubschrauber)

Erweiterte Maßnahmen:

- körperliche und neurologische Untersuchung
- ggf. Intubation und Beatmung
- ggf. Volumenersatz, z.B. Hydroxyethylstärke (500–1.000 ml)
- Voranmeldung in der Klinik

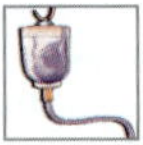

- Medikamente:
  - Schmerzbekämpfung, z.B. Fentanyl (0,1–0,2 mg)
  - Sedierung, z.B. Midazolam (2–3 mg)
  - ggf. Narkoseeinleitung

▼ **Merke**

- Jeder Bewusstlose und Unfallverletzte muss so behandelt und transportiert werden, als ob ein Wirbelsäulentrauma vorliegt (Halsmanschette, Schaufeltrage).
- Bei »hohem Querschnitt«: Ateminsuffizienz → Beatmung.

Thoraxtrauma

ICD10: S22.9

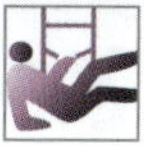

- Stumpfe (geschlossene) oder penetrierende (offene) Verletzung des Thorax und seiner Organe mit (Spannungs-)Pneumothorax (s.S. 147, 146), Hämatothorax, Herzbeuteltamponade (s.S. 46), Tracheal- oder Bronchusabriss, Aorteneinriss, Herzkontusion. Frühestmöglicher Transport mit Sondersignal.

Angaben:

- Atemnot, atemabhängiger Schmerz, ggf. Herzschmerz, Unfallmechanismus

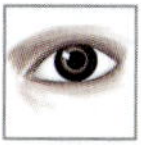

- schnelle, flache, evtl. paradoxe Atmung
- (Blut-)Husten
- evtl. prall gefüllte Halsvenen
- Prellmarken, ggf. Wunde

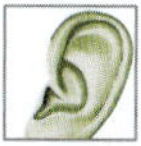

- evtl. Hautknistern
- evtl. einseitig fehlendes Atemgeräusch
- evtl. Rasselgeräusche

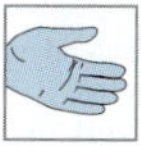

- Puls tachykard, kaum tastbar
- evtl. Herzrhythmusstörungen (Herzkontusion)
- Schmerz beim Abtasten des Thorax

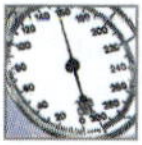

- Blutdruckabfall
- evtl. Sauerstoffsättigung vermindert trotz O_2-Gabe

Basismaßnahmen:

- Beruhigung
- Lagerung:

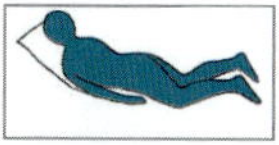

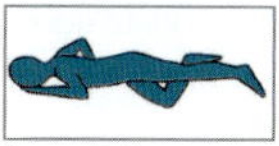

- Freimachen/Freihalten der Atemwege
- Sauerstoffgabe, ggf. Beatmung
- Thoraxwunde locker steril abdecken
- Wärmeerhaltung
- ständige Atem-, Puls-, EKG- und RR-Überwachung, S_pO_2
- venöser Zugang: kristalloide Lösung

Erweiterte Maßnahmen:

- körperliche Untersuchung
- großzügige Indikation zur Intubation und Beatmung
- Volumenersatz, z.B. Hydroxyethylstärke (500 – 1.000 ml)
- ggf. Punktion bei Spannungspneumothorax
- ggf. Herzbeutelpunktion

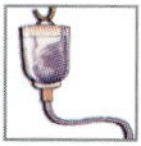

- Medikamente:
  - Schmerzbekämpfung, z.B. Fentanyl (0,1 – 0,2 mg)
  - Sedierung, z.B. Midazolam (2 – 3 mg)
  - ggf. Narkoseeinleitung

▼ **Merke**

- Bei Brustkorbverletzungen kein luftdichter Verband, sonst Druckanstieg.
- Fremdkörper in der Wunde belassen.

Differenzialdiagnose: Pneumothorax

Pneumothorax		Spannungspneumothorax
Atemnot Schmerzen beim Atmen	◄ Angaben ►	Zunahme von Schmerzen und Atemnot
Lufteintritt in den Pleuraraum von innen oder außen	◄ Ursache ►	zunehmende Luftmenge im Pleuraraum mit Kompression der Restlunge und Verschiebung des Mittelfellraums
aufrechter Oberkörper, Blässe → Zyanose, evtl. Thoraxwunde, blutiger Auswurf, paradoxe Atmung	◄ 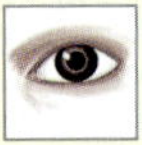 ►	unter Beatmung ($100\%\ O_2$) Zunahme der Zyanose, Halsvenenstauung
Husten, einseitig fehlendes Atemgeräusch beim Abhören, evtl. Hautknistern (Hautemphysem), Puls beschleunigt	◄  ►	einseitig fehlendes Atemgeräusch, evtl. Hautknistern (Hautemphysem), Puls tachykard kaum tastbar, Haut kaltschweißig und feucht
Blutdruck normal bis ▼	◄ 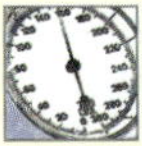 ►	Blutdruck ▼▼▼
Lagerung	◄ Basismaßnahmen ►	Punktion, Wundspreizung

▼ **Merke**

Steigt unter Beatmung, z.B. eines Thoraxverletzten, der Beatmungsdruck kontinuierlich an, immer an einen Spannungspneumothorax denken.

Pneumothorax

ICD10: S27.0

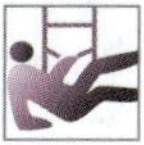

- Kollabieren eines Lungenflügels nach Verletzung der Lunge und/oder der Brustwand (z.B. Thoraxtrauma, Alveolarruptur).

Angaben:

- atemabhängige, einseitige Brustschmerzen, Atemnot

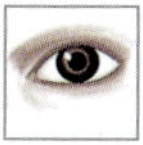

- Unruhe
- veränderte Atembewegungen (Seitendifferenz)
- Blässe bis Zyanose
- evtl. Abhusten von blutig-schaumigem Sekret
- Prellmarken, Verletzung
- Halsvenenstauung

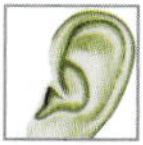

- Husten
- beim Abhören: einseitig fehlendes Atemgeräusch
- evtl. Hautknistern (Hautemphysem)
- Klopfschalldifferenz

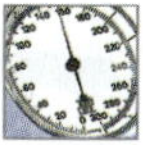

- Puls tachykard
- Sauerstoffsättigung vermindert
- evtl. Blutdruckabfall

Basismaßnahmen:

- Beruhigung
- Lagerung: möglichst auf verletzter Seite
- Freimachen/Freihalten der Atemwege
- Sauerstoffgabe, ggf. Beatmung
- »schlürfende« Wunde: Kompressen
- Wärmeerhaltung
- ständige Atem-, Puls-, EKG- und RR-Überwachung, S_pO_2
- venöser Zugang: kristalloide Lösung

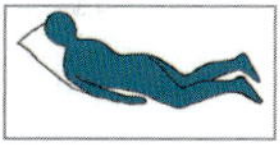

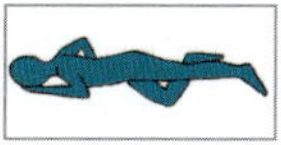

Erweiterte Maßnahmen:

- körperliche Untersuchung
- Thoraxwunde offen lassen
- Intubation und Beatmung
- bei Spannungspneumothorax: Punktion

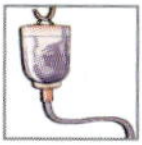

- Medikamente:
  - Schmerzbekämpfung, z.B. Fentanyl (0,1–0,2 mg)
  - Sedierung, z.B. Midazolam (2–3 mg)

▼ Merke

- Bei offenem Pneumothorax kein luftdichter Verband, da insbesondere beim beatmeten Patienten daraus ein Spannungspneumothorax entstehen kann.
- Bei Hinweis auf Verletzungen der Lunge und/oder des Herzens: Transport in Traumazentrum.

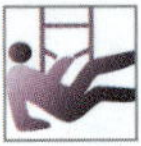

Abdominaltrauma

ICD10: S39.9

– Geschlossenes (stumpfes) Bauchtrauma, z.B. Milz-/Leberverletzung, oder offenes (perforierendes) Bauchtrauma, z.B. Schuss-, Stich-, Pfählungsverletzung.

Angaben:
– Unfallmechanismus, Schmerzen, Übelkeit

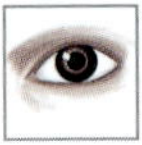

– offene Verletzung, Austreten von Darmschlingen
– Fremdkörper
– Prellmarken
– schnelle, flache Atmung
– Blässe

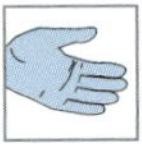

– Puls tachykard, kaum tastbar
– kalter Schweiß
– harte Bauchdecke (Abwehrspannung)

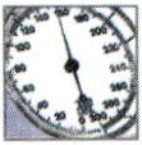

– Blutdruckabfall

Basismaßnahmen:
– Beruhigung
– Lagerung:

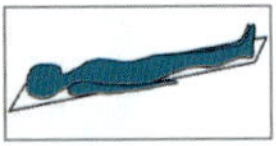

– Freimachen/Freihalten der Atemwege
– Sauerstoffgabe, ggf. Beatmung
– sterile Wundabdeckung, zusätzlich Ringpolster
– ausgetretene Darmschlingen nicht zurückstopfen
– evtl. eingedrungene Fremdkörper (Pfählung) belassen
– Wärmeerhaltung
– ständige Atem-, Puls-, EKG- und RR-Überwachung, S_pO_2
– venöser Zugang: kristalloide Lösung

Erweiterte Maßnahmen:
– Vorabinformation der Klinik
– ggf. Transport mit Sondersignal
– körperliche Untersuchung
– Volumenersatz, z.B. Hydroxyethylstärke, ggf. Druckinfusion
– ggf. Intubation und Beatmung
– Magensonde

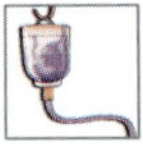

– Medikamente:
  • Schmerzbekämpfung, z.B. Fentanyl (0,1–0,2 mg)
  • Sedierung, z.B. Midazolam (25–50 mg)
  • ggf. Narkoseeinleitung s.S. 60
– Kreuzblutabnahme

▼ **Merke**
Gefahr: innerhalb kurzer Zeit große, schwer abschätzbare Blutverluste in die freie Bauchhöhle. Daher: »Load and Go«! (Vor-Ort-Zeit < 10 min) Transport mit Sondersignal in Traumazentrum.

Akute Magen-Darm-Blutung

ICD10: K92.2

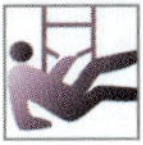

- Meist durch Ösophagus- und Magenfundusvarizen, Geschwüre (Magen, Dünndarm), Tumoren (Magen, Darm), Entzündungen (Magen), Medikamente (z.B. Rheumamittel, gerinnungshemmende Substanzen) bedingt (obere GI-Blutung).

Angaben:

- Übelkeit, Schmerzen, Schwächegefühl, Schwindel, Atemnot, evtl. Teerstuhl

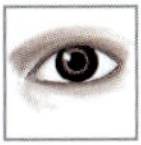

- Unruhe
- Bewusstseinsstörung bis Bewusstlosigkeit
- Bluterbrechen (hellrot oder kaffeesatzartig)
- evtl. Gelbsucht

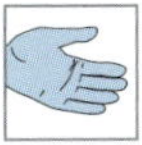

- kalter Schweiß
- evtl. Teerstuhl
- Puls tachykard, kaum tastbar

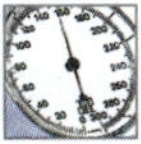

- Blutdruckabfall

Basismaßnahmen:

- Beruhigung
- Lagerung:

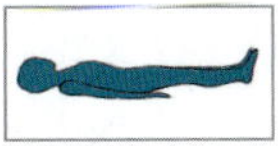

- evtl. zusätzlich Beine hochlagern
- Freimachen/Freihalten der Atemwege
- Sauerstoffgabe, ggf. Beatmung
- Wärmeerhaltung
- ständige Puls-, EKG- und RR-Überwachung, S_pO_2
- venöser Zugang: kristalloide Lösung

Erweiterte Maßnahmen:

- körperliche Untersuchung
- Volumenersatz, z.B. Hydroxyethylstärke (500 - 1.000 ml)
- ggf. Intubation und Beatmung (Aspirationsgefahr)
- Magensonde

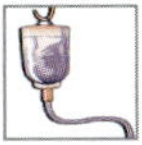

- Medikamente:
  - Sedierung, z.B. Midazolam (2 – 5 mg)
  - Schmerzbekämpfung, z.B. Butylscopolamin (20 – 40 mg), z.B. Metamizol (1 – 2,5 g)

▼ **Merke**

- Neben der oberen GI-Blutung aus Ösophagus, Magen und Dünndarm können im Dickdarm untere GI-Blutungen mit hellrot-blutigen Darmentleerungen auftreten.

Orientierung Abdomen

Rechter Oberbauch:
- Leber und Gallenblase
- Magenausgang
- Duodenum
- rechte Nebenniere
- Pankreaskopf
- Teil der rechten Niere
- Teil des aufsteigenden und querliegenden Dickdarms

Linker Oberbauch:
- Milz
- Teil des Magens
- Pankreasschwanz
- linke Nebenniere
- Teil der linken Niere
- Teil des quer liegenden und absteigenden Dickdarms

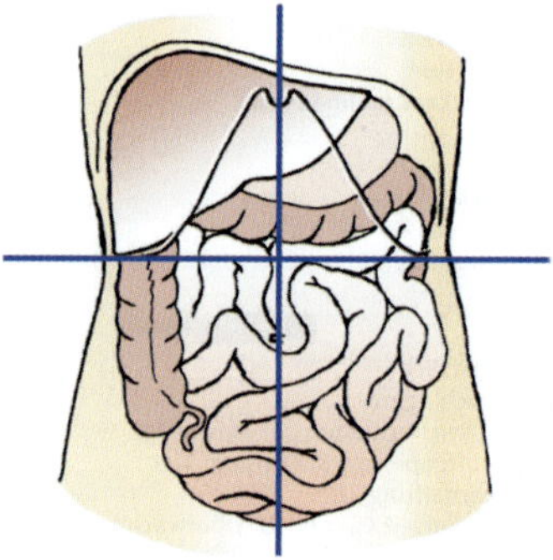

Rechter Unterbauch:
- Blinddarm und Wurmfortsatz
- Teil des aufsteigenden Dickdarms
- (volle) Blase
- rechter Eierstock
- rechter Eileiter
- Teil der Gebärmutter
- rechter Harnleiter

Linker Unterbauch:
- Teil des absteigenden Dickdarms
- (volle) Blase
- linker Eierstock
- linker Eileiter
- Teil der Gebärmutter
- linker Harnleiter

Akutes Abdomen

ICD10: R10.0

Ursachen:

- Durchbruch von Geschwüren (Magen, Darm)
- Verschluss von Blutgefäßen (Mesenterialinfarkt)
- Entzündung (Bauchspeicheldrüse, Blinddarm, Hoden)
- Einklemmung von Darmschlingen (Hernien)
- Verschlüsse in Hohlorganen, Darm (Ileus), Gallenwegen, Gallensteine
- gynäkologische Erkrankungen (Gebärmutter, Eierstöcke, Bauchhöhlenschwangerschaft)
- urologische Erkrankungen (Nierenstein, -abszess, Harnleiterstein, Harnverhaltung)

Angaben:

- plötzliche (kolikartige) Bauchschmerzen, Übelkeit

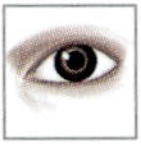

- Blässe
- flache, schnelle Atmung
- typische Haltung (gekrümmt)

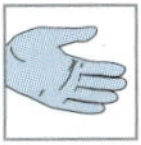

- Puls tachykard, kaum tastbar
- kalter Schweiß
- harte Bauchdecke (Abwehrspannung)
- Druckschmerz

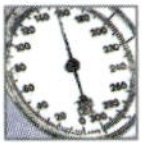

- evtl. Blutdruckabfall
- evtl. Fieber
- Blutzuckertest

Basismaßnahmen:

- Beruhigung
- Lagerung:

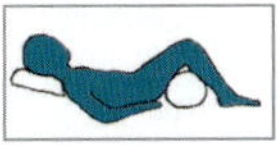

- Sauerstoffgabe, ggf. Beatmung
- Ess-, Trink- und Rauchverbot
- Wärmeerhaltung
- ständige Puls-, EKG- und RR-Überwachung, S_pO_2
- venöser Zugang: kristalloide Lösung

Erweiterte Maßnahmen:

- körperliche Untersuchung
- Magensonde

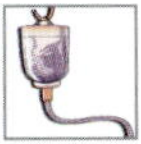

- Medikamente:
  - ggf. Volumenersatz, z.B. Hydroxyethylstärke (500–1.000 ml)
  - Kolikunterbrechung, z.B. Butylscopolamin (20–40 mg)
  - Sedierung, z.B. Midazolam (2–5 mg)
  - Schmerzbekämpfung, z.B. Metamizol (2–5 ml)

▼ **Merke**

Auch Erkrankungen außerhalb des Bauchraums (z.B. Herzinfarkt) können das Bild des akuten Abdomens imitieren.

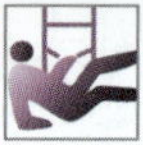

Harnverhaltung

ICD10: R33

► s.a. Abdominaltrauma S. 148, akutes Abdomen, Kolik S. 151

Angaben:

- Unterbauchschmerzen, Harndrang, kein Wasserlassen seit über 6 Stunden
- Abwehrspannung
- prall gefüllte Blase

Basismaßnahmen:

- Beruhigung
- Lagerung:
- Sauerstoffgabe
- Wärmeerhaltung
- ständige Puls- und RR-Überwachung, S_pO_2
- venöser Zugang: kristalloide Lösung

Erweiterte Maßnahmen:

- körperliche Untersuchung
- Blasenkatheter

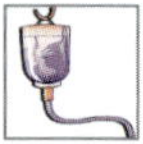

- Medikamente:
  - Sedierung, z.B. Promethazin (25–50 mg)
  - Schmerzbekämpfung, z.B. Butylscopolamin (20–40 mg), z.B. Metamizol (1–2,5 g)

Hodenschmerzen

ICD10: N44/N45

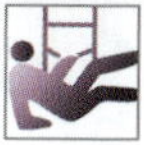

Ursachen:
- Entzündung bzw. Verdrehung des Hodens/Nebenhodens, Trauma

Angaben:
- in Unterbauch und Leiste ausstrahlende, dumpfe Schmerzen
- Rötung
- Schwellung
- Seitendifferenz

Basismaßnahmen:
- Beruhigung
- Lagerung:
  evtl. Hochlagerung des Hodens
- Ess-, Trink- und Rauchverbot
- ständige Puls-, EKG- und RR-Überwachung, S_pO_2
- venöser Zugang: kristalloide Lösung

Erweiterte Maßnahmen:
- körperliche Untersuchung
- Repositionsversuch bei Verdacht auf Verdrehung (Hodentorsion): Hoden nach außen drehen

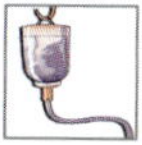

- Medikamente:
  - Sedierung, z.B. Promethazin (25–50 mg)
  - Schmerzbekämpfung, z.B. Morphin (5–10 mg)

▼ Merke
- Bei Hochlagerung des Hodens: typischerweise Besserung bei Entzündung; Zunahme der Schmerzen bei Verdrehung.
- Typischerweise dreht sich der Hoden von außen nach innen; Notfallmaßnahme: deshalb bei Verdacht auf Hodendrehung »Drehung zurück« von innen nach außen.

Einteilung der Frakturen

geschlossen:
- die Haut im Frakturbereich ist unversehrt; der Knochen hat keine Verbindung zur Außenwelt

erstgradig offen:
- Durchspießung der Haut von innen durch ein Knochenbruchstück: zusätzlich minimale Weichteilverletzung

zweitgradig offen:
- größere Wunde und Weichteilverletzung; zusätzlich (eventuell) Fremdkörper eingedrungen

drittgradig offen:
- ausgedehte Weichteilverletzung und Verschmutzung der Wunde; zusätzlich (eventuell) Gefäß- und/oder Nervenverletzung

viertgradig offen:
- (fast) vollständige Amputation, Zerstörung wichtiger Strukturen, Durchblutungsstörung

Blutverlust bei geschlossenen Frakturen

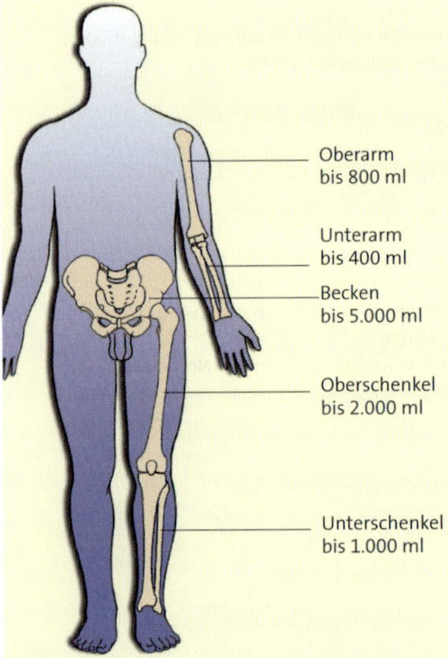

Abschätzung der Schwere eines Traumas	
–	Sturz aus – ≥ 2 Stockwerken (Erwachsene) – ≥ 1 Stockwerk (Kinder)
–	Fahrzeug Deformierung > 30 cm in Patientennähe
–	Herausschleuderung aus Fahrzeug
–	Tod eines Mitinsassen
–	Kollision mit > 35 km/h

Extremitätentrauma

ICD10: T11.9/T13.9

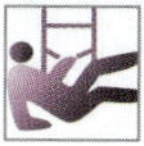

- Weichteilverletzungen, Verrenkungen, Knochenbrüche (offene/geschlossene Frakturen), Gefäß- und Nervenverletzung durch äußere Gewalteinwirkung.

Angaben:

- Schmerzen, Bewegungs-, Gefühlsstörungen, Unfallmechanismus

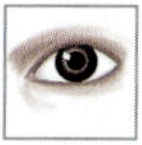

- Schwellung, Prellmarken
- Wunde, Blutung, Knochenbruchstücke
- abnorme Lage und/oder Beweglichkeit
- evtl. Bewegungsunfähigkeit
- Amputationsverletzung

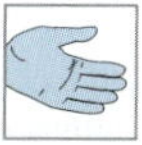

- kalte, blasse Extremitäten
- Puls tachykard, kaum tastbar
- evtl. kein Puls, keine Motorik, keine Sensibilität (DMS) unterhalb der Bruchstelle

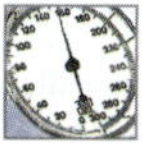

- Blutdruckabfall
- evtl. kein Pulsoxymetriesignal distal der Bruchstelle

Basismaßnahmen:

- Beruhigung
- Lagerung:

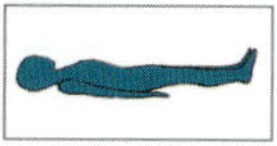

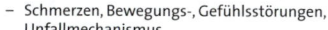

- Blutstillung
- Freimachen/ Freihalten der Atemwege
- Sauerstoffgabe, ggf. Beatmung
- Ruhigstellung der Fraktur
- Fremdkörper belassen
- sterile Wundabdeckung: Verband
- amputierte Körperteile kühlen
- Wärmeerhaltung
- ständige Puls-, EKG- und RR-Überwachung, S_pO_2
- venöser Zugang: kristalloide Lösung

Erweiterte Maßnahmen:

- körperliche Untersuchung
- ggf. Volumenersatz, z.B. Hydroxyethylstärke (500 – 1.000 ml)

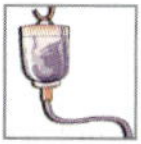

- Medikamente:
  - Schmerzbekämpfung, z.B. Esketamin (0,1 – 0,25 mg/kg KG i.v.), z.B. Fentanyl (0,1 – 0,2 mg)
  - Sedierung, z.B. Midazolam (2 – 3 mg)

▼ Merke

- Grobe Fehlstellungen vorsichtig unter Längszug achsengerecht reponieren.
- Zunahme des Oberschenkelumfanges um 2 cm: Blutverlust ca. 2 l.
- Primär und nach Lagerung: Durchblutung, Motorik, Sensibilität (DMS) prüfen.

Prioritätenkonzept zur Erstversorgung eines Polytraumatisierten

Störung der Vitalfunktionen? – ja ▶
- Atemstörung? → Freimachen der Atemwege, Sauerstoffzufuhr, Intubation, Beatmung
- Kreislaufstörung? → Blutstillung, Lagerung, venöser Zugang, Volumenersatz
- Atem-Kreislauf-Stillstand? → kardiopulmonale Reanimation

nein ▼

Thoraxtrauma? – ja ▶
- instabiler Thorax? → Intubation, Beatmung, Volumenersatz
- Spannungspneumothorax? → Entlastungspunktion
- Herzbeuteltamponade? → Punktion

nein ▼

Abdominaltrauma? – ja ▶
- geschlossen? → Lagerung, Volumenersatz
- offen? → Verband

nein ▼

Schädel-Hirn-Trauma? – ja ▶
- geschlossen? → Lagerung, Blutstillung, Volumenersatz
- offen? → Verband

nein ▼

Wirbelsäulentrauma? – ja ▶
- neurologische Ausfälle? → Lagerung, Ruhigstellung, Volumenersatz

nein ▼

Extremitätentrauma? – ja ▶
- geschlossen? → Lagerung, Blutstillung
- offen? → Volumenersatz, Verband

Polytrauma

ICD10: T07

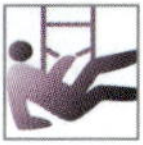

- Lebensbedrohliche Mehrfachverletzungen, frühestmöglicher Transport (vor-Ort-Zeit < 15 min), Sondersignal.

Angaben:

- Schmerzen, Unfallmechanismus

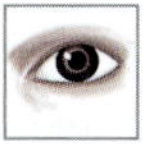

- Bewusstseinsstörung bis Bewusstlosigkeit
- Atemstörung bis Atemstillstand
- Anzeichen von Schädelhirn-, Wirbelsäulen-, Thorax-, Abdominal- und/oder Extremitätentrauma

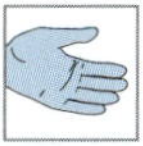

- Puls tachykard, kaum tastbar (evtl. Kreislaufstillstand)

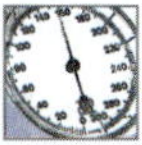

- Sauerstoffsättigung vermindert
- Blutdruckabfall

Basismaßnahmen:

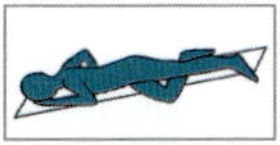

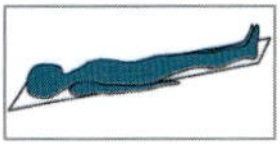

- Beruhigung
- Lagerung:
- Freimachen/Freihalten der Atemwege
- Sauerstoffgabe, ggf. Beatmung
- Blutstillung
- Ruhigstellung von Frakturen
- sterile Wundabdeckung: Verband
- Wärmeerhaltung
- ständige Atem-, Puls-, RR- und EKG-Überwachung, S_pO_2
- venöser Zugang: zügige Infusion (kristalloide Lösung)

Erweiterte Maßnahmen:

- körperliche Untersuchung
- großzügige Indikation zur Intubation und Beatmung
- Schaffung großlumiger venöser Zugänge
- Volumenersatz, z.B. Hydroxyethylstärke (1.000 - 2.500 ml), HyperHAES® (250 ml)
- ggf. Punktion: Spannungspneumothorax
- Voranmeldung in der Klinik

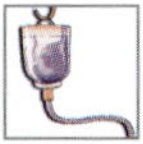

- Medikamente:
  - Schmerzbekämpfung, z.B. Fentanyl (0,1 - 0,2 mg)
  - Sedierung, z.B. Midazolam (2 - 3 mg)
  - ggf. Narkoseeinleitung, z.B. Esketamin (0,5 mg/kg KG)

▼ Merke

- Im Vordergrund stehen Sicherung und Stabilisierung der Vitalfunktionen.
- Thoraxverletzungen und Abdominalverletzungen haben Behandlungspriorität.
- Erhöhte Bewertung im Schweregrad: Alter > 55 Jahre, Einnahme gerinnungshemmender Medikamente, Verbrennungen, Dialysepatient, Schwangerschaft > 20. SSW.

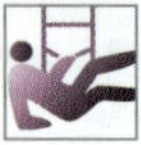

Sportverletzung

Typische Verletzungsformen:
- Muskel: Prellung, Zerrung, Muskel(faser)riss, Muskelkrampf, Muskelkater
- Gelenk: Verstauchung, Verrenkung, Gelenkfraktur
- Sehne/Band: Überdehnung, Bandeinriss, Bandabriss

Allgemeinsymptome:
- Muskelkrampf
  - Muskel zieht sich zusammen, verhärtet, dumpfer Schmerz bei Belastung
- Muskelzerrung
  - Spannungsgefühl, zunehmender krampfartiger Schmerz
- Muskelfaserriss
  - nadel- oder messerstichartiger Schmerz bei Belastung
- Bänderriss
  - instabiler Bandapparat, starkes Anschwellen, vergrößerte Gelenkbeweglichkeit
- Gelenkverrenkung
  - veränderte Gelenkform, heftiger Ruhe- und Bewegungsschmerz

Basismaßnahmen:
- Beruhigung
- Ruhigstellung
- Hochlagerung
- PECH-Regel:
  - **P**ause (Ruhigstellung)
  - **E**is (Kältetherapie)
  - **C**ompression (Verband)
  - **H**ochlagern (Abschwellung)

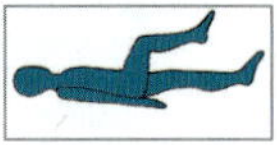

Erweiterte Maßnahmen:
- körperliche Untersuchung

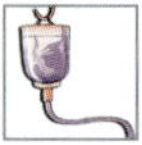

- Medikamente:
  - Schmerzbekämpfung, z.B. Fentanyl (0,1 – 0,2 mg)
  - Sedierung, z.B. Midazolam (2 – 3 mg)

Eigene Notizen

Eigene Notizen

Spezielle Notfälle
Gynäkologie – Geburtshilfe

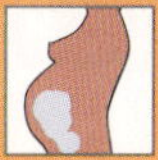

Siehe auch

▼ **Merke**
Nach Unfällen oder bei akuten Erkrankungen in der Schwangerschaft: vorrangig geburtshilfliche Abklärung. Daher: Wenn keine vitale (chirurgische) Indikation besteht: Transport in eine gynäkologisch-geburtshilfliche Abteilung.

Eigene Notizen

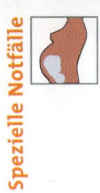

Gynäkologische Blutung

ICD10: N93.9

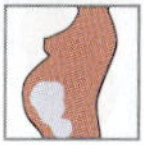

– Durch Plazentastörung (z.B. vorzeitige Lösung), Fehlgeburt (Abort), Tumor, Verletzung (kriminelles Delikt, Fremdkörper).

Angaben:

– Abgang von Blut, evtl. Gewebsteilen, Fruchtwasser, evtl. Wehenschmerzen

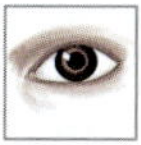

– Blutung aus der Scheide
– evtl. Blässe, schlechte Venenfüllung
– Nagelbettprobe verzögert

– Puls tachykard
– kalter Schweiß

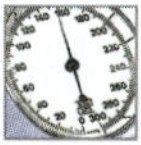

– evtl. Blutdruckabfall
– evtl. Temperaturanstieg

Basismaßnahmen:

– Beruhigung
– Lagerung:

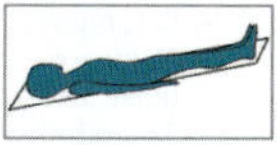

– Freimachen/ Freihalten der Atemwege
– Sauerstoffgabe, ggf. Beatmung
– Wärmeerhaltung
– ständige Puls-, RR- und EKG-Überwachung, S_pO_2
– venöser Zugang: Infusion (kristalloide Lösung)

Erweiterte Maßnahmen:

– körperliche Untersuchung
– ggf. Volumenersatz, z.B. Hydroxyethylstärke (500–1.000 ml)

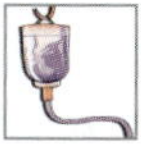

– Medikamente:
  • Sedierung, z.B. Midazolam (2–5 mg)
  • Schmerzbekämpfung, z.B. Butylscopolamin (20–40 mg)
  • Wehenhemmung, z.B. Fenoterol-/Ipratropium-Spray (5 Hübe)

▼ **Merke**
Bei drohendem oder inkomplettem Abort kann eine vital bedrohliche Blutung durch Oxytocin (10 I.E.) i.v. behandelt werden.

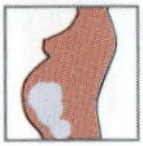

EPH-Gestose

ICD10: O14.9

- E = Edema = Ödeme
- P = Proteinuria = Eiweiß im Urin
- H = Hypertension = hoher Blutdruck

Angaben:

- Kopfschmerzen, Übelkeit, Bauchschmerzen
- Augenflimmern

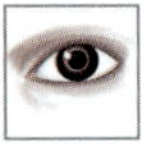

- Unruhe
- geschwollene Beine

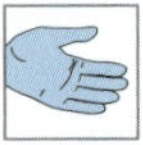

- Puls tachykard
- Ödeme

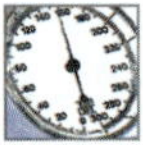

- Blutdruck erhöht
- Eiweiß im Urin
- Blutzuckertest

Basismaßnahmen:

- Beruhigung
- Lagerung (linke Seite):

- Sauerstoffgabe, evtl. Beatmung
- Wärmeerhaltung
- ständige Puls-, RR- und EKG-Überwachung, S_pO_2
- ruhige Atmosphäre schaffen, Abdunkeln
- venöser Zugang: Infusion (kristalloide Lösung)
- schonender Transport *ohne Sondersignal*

Erweiterte Maßnahmen:

- körperliche Untersuchung

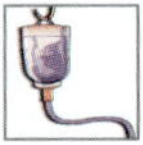

- Medikamente:
  - Sedierung, z.B. Midazolam (2–5 mg)
  - Blutdrucksenkung, z.B. Urapidil (10–50 mg)
  - Ausschwemmung, z.B. Furosemid (10–40 mg)

▼ **Merke**

- Aus einer EPH-Gestose kann sich jederzeit ein eklamptischer Anfall entwickeln (s.S. 165).
- Vorsichtige Blutdrucksenkung (max. 50 mmHg in 30 min; nicht unter 150/100 mmHg).
- Informationen im Mutterpass beachten.

Eklampsie

ICD10: O15.0

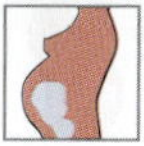

- Plötzlich einsetzender Krampfanfall im Verlauf der (Spät-)Schwangerschaft in Verbindung mit Ödemen und Hypertonie (EPH-Gestose).
  Akute Lebensgefahr für Mutter und Kind.

Vorzeichen:

- Unruhe, Kopfschmerzen, Augenflimmern
- Ohrensausen
- Übelkeit, Erbrechen
- Bauchschmerzen
- Ödeme

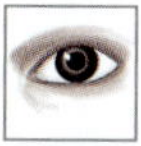

- tonisch-klonische Krämpfe (wie epileptischer Anfall)
- Bewusstlosigkeit
- Atmung unregelmäßig, evtl. Atemstillstand

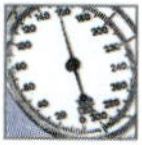

- Puls tachykard, gut tastbar
- Blutdruck erhöht
- Blutzuckertest

Basismaßnahmen:

- Beruhigung
- Lagerung (linke Seite):

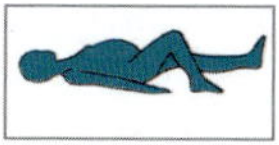

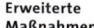

- Freimachen/Freihalten der Atemwege
- Sauerstoffgabe, ggf. Beatmung
- Schutz vor Verletzungen
- Reizabschirmung, evtl. Abdunkeln
- venöser Zugang: langsame Infusion (kristalloide Lösung)
- Wärmeerhaltung
- ständige Puls-, RR- und EKG-Überwachung, S_pO_2
- schonender Transport *ohne Sondersignal*

Erweiterte Maßnahmen:

- körperliche Untersuchung
- ggf. Intubation und Beatmung

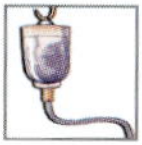

- Medikamente:
  - Sedierung, z.B. Midazolam (2–5 mg), Magnesium (1–2 g)
  - Krampfdurchbrechung, z.B. Midazolam (5–15 mg)
  - evtl. Narkoseeinleitung, z.B. Thiopental, s.S. 60
  - Ausschwemmung, z.B. Furosemid (10–40 mg)

▼ Merke
Licht- und akustische Reize können jederzeit einen (weiteren) Krampfanfall auslösen.

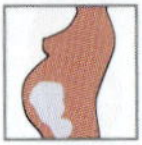

Vena-cava-Kompressionssyndrom

ICD10: O26.5

– Schockzustand (in der Schwangerschaft) durch Druck der Gebärmutter auf die untere Hohlvene (Vena cava inf.) mit Behinderung des venösen Rückstromes zum Herzen.

Angaben:

– Schwindel, Schwächegefühl, Übelkeit

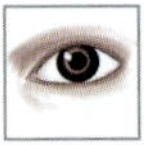

– Bewusstseinsstörung bis Bewusstlosigkeit
– Blässe bis Zyanose
– Halsvenen nicht sichtbar

– Puls tachykard, kaum tastbar
– kalter Schweiß
– kühle Extremitäten
– Nagelbettprobe verzögert

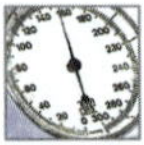

– Blutdruckabfall

Basismaßnahmen:

– Beruhigung
– Lagerung (linke Seite):

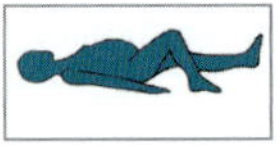

– Sauerstoffgabe
– Wärmeerhaltung
– ständige Puls-, RR- und EKG-Überwachung, S_pO_2
– venöser Zugang: Infusion (kristalloide Lösung)
– schonender Transport, Lagerung in Fahrtrichtung

Erweiterte Maßnahmen:

– körperliche Untersuchung
– selten: Volumenersatz, z.B. Hydroxyethylstärke (500 ml)

▼ **Merke**

– Präziser als die allgemein verbreitete Bezeichnung Vena-cava-Kompressionssyndrom ist der Name »aortokavales Kompressionssyndrom«.
– Auch wenn sich der Zustand nach Linksseitenlagerung normalisiert, sollte unbedingt eine geburtshilfliche Abklärung erfolgen (Schädigung des Fetus?).

Bevorstehende Geburt

ICD10: O63.9

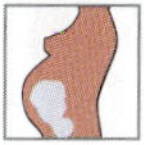

- $\leq$ 36. Schwangerschaftswoche (SSW): Frühgeburt (unreifes Neugeborenes)
- 37. – 41. SSW: termingerechte Geburt, $\geq$ 42. SSW: Übertragung (Mangelzustand)

Angaben:

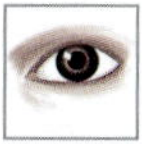

- fortgeschrittene Schwangerschaft, regelmäßige Wehen alle 5 – 10 Minuten, Dauer ca. 30 – 60 Sekunden
- Abgang von Blut/Schleim/Fruchtwasser

Basismaßnahmen:

- Beruhigung
- Patientin darf nicht umhergehen
- Lagerung: Becken rechts erhöht (Kissen)

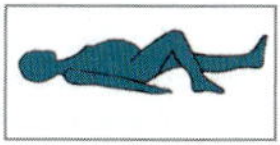

Erweiterte Maßnahmen:

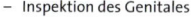

- Inspektion des Genitales
- sterile Vorlage
- venöser Zugang: Infusion (kristalloide Lösung)
- evtl. Wehenhemmung, z.B. Fenoterol-/Ipratropium-Spray (5 Hübe)
- Wärmeerhaltung
- ständige Puls-, RR- und EKG-Überwachung, S_pO_2
- Voranmeldung in der Klinik (Kreissaal)
- schonender Transport in Fahrtrichtung

Vorsicht !

- vor der 37. Schwangerschaftswoche ist vor allem mit Atemproblemen beim Neugeboreren zu rechnen → dringlicher Transport

▼ Merke

- Folgende Angaben sind dem Mutterpass zu entnehmen:
  - Anzahl der Schwangerschaften (Gravida)
  - Anzahl der Geburten (Para)
  - Schwangerschaftswochen
  - Kindslage: Schädel-, Beckenend-, Querlage
  - Erst- oder Mehrgebärende
  - voraussichtlicher Geburtstermin
  - Schwangerschaftsverlauf
  - zu erwartende Komplikationen
- Vor Beginn des Transports sollte das Notgeburtsbesteck bereitgelegt werden:
  - sterile Unterlage
  - sterile Handschuhe
  - sterile Kompressen
  - sterile Schere
  - sterile Nabelklemmen
  - dünne Einmalabsauger
  - Wärmeschutzfolie
  - Kindernotfallkoffer bereithalten
- Wenn der **kindliche Kopf** (Haare) in der Scheide **sichtbar** ist bzw. Wehen alle 2 min erfolgen und/oder > 1 min anhalten, steht die Geburt unmittelbar bevor (**keine Wehenhemmung**).

APGAR-Schema

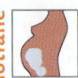

– zur Beurteilung von Neugeborenen:

Punkte	0	1	2
A **Aussehen und Hautfarbe**	blau oder blass	Stamm rosig, Extremitäten blau	ganz rosig
P **Puls oder Herzfrequenz**	keiner	unter 100/min	über 100/min
G **Grimassen, Reflexe beim Absaugen**	keine	Verziehen des Gesichts	Schreien, Husten, Niesen
A **Aktivität, Muskeltonus**	schlaff	träge Bewegungen	lebhafte Bewegungen
R **Respiration oder Atmung**	keine	unregelmäßig, schwach	regelmäßig, kräftig

Bewertung: nach 1/5/10 Minuten

10–7 Punkte	= (sehr) gut (lebensfrisch) → Wärmeerhaltung, Überwachung
6–4 Punkte	= (mittel-)schwere Störung → Sauerstoffgabe, Stimulation, ggf. Beatmung, Herzmassage bei Herzfrequenz < 60/min, erneutes Absaugen, Wärmeerhaltung, Überwachung
unter 4 Punkte	= schwerste Störung (Asphyxie) → Reanimation s.S. 183

▼ **Merke**
- Ständige Überwachung (Atmung, Herzaktion) durch Stethoskop, das im Bereich der linken Brustwarze des Kindes aufgeklebt wird.
- Eine alternative Darstellung des APGAR-Schemas prüft die gleichen Kriterien mit den Bezeichnungen: A = Atmung, P = Puls, G = Grundtonus, A = Aussehen, R = Reflexe.

Geburt

ICD10: O80

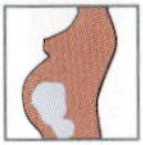

▶ s.a. Neugeborenenreanimation S. 183
Bei Wehenabstand < 2 min, Wehendauer > 1 min, Reife des Neugeborenen (≥ 37. SSW), geburtsfähige Lage: Schädel(Pfeil-)naht quer, d.h. Kind »schaut« nach links oder rechts.

Angaben:

- errechneter Geburtstermin
- Informationen im Mutterpass
- alle 2 Minuten Wehen, Dauer 60–90 Sekunden
- kindlicher Kopf in der Scheide sichtbar
- Fruchtwasserabgang, Farbe?, Blutbeimengung?

Basismaßnahmen:
Erweiterte Maßnahmen:

- Beruhigung (aller Anwesenden)
- Verständigung eines Geburtshelfers
- Lagerung:
- sterile Unterlage
- zur Unterstützung beim Pressen Kopf anheben, Kinn auf die Brust

- Dammschutz
- Kopf langsam austreten lassen
- ggf. Nabelschnur befreien
- erst obere (mütterlich bauchseitige) Schulter durch Absenken des kindlichen Kopfes entwickeln, dann untere (mütterlich rückseitige) Schulter durch vorsichtiges Anheben des kindlichen Kopfes entwickeln, ggf. dazu jeweils Druck oberhalb des Schambeins
- Kind seitlich auf den Bauch der Mutter legen
- Absaugen (Mund, Rachen, zuletzt Nase)
- Sauerstoffgabe, ggf. Beatmung
- Abnabeln (2 Klemmen: Handbreit vom Nabel mit (steriler) Schere zwischen den Klemmen Nabelschnur durchschneiden)
- Kind abtrocknen
- APGAR bestimmen (s.S. 168)
- Wärmeschutz (Folie)
- Mutter: Fritsch-Lagerung

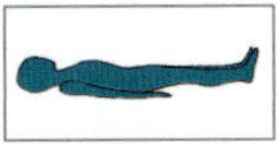

- Voranmeldung in der Klinik (Kreißsaal)
- Nachgeburt mit in die Klinik bringen
- schonender Transport und Lagerung in Fahrtrichtung
- Gratulieren nicht vergessen

▼ **Merke**
- Geburtszeitpunkt festhalten.
- Notfall-Kaiserschnitt, z.B. bei Kreislaufstillstand in der Schwangerschaft, ab der 20., vor allem ab der 24. Schwangerschaftswoche möglich, dringender Transport.

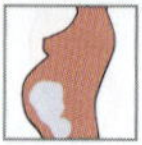

Nabelschnurvorfall

ICD10: O69.0

- Nach Abgang von Fruchtwasser Vorfall der Nabelschnur, die dann durch den tiefertretenden Kopf abgedrückt werden kann. Dadurch akute Minderversorgung des Kindes.

Angaben:
- fortgeschrittene Schwangerschaft, evtl. Wehen, Abgang von Blut/Schleim/Fruchtwasser
- evtl. aus dem Muttermund heraushängende Nabelschnur

Basismaßnahmen:
- Beruhigung
- Lagerung:

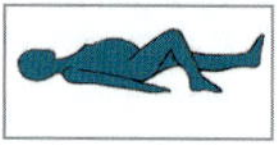

Erweiterte Maßnahmen:
- vaginales Hochdrücken des Kopfes (Notarzt)
- Wehenhemmung mit Fenoterol-/Ipratropium-Spray (5 Hübe)
- ständige Puls-, RR- und EKG-Überwachung, S_pO_2
- venöser Zugang: Infusion (kristalloide Lösung)
- Wärmeerhaltung
- Voranmeldung in der Klinik
- zügiger Transport

▼ **Merke**
- Die Gefahr des Nabelschnurvorfalls besteht besonders bei herumlaufenden Patientinnen nach erfolgtem Blasensprung. Daher Schwangere stets liegend (Linksseitenlagerung) transportieren.
- Eine Plazenta praevia ist ein Mutterkuchen, der bis an den inneren Muttermund heranreicht und vor/unter der Geburt (massive) Blutungen auf mütterlicher und/oder kindlicher Seite auslösen kann.

Intrauterine Reanimation

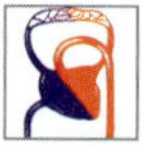

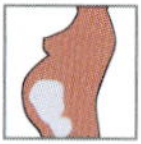

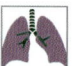

- Nach Abgang von grünem Fruchtwasser, wenn die Geburt noch nicht weit in Gang gekommen ist.

Basismaßnahmen:
- rechtsseitige Beckenhochlagerung
- Sauerstoffgabe
- Wärmeerhaltung
- Fenoterol-/Ipratropium-Spray (3 Hübe, ggf. wiederholen)
- venöser Zugang: Infusion (kristalloide Lösung)
- Hochschieben des vorangehenden Kindsteils
- Voranmeldung in der Klinik

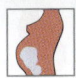

Eigene Notizen

Eigene Notizen

Spezielle Notfälle
Kinder

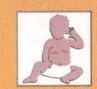

Siehe auch

▼ **Merke**
Kinder sind keine kleinen Erwachsenen, sonst wären sie Zwerge.

Eigene Notizen

Schmerzeinschätzung – Kinder bis zum 4. Lebensjahr

KUSS – Kindliche Unbehagens- und Schmerzskala (auch für sedierte Patienten verwendbar)

Weinen	Gesichtsausdruck	Rumpfhaltung	Beinhaltung	Motorische Unruhe	Punkte
gar nicht	entspannt, lächeln	neutral	neutral	keine	0
Stöhnen Jammern	Mund verzerrt	unstet	Strampeln	mäßig	1
Schreien	Mund/Augen Grimassieren	Krümmen Aufbäumen	angezogen	ruhelos	2

Jedes der 5 Kriterien über 15 Sekunden beobachten und eindeutig bewerten; ggf. regelmäßig (z.B. nach Analgesie/Sedierung) wiederholen.

Beurteilung: max. 10 Punkte; 0 – 3 Punkte: kein Schmerz, ≥ 4 Punkte: Schmerz

Schmerzeinschätzung – Kinder ab dem 4. Lebensjahr

Visuelle Analog Skala (VAS)

Einschätzung durch den Patienten selbst: Wie stark sind Deine Schmerzen auf einer Skala von 0 (= kein Schmerz) bis 10 (= stärkste vorstellbare Schmerzen)?

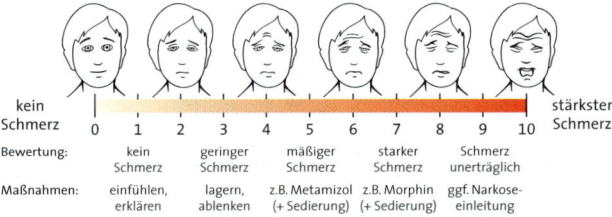

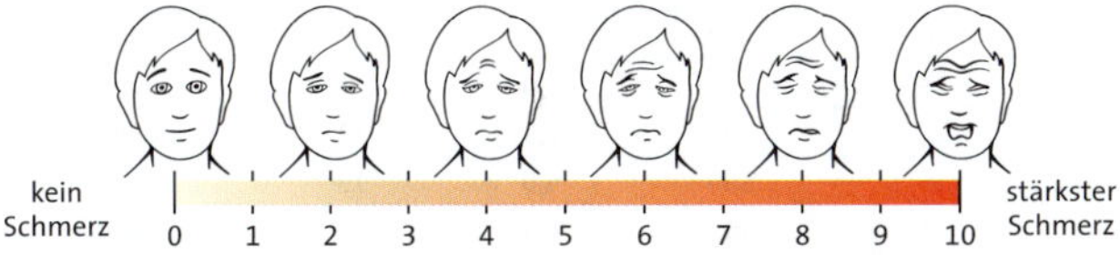

Bewertung:	kein Schmerz	geringer Schmerz	mäßiger Schmerz	starker Schmerz	Schmerz unerträglich
Maßnahmen:	einfühlen, erklären	lagern, ablenken	z.B. Metamizol (+ Sedierung)	z.B. Morphin (+ Sedierung)	ggf. Narkose-einleitung

▼ **Merke**

- Schmerzen und insbesondere deren Stärke werden ganz individuell empfunden. Sie müssen deshalb auch individuell behandelt werden.
- Gerade bei Kindern sollte immer versucht werden, Angehörige (zur Beruhigung aller) mit in das Geschehen einzubeziehen, z.B. Kind der Mutter auf den Schoß setzen, beiden das Vorgehen erklären und »gemeinsam« behandeln/betreuen.
- Regelmäßige Wiederholung der Schmerzeinschätzung (und deren Dokumentation) erlauben, analog der Glasgow Coma Scale, eine Verlaufsbeurteilung und Anpassung an den aktuellen Bedarf bzw. die Indikationsstellung für weitere Maßnahmen.

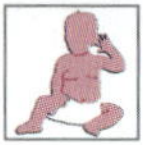

»Normalwerte« Kinder

Alter	Anhaltspunkte	Größe cm	Gewicht kg	Puls [1/min]
Neugeb.	< 28 Tage	50	4	140
½	keine Zähne	70	7	130
1	offene Fontanelle	80	10	120
2	Milchgebiss	90	12	110
4	keine Windeln	100	16	100
6	1. Zahnlücken	120	20	95
9	1. Geschlechtsmerkmale	140	30	90
14	Erwachsenengebiss	155	50	80

Alter	Atemfrequenz [1/min]	Atemzugvolumen [ml]	Tubusgröße [mm]	Einführtiefe Tubus [cm]	Blutdruck [mmHg]
Neugeb.	40	30	3,0	8	60/40
½	35	50	3,5	11	80/50
1	30	80	4,0	12	90/55
2	26	100	4,5	13	95/60
4	24	150	5,0	15	100/60
6	20	200	5,5	17	105/60
9	16	300	6,0	19	110/65
14	12	400	6,5	20	120/70

Hinweise: Atemstörung	Hinweise: Kreislaufstörung
Unruhe, Schwitzen	Unruhe, Schwitzen
Nasenflügeln	beschleunigte Atmung
Einziehungen, Rippen/Brustbein	Zentralisation
Atemhilfsmuskulatur	kein peripherer Puls tastbar
Tachykardie	Bewusstseinsstörung
später Bradykardie (Lebensgefahr)	Tachykardie

▼ **Merke**

Eine solche Tabelle kann selbstverständlich nur Anhaltswerte liefern. Die Basismaßnahmen (z.B. Beatmung, Medikamentendosierung) sind jeweils den tatsächlichen Verhältnissen anzupassen.

Medikamenten-Dosierungen: Richtwerte Kinder

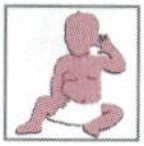

Alter	Größe [cm]	Gewicht [kg]	Defibrillation [J]	Adrenalin 1+9 verd. = 0,1 mg/ml [ml]	$NaHCO_3$ 1+1 verd. = 0,5 mmol/ml [ml]
Neugeb.	50	4	10	0,4	4
½	70	7	20	0,7	7
1	80	10	30	1,0	10
2	90	12	40	1,2	12
4	100	16	50	1,6	16
6	120	20	60	2,0	20
9	140	30	100	3,0	30
14	155	50	150	5,0	50

Alter	Fentanyl 1+9 verd. = 0,01 mg/ml [ml]	Morphin 1+9 verd. = 1 mg/ml [ml]	Midazolam 1 mg/ml [ml]	Glucose 40% 0,4 g/ml [ml]	Infusion Bolus krist. Lösg. [ml]
Neugeb.	0,8	0,4	0,3	4	80
½	1,4	0,7	0,5	7	140
1	2,0	1,0	0,7	10	200
2	2,4	1,2	1,0	12	240
4	3,2	1,6	1,2	16	320
6	4,0	2,0	1,5	20	400
9	6,0	3,0	2,2	30	600
14	10	5,0	3,7	50	1000

▼ **Merke**

Die angegebenen Richtwerte können nur zur Orientierung dienen.
Die tatsächliche Dosierung ist jeweils den aktuellen Bedingungen entsprechend zu wählen.

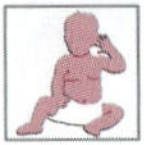

Differenzialdiagnose: Atemnot

Croup-Krupp		Epiglottitis
Viren	◄ Ursache ►	Bakterien
6 Monate bis 3 Jahre	◄ typ. Alter ►	2 – 6 Jahre
inspiratorisch Stridor + Einziehen	◄ Atemgeräusch ►	inspiratorisch Stridor + Einziehen
befriedigend	◄ Allgemeinzustand ►	schwer krank
langsam	◄ Beginn ►	schnell
liegend	◄ Haltung im Bett ►	sitzend nach vorn gebeugt
geschlossen	◄ Mundstellung ►	offen
heiser bis aphonisch	◄ Stimme ►	kloßig, nicht heiser
bellend	◄ Husten ►	keiner
keine Beschwerden	◄ Schlucken ►	Beschwerden
normal	◄ Speichelfluss ►	verstärkt
entzündliche Schwellung unterhalb des Kehlkopfes	◄ Lokalbefund ►	Schwellung des Kehldeckels
in 1% der Fälle	◄ Intubation erforderlich ►	in 50% bis 85% der Fälle
mäßig	◄ Atemnot ►	deutlich
mäßig	◄ Fieber ►	hoch

Atemnot

ICD10: R06.0

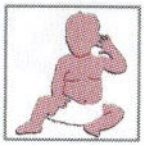

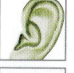

- Infektion der oberen Luftwege, z.B. Croup-Syndrom, Epiglottitis, Laryngo-Tracheobronchitis.
- Fremdkörper, z.B. Spielzeug, Nahrungsmittel
- Insektenstich im Mund-/Rachenraum

Angaben:
- der Eltern: Atemnot, Unruhe, Schwäche, Trinkunlust

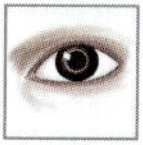

- evtl. Bewusstseinsstörung
- grau-fahles Aussehen, evtl. Zyanose
- schnelle, flache Atmung
- evtl. inverse Atmung, Nasenflügeln, Brustkorbeinziehungen

- Husten/Heiserkeit
- ziehendes (Ein-)Atemgeräusch (Stridor)
- evtl. einseitig vermindertes/aufgehobenes Atemgeräusch

- Puls tachykard

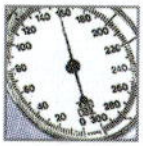

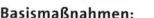

- Sauerstoffsättigung vermindert
- evtl. Fieber

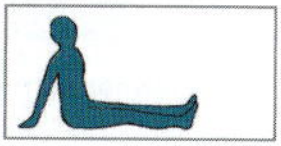

Basismaßnahmen:
- Beruhigung
- Freimachen/Freihalten der Atemwege
- beengende, durchgeschwitzte Kleidung entfernen
- Sauerstoffgabe, ggf. Beatmung
- offenes Fenster, kühle Luft
- ständige Atem-, Pulsüberwachung, S_pO_2

Erweiterte Maßnahmen:
- körperliche Untersuchung
- ggf. Fremdkörper entfernen (Magillzange)
- ggf. Intubation (schwierig), kleinen Tubus wählen
- venöser Zugang: Infusion (kristalloide Lösung)

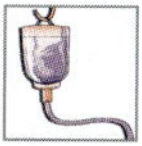

- Medikamente:
  - Sedierung, z.B. Midazolam (0,03–0,05 mg/kg KG)
  - bzw. Diazepam rektal (5 mg/10 kg KG)
  - Entzündungshemmung, z.B. Prednisolon (5 mg/kg KG)
  - Bronchialerweiterung, z.B. Theophyllin (5 mg/kg KG in 100-ml-Infusion)
  - evtl. Fiebersenkung, z.B. Paracetamol Supp (125–500 mg)

▼ Merke
- Unerkannt verschluckte/eingeatmete Fremdkörper können akut oder verzögert Atemnot erzeugen.
- Erstmaßnahme bei Insektenstich im Mund-/Rachenraum: eiskalte Getränke, Eiswürfel lutschen lassen, kalte Halsumschläge.

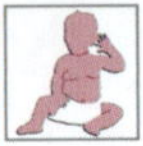

Säuglings-Fieber-Toxikose

ICD10: R50.88

- Durch bakterielle und virale Darminfektionen, evtl. durch Medikamentenunverträglichkeiten bedingte Flüssigkeitsverluste. Bei Gewichtsverlusten (= Flüssigkeitsverlusten) über 10% des Körpergewichtes: akute Schockgefahr.

Angaben:

- Erbrechen, Durchfall, allgemeine Schwäche, Trinkunlust
- meist Kinder im ersten und zweiten Lebensjahr betroffen

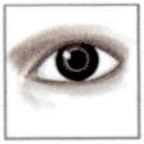

- Unruhe, Erregung, evtl. Krämpfe
- Bewusstseinstrübung bis Bewusstlosigkeit
- tiefliegende, weit offene (halonierte) Augen
- Blässe, evtl. Zyanose
- Zentralisation
- schnelle, flache Atmung
- trockene, welke, marmorierte Haut
- stehende Hautfalten
- eingesunkene Fontanelle

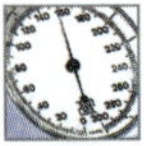

- schneller, flacher Puls
- Fieber
- Blutzuckertest

Basismaßnahmen:

- Beruhigung
- Lagerung:

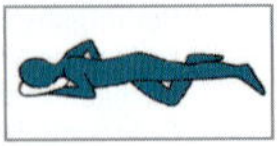

- Freimachen/ Freihalten der Atemwege
- Sauerstoffgabe, ggf. Beatmung (Kindermaske)
- Kleidung öffnen, bei Fieber, z.B. kalte Wadenwickel
- Infusion vorbereiten, z.B. kristalloide Lösung mit Glukosezusatz
- ständige Atem- und Pulsüberwachung, S_pO_2

Erweiterte Maßnahmen:

- körperliche und neurologische Untersuchung
- venöser Zugang: Infusion (kristalloide Lösung) (10–20 ml Glucose 40% je 500 ml Lösung)
- evtl. intraossäre Infusion

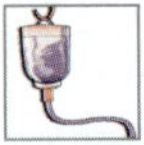

- Medikamente:
  - Sedierung, z.B. Midazolam (0,03–0,05 mg/kg KG)
  - Krampfdurchbrechung, z.B. Diazepam Rectiole (5–10 mg), Midazolam (0,15–0,2 mg/kg KG)
  - Hypoglykämie, z.B. Glucose 40% (1–1,5 ml/kg KG)
  - Exsikkose, z.B. kristalloide Lösung (anfangs 10–20 ml/kg KG/h)
  - Fiebersenkung, z.B. Paracetamol Supp. (125–500 mg)

Akuter Krampfanfall

ICD10: R56.8

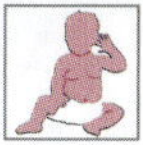

- Vieldeutiges Krankheitszeichen bei Fieber, Flüssigkeitsmangel, Entzündung (Hirnhaut, Gehirn), Vergiftung, Stoffwechselstörung, Epilepsie und Tumor.

Angaben:

- zunächst tonische, später klonische Krämpfe

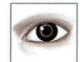

- Bewusstseinsstörung bis Bewusstlosigkeit (evtl. bereits Nachschlaf)
- grau-fahles Aussehen, evtl. Zyanose
- evtl. Hautturgor herabgesetzt (stehende Hautfalten)

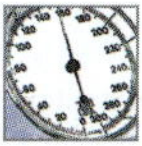

- Puls tachykard
- evtl. Sauerstoffsättigung vermindert
- evtl. Fieber
- Blutzuckertest

Basismaßnahmen:

- Beruhigung
- Lagerung: Schutz vor Verletzungen
- Freimachen/Freihalten der Atemwege

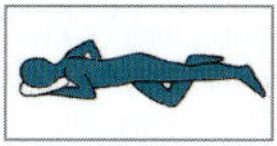

- Sauerstoffgabe, ggf. Beatmung
- Schutz vor Verletzung
- Infusion vorbereiten (z.B. kristalloide Lösung)
- Wärmeerhaltung
- ständige Atem-, Pulsüberwachung, S_pO_2

Erweiterte Maßnahmen:

- körperliche und neurologische Untersuchung
- venöser Zugang: Infusion (kristalloide Lösung)
- Blutzuckertest
- ggf. Narkoseeinleitung, Intubation, Beatmung

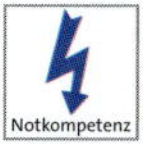

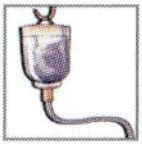

- Medikamente:
  - Krampfdurchbrechung, z.B. Diazepam Rectiole (0,5 mg/kg KG), Midazolam (0,15–0,2 mg/kg KG)
  - Status epilepticus, z.B. Thiopental (3–5 mg/kg KG)
  - Hypoglykämie, z.B. Glucose 40% (1 ml/kg KG)
  - Exsikkose, z.B. kristalloide Lösung (10–20 ml/kg KG/h)
  - Fiebersenkung, z.B. Paracetamol Supp. (125–500 mg)

▼ **Merke**

- Bei Kindern immer an eine Vergiftung denken und nach früheren, ähnlichen Ereignissen fragen.

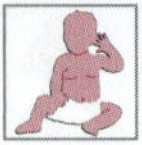

Plötzlicher Kindstod (SIDS)

ICD10: R95

- **Unerwarteter Tod** aus vollem Wohlbefinden mit vielfältigen Entstehungsursachen (Bauchlage, Infekt, frühes Abstillen, Rauchen der Mutter/Umgebungsnetz).

- **Bei klinischem Tod:** Reanimation einleiten.

- **Bei biologischem Tod** (primär bzw. nach Einstellen erfolgloser Reanimationsmaßnahmen)**:** Todesfeststellung, Leichenschau durchführen.

- **Stets** (im Einvernehmen mit Eltern/Angehörigen) Obduktion anstreben. Unklare Todesursache annehmen.

- Im **Verdachtsfall** eines unnatürlichen Todes: Polizei/Staatsanwaltschaft hinzuziehen. Vorgehen erklären!

- Auf Selbsthilfeorganisationen hinweisen, z.B.:
  Gemeinsame Elterninitiative Plötzlicher Säuglingstod (GEPS) Deutschland e.V.
  Fallingbosteler Str. 20
  30625 Hannover
  Tel. + Fax: (05 11) 8 38 62 02
  geps-deutschland@t-online.de
  www.geps-deutschland.de

- Kontaktaufnahme mit Notfallseelsorger ansprechen.

Reanimation von Neugeborenen und Säuglingen ICD10: P21.9 / I46.9

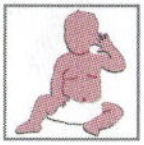

► Ältere Kinder werden entsprechend den Richtlinien für Erwachsene behandelt (s.S. 51ff).

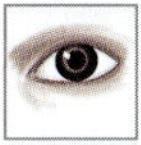

- Atemstillstand
- Kreislaufstillstand
- Herzfrequenz unter 60/min

- keine Atembewegungen
- keine Lebenszeichen

- kein Atemgeräusch
- keine Herztöne (Stethoskop)

Basismaßnahmen:

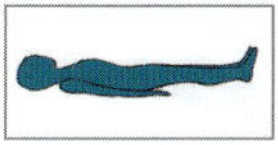

- Lagerung (trockene Tücher):
- Uhrzeit registrieren
- Freimachen/Freihalten der Atemwege, z.B. Absaugen; vorsichtiges, mäßiges Überstrecken des Kopfes
- Beatmung: Mund zu Mund und Nase, Kindermaske-Beutel, Sauerstoffzusatz; 5 initiale Beatmungen, ggf. wiederholen
- Herzdruckmassage bei fehlenden Lebenszeichen bzw. Puls < 60/min
  - bei Neugeborenen: mit 2 Fingern, 120/min, 1,5 cm tief
  - bei Kleinkindern: mit einer Hand, 100/min, 2,5 cm tief
- Herzdruckmassage : Beatmung = 3 : 1 (bei Kleinkindern 15 : 2 bzw. für einen Helfer/Laien 30 : 2)
- Wirkungskontrolle alle 30 Sekunden

Erweiterte Maßnahmen:

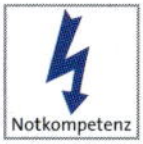

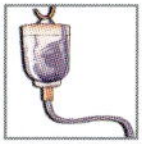

- Intubation: bei Neugeborenen mit geradem (Foregger-) Spatel, Tubusgröße s.S. 44, Anhaltswert: ca. Kleinfingernagelbreite des Kindes
- Medikamente:
  - Adrenalin (i.v. oder i.o.) 1 + 9 verdünnen ca. 0,01 mg/kg KG = 0,1 ml/kg KG
  - evtl. Natriumbikarbonat 8,4% 1 + 1 verdünnen ca. 1 mval/kg KG = 1 ml/kg KG

  etwa nach 5 Minuten wiederholen
- Defibrillation: kleine Elektroden verwenden (zunächst 2 J/kg KG, ggf. Steigerung auf 4 J/kg KG)
- ggf. Amiodaron (5 mg/kg KG)
- Flüssigkeitsersatz (etwa 5 – 10 ml/kg KG)
- evtl. Glukosezufuhr: Glucose 40% (1 ml/kg KG)

▼ **Merke**
Die Wiederherstellung der Atmung ist die entscheidende Maßnahme bei der Reanimation von Neugeborenen und Säuglingen (initiale Beatmung vor Herzdruckmassage).

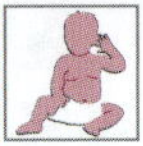

Erstversorgung des schwer verletzten Kindes

ICD10: T07

– Gleichzeitiges Vorliegen mehrerer Verletzungen, die ggf. jede für sich oder gemeinsam eine akute vitale Bedrohung darstellen.

Angaben:

– Schmerzen, Unfallmechanismus

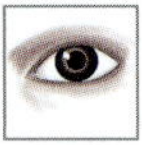

– Bewusstseinsstörung bis Bewusstlosigkeit
– Atemstörung bis Atemstillstand
– Anzeichen von Schädel-Hirn-, Wirbelsäulen-, Thorax-, Abdominal- und/oder Extremitätentrauma

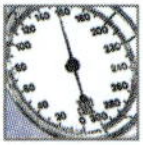

– Puls tachykard, kaum tastbar
– Sauerstoffsättigung vermindert
– Blutdruckabfall

Basismaßnahmen:

– Beruhigung
– Lagerung:

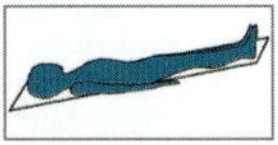

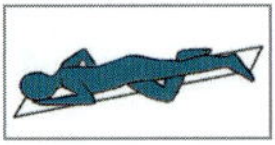

– Freimachen/ Freihalten der Atemwege
– Sauerstoffgabe, ggf. Beatmung: 100% Sauerstoff, AMV: 150 ml/kg KG
– Blutstillung
– Ruhigstellung von Frakturen
– sterile Wundabdeckung: Verband
– Wärmeerhaltung
– ständige Atem-, Puls- und RR-Überwachung, S_pO_2

Erweiterte Maßnahmen:

– venöser Zugang: zügige Infusion kristalloide Lösung (Bolus 20 ml/kg KG, z.B. 250 – 500 ml, ggf. 2 x wiederholen),
– Volumenersatz, z.B. Hydroxyethylstärke (10 ml/kg KG, z.B. 150 – 250 ml)
– Voranmeldung in der Klinik

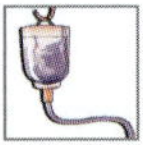

– Medikamente:
  • Schmerzbekämpfung, z.B. Esketamin (0,25 mg/kg KG, 2,5 – 10 mg)
  • Sedierung, z.B. Midazolam (0,03 – 0,05 mg/kg KG)
  • ggf. Narkoseeinleitung, z.B. Esketamin (0,5 mg/kg KG)

▼ **Merke**

Auf Prellmarken achten und kontinuierliche Überwachung von
– Bewusstseinslage (Ansprechbarkeit, Pupillen, Spontanmotorik),
– Atmung (Atembewegungen ausreichend und seitengleich, keine Zyanose, S_pO_2),
– Kreislauf (periphere Zirkulation, Tastbarkeit des Radialis- bzw. Femoralispulses).

Eigene Notizen

Eigene Notizen

Spezielle Notfälle

Physikalisch bedingte Schäden

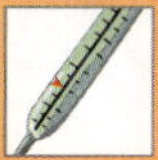

Siehe auch

Erstuntersuchung Seite 17
Allgemeine Maßnahmen Seite 61
Antidota Seite 64
Gegengiftpaket Seite 298

▼ **Merke**

– Bundeseinheitlicher Notruf der Vergiftungszentralen: (Ortsvorwahl) 19240.

Hitzeschäden

	Sonnenstich	**Hitzekollaps**	**Hitzeerschöpfung**	**Hitzekrämpfe**	**Hitzschlag**
Ursache	Sonnenbestrahlung des Kopfes	Stehen in der Hitze	körperl. Belastung in der Hitze	Muskelarbeit in der Hitze	Flüssigkeitsmangel in der Hitze
Entwicklung	Hirnödem	Orthostase	Flüssigkeitsmangel	Wasser-Elektrolyt-Mangel	Kreislaufversagen
Bewusstsein	Kopfschmerz, getrübt	kurze Synkope	benommen, Synkope	Muskelkrämpfe	Bewusstlosigkeit
Zeichen	Kopf rot/heiß, Temp. normal	kalter Schweiß	Schwitzen, Temp. > 39 °C	Rötung, evtl. Temp. erh.	rot, grau Temp. > 41 °C

▼ **Merke**

– Eine alternative Einteilung grenzt die Schweregrade des Hitzeschadens ab in:
  - Hitze-Stress (Hitzeödem, Hitzesynkope, Hitzekrämpfe),
  - Hitzeerschöpfung,
  - Hitzschlag,
  - Mehrorganversagen.

Sonnenstich

ICD10: T67.0

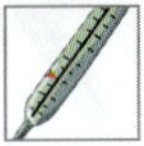

- Durch intensive Sonnenbestrahlung des unbedeckten Kopfes (Kinder, Glatzenträger) Reizung der Hirnhäute und Entstehung eines Hirnödems.

Angaben:

- Kopfschmerzen, Nackenschmerzen, Übelkeit, Schwindel, Unruhe

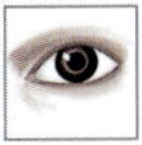

- Bewusstseinsstörung bis Bewusstlosigkeit
- hochroter Kopf
- evtl. Krämpfe

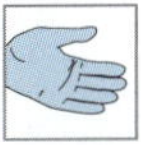

- heißer Kopf
- Nackensteife
- Puls tachykard, evtl. bradykard (Druckpuls)

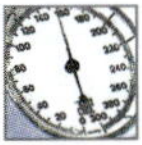

- Körpertemperatur normal
- Blutzuckertest

Basismaßnahmen:

- Beruhigung
- in kühle, schattige Umgebung bringen
- Lagerung:

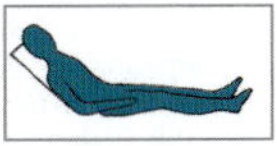

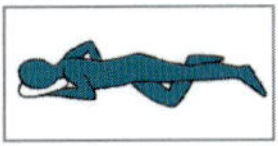

- Freimachen/ Freihalten der Atemwege
- Sauerstoffgabe, ggf. Beatmung
- Kühlung des Kopfes
- ständige Atem-, Puls- und RR-Überwachung, S_pO_2
- venöser Zugang: Infusion (kristalloide Lösung)

Erweiterte Maßnahmen:

- körperliche und neurologische Untersuchung

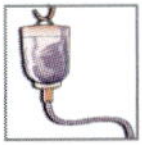

- Medikamente:
  - Sedierung, z.B. Midazolam (2–5 mg)
  - Ausschwemmung, z.B. Furosemid (20–40 mg)
  - ggf. Krampfdurchbrechung, z.B. Midazolam (5–15 mg)

▼ Merke

- Beurteilung von Patienten mit Hitzeschäden häufig durch den zusätzlichen Alkoholgenuss schwierig: Kliniktransport.
- Die Symptome können um Stunden verspätet auftreten.

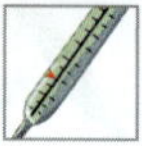

Hitzekollaps

ICD10: T67.1

– Nach längerem Aufenthalt (Stehen) in warmer Umgebung kommt es zum Wärmestau mit weitgestellter Gefäßperipherie und entsprechender Blutumverteilung.

Angaben:

– Schwindel, Schwäche, Schwarzwerden vor Augen

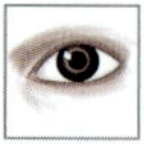

– Bewusstseinsstörung bis Bewusstlosigkeit
– (käsige) Blässe
– schnelle, flache Atmung

– Puls tachykard, kaum tastbar
– Schwitzen

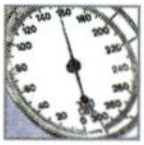

– Blutdruckabfall
– Blutzuckertest

Basismaßnahmen:

– Beruhigung
– in kühle Umgebung bringen (Fenster öffnen)
– Lagerung:

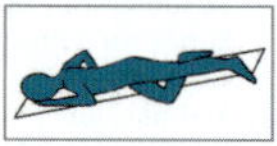

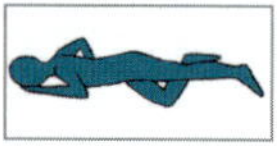

– Kleidung öffnen
– kühle Tücher auflegen
– evtl. Sauerstoffgabe
– ständige Puls-, EKG- und RR-Überwachung, S_pO_2
– venöser Zugang: Infusion (kristalloide Lösung)

Erweiterte Maßnahmen:

– körperliche und neurologische Untersuchung

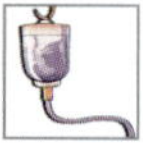

– Medikamente:
  • Blutdrucksteigerung, z.B. Cafedrin/Theodrenalin (0,5 – 1 ml)
  • selten Volumenersatz notwendig

▼ Merke
– Allgemeine Maßnahmen sind: kalte Getränke, Befächeln, Besprühen, Eisbeutel in Leiste und Axilla.
– Die Untersuchung erfordert den Ausschluss anderer Zustände von Bewusstlosigkeit, z.B. Hypoglykämie, apoplektischer Insult, Intoxikation, Herzrhythmusstörung.

Hitzeerschöpfung / Hitzekrämpfe

ICD10: T67.2

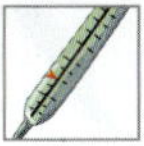

– Starke Volumenverluste durch Schwitzen bei ungenügender Flüssigkeitszufuhr.

Angaben:

- Kopfschmerzen, Schwächegefühl, Schwindel, Übelkeit, Sehstörungen, Durst

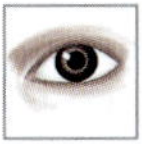

- Bewusstseinsstörung bis Bewusstlosigkeit
- feuchte, gerötete Haut, später Blässe
- Muskelzuckungen bis Krämpfe
- schlechte Venenfüllung
- schnelle, flache Atmung

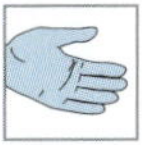

- kalter Schweiß
- Puls tachykard, kaum tastbar
- Hautturgor herabgesetzt (stehende Hautfalten)

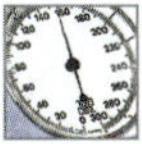

- Blutdruckabfall
- erhöhte Körpertemperatur
- Blutzuckertest

Basismaßnahmen:

- Beruhigung
- in kühle Umgebung bringen, Kleidung öffnen
- Lagerung:

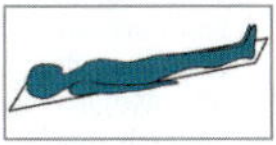

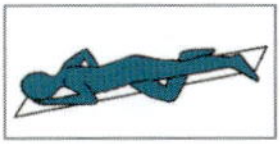

- Freimachen/ Freihalten der Atemwege
- Sauerstoffgabe, ggf. Beatmung
- bei voll erhaltenem Bewusstsein: Trinken von Elektrolytlimonade
- ständige Puls- und RR-Überwachung, S_pO_2
- venöser Zugang: zügige Infusion (kristalloide Lösung)

Erweiterte Maßnahmen:

- körperliche und neurologische Untersuchung
- ggf. Volumenersatz, z.B. Hydroxyethylstärke (500–1.000 ml)

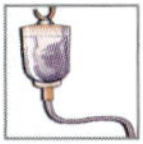

- Medikamente:
  - Sedierung, z.B. Midazolam (2–5 mg)
  - ggf. Krampfdurchbrechung, z.B. Midazolam (5–15 mg)

▼ **Merke**

Beurteilung von Patienten mit Hitzeschäden häufig durch den zusätzlichen Alkoholgenuss schwierig: Kliniktransport.

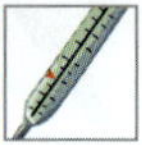

Hitzschlag

ICD10: T67.0

– Akute Lebensgefahr durch Versagen der körpereigenen Temperaturregulationsmechanismen. Mündet unbehandelt in ein Multiorganversagen.

Angaben:

– Kopfschmerz, Schwindel, Übelkeit

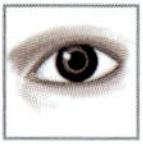

– Bewusstseinsstörung bis Bewusstlosigkeit
– Hautrötung (rotes Stadium)
– später fahl-graues Aussehen (graues Stadium)
– schnelle, flache Atmung

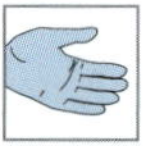

– heiße, trockene Haut
– Puls tachykard

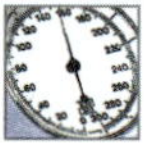

– Sauerstoffsättigung vermindert
– zunächst Blutdruckanstieg, später Blutdruckabfall
– Körpertemperatur über 40 °C
– Blutzuckertest

Basismaßnahmen:

– Beruhigung
– in kühle Umgebung bringen, Kleidung öffnen
– Lagerung:

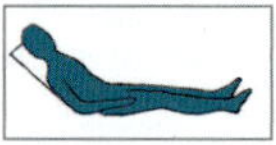

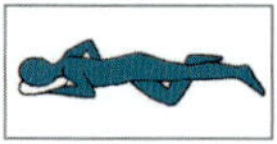

– Freimachen/ Freihalten der Atemwege
– Sauerstoffgabe, ggf. Beatmung
– Kühlung durch Kaltwasser- oder Alkoholabsprühung (z.B. Desinfektionsspray)
– ständige Atem-, Puls-, EKG- und RR-Überwachung, S_pO_2
– venöser Zugang: Infusion (kristalloide Lösung)

Erweiterte Maßnahmen:

– körperliche und neurologische Untersuchung
– evtl. Intubation und Beatmung
– Flüssigkeitsersatz, z.B. kristalloide Lösung (500–1.000 ml)
– ggf. Volumenersatz, z.B. Hydroxyethylstärke (500 ml)

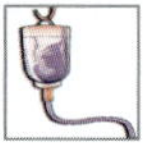

– Medikamente:
  • ggf. Sedierung, z.B. Midazolam (2–5 mg)
  • Krampfdurchbrechung, z.B. Midazolam (5–15 mg)

▼ **Merke**
Beurteilung von Patienten mit Hitzeschäden häufig durch den zusätzlichen Alkoholgenuss schwierig: Kliniktransport.

Strahlenunfall

ICD10: W91.9

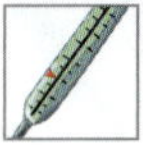

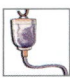

- Ereignis, bei dem auf Betroffene eine Strahlenbelastung von über 50 mSv einwirkt.
- Grundsätzlich zu unterscheiden sind
  - externe Bestrahlung (Unfall in Bestrahlungseinrichtung),
  - Kontamination, Inkorporation (Unfall mit offenen, radioaktiven Stoffen).

Angaben:

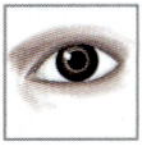

- Unfallablauf, Schädigungsmechanismus
- Übelkeit, Erbrechen, Kopfschmerzen
- evtl. Hautrötung
- evtl. Bewusstseinsstörung
- körperliche Schwäche

Basismaßnahmen:

- Schutzkleidung (wie bei Infektionsgefahr) anlegen
- Beruhigung
- Rettung aus unmittelbarem Gefahrenbereich (Eigenschutz)
- Flachlage auf Metalline-Tüchern:
- Freimachen/Freihalten der Atemwege
- Sauerstoffgabe, ggf. Beatmung
- kontaminierte Kleidung entfernen
- Wundabdeckung
- Wärmeerhaltung
- ständige Puls-, RR- und EKG-Überwachung, S_pO_2
- venöser Zugang: Infusion (kristalloide Lösung)
- körperliche und neurologische Untersuchung

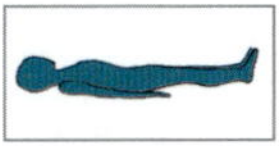

Erweiterte Maßnahmen:

- ggf. Volumenersatz, z.B. Hydroxyethylstärke (500 - 1.000 ml)
- Voranmeldung in der Klinik

- Medikamente:
  - Schmerzbekämpfung, z.B. Morphin (5–10 mg)
  - Sedierung, z.B. Promethazin (25–50 mg)
  - mögl. Transport in Klinik mit Chirurgie und Strahlenabteilung

Vorsicht!

- kontaminierte Kleidung von Patienten und Rettungspersonal sachgerecht entsorgen (Feuerwehr)

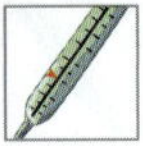

Einteilung der Verbrennungen

	Erstgradig (epidermal):	Zweitgradig (dermal: oberflächlich/tief):	Drittgradig (subdermal: oberflächlich/tief):
Schweregrad	Nur die obere Hautschicht, Regeneration vollständig möglich. Zeichen: Rötung, Schwellung, Schmerz.	Bis in tiefere Hautschichten, Regeneration möglich. Zeichen: wie erstgradig, zusätzlich Blasen, Wundgrund feucht, Schmerzen auf Berührung, kaum Blutung.	Völlige Zerstörung der Haut, Hautübertragung später notwendig. Zeichen: völlige Gewebszerstörung bis zur Verkohlung, trockene Wunde, wachsartig-prall, Haare/Nägel fallen aus.

Ausdehnung: – Neuner-Regel: zur Abschätzung der verbrannten Körperoberfläche

	0–1 Jahr	5 Jahre	Erwachsene
Kopf + Hals	20%	16%	9%
Arm	10%	9%	9%
Rumpf vorn	15%	16%	18%
Rumpf hinten	15%	16%	18%
Bein	15%	17%	18%
In allen Altersgruppen: Handfläche 1%			

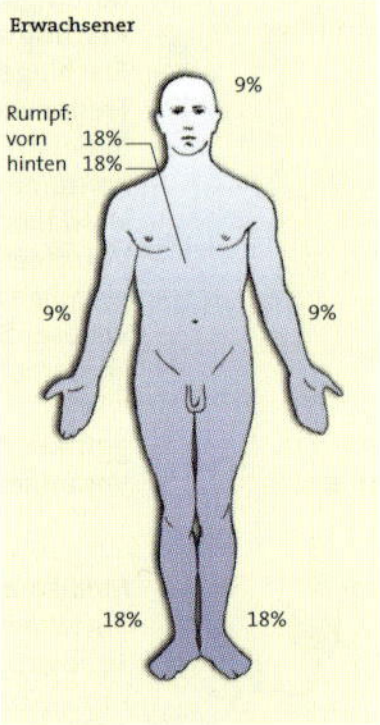

▼ **Merke**
- Bei einer Ausdehnung von ca. 15% bei Erwachsenen und 10% bei Kleinkindern:
  → akute Schockgefahr
  → Infusionstherapie.
- Eine (sekundäre) Verlegung in ein Verbrennungszentrum ist sinnvoll bei:
  - mehr als 20% dermaler oder mehr als 10% subdermaler Verbrennung bei Erwachsenen (bei Kindern schon bei geringerem Verletzungsumfang),
  - Gesichts-, Hals-, Hand-, Fuß-, Gelenk-, Genitalbeteiligung,
  - elektrischen Verletzungen,
  - Begleiterkrankungen, -verletzungen,
  - Kindern unter 8 Jahren.

Verbrennung / Verbrühung

ICD10: T30.0

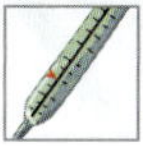

– Schädigung von Haut und Gewebe durch direkte Einwirkung von Hitze. Über die Wundflächen erfolgen in kurzer Zeit große Plasmaverluste.

Angaben:

– Unfallmechanismus, Schmerz, Atemnot

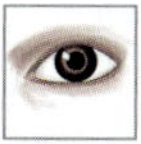

– Rötung → Blasenbildung → Verkohlung
– Blässe bis Zyanose
– schlechte Venenfüllung
– schnelle, flache Atmung

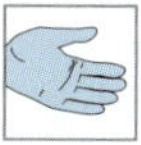

– Puls tachykard, kaum tastbar
– Nagelbettprobe verzögert
– Schwitzen

Basismaßnahmen:

– Beruhigung
– Hitzezufuhr unterbrechen (löschen), nasse Kleidung entfernen
– nicht verklebte Kleidung entfernen
– Lagerung auf Metalline-Tücher:

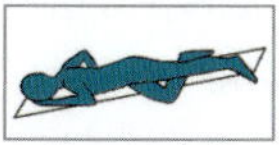

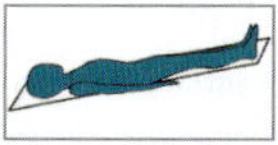

– Sauerstoffgabe, ggf. Beatmung
– Kaltwasseranwendung bis zur anhaltenden Schmerzfreiheit max. 10 min (Vorsicht: Auskühlungsgefahr)
– keimfreie Wundabdeckung (z.B. Metalline, BurnPac®)
– Wärmeerhaltung
– ständige Puls-, RR- und EKG-Überwachung, S_pO_2
– venöser Zugang: Infusion (kristalloide Lösung)

Erweiterte Maßnahmen:

– körperliche Untersuchung
– großzügige Indikation zur Intubation und Beatmung
– Voranmeldung in der Klinik
– Flüssigkeitsersatz (in den ersten beiden Stunden):

$$\frac{\text{kg KG x \% verbr. Körperoberfläche}}{2} = \text{ml/h}$$

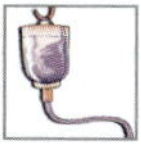

– Medikamente:
  - Schmerzbekämpfung, z.B. Morphin (5–10 mg)
  - Sedierung, z.B. Midazolam (2–5 mg)
  - Bronchialerweiterung, z.B. Theophyllin (200–300 mg)
  - Schockbehandlung, z.B. Hydroxyethylstärke (500–1.000 ml)

▼ **Merke**

Bei Brandverletzten an die (mögliche) Schädigung der Atemwege (Rauchinhalation) denken.

Betten für Schwerbrandverletzte

(Erwachsene / Kinder)			
Aachen	(6/0)	Köln	(10/4)
Berlin	(12)	Leipzig	(6/2)
Bochum	(8/3)	Lübeck	(4/2)
Dortmund	(4/0)	Ludwigshafen	(8/0)
Dresden	(0/2)	Mainz	(0/2)
Duisburg	(6/3)	Mannheim	(0/2)
Erfurt	(0/2)	München	(8/8)
Gelsenkirchen	(4/0)	Murnau	(3/0)
Halle	(8/6)	Nürnberg	(8/0)
Hamburg	(6/2)	Offenbach	(9/0)
Hamm	(0/2)	Stuttgart	(2/1)
Hannover	(6/2)	Tübingen	(4/0)
Kassel	(0/2)		

Zentraler Bettennachweis:

Tel.: (040) 42851 - 3998 und - 3999
Fax: (040) 42851 - 4269
E-Mail: leitstelle@feuerwehr.hamburg.de

Erfrierung

ICD10: T35.7

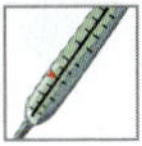

► s.a. Unterkühlung S. 199

– Örtliche Einwirkung von Kälte. Gefährdet sind insbesondere Nase, Ohren, Finger und Zehen.

Angaben:

- im Frühstadium: Blässe, Bewegungshemmung, starke Schmerzen, Gefühlsstörungen
- im Spätstadium: Nachlassen der Schmerzen bis Schmerzlosigkeit

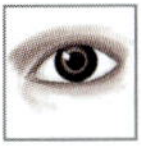

- Blässe, Schwellung (1. Grad)
- blaurote Haut, Blasenbildung (2. Grad)
- Gewebszerstörung (3. Grad)

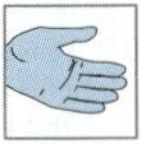

- Kälte an der betroffenen Stelle
- Gewebe verhärtet, evtl. gefroren
- Blutzuckertest

Basismaßnahmen:

- Beruhigung
- in warme Umgebung bringen
- Bewegungsverbot
- Lagerung:

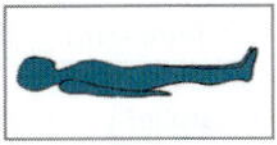

- Bereich keimfrei abdecken, umpolstern
- heiße, gezuckerte Getränke
- Wärmeerhaltung
- keine Wiedererwärmung vor Ort
- ständige Puls-, RR- und EKG-Überwachung, S_pO_2
- venöser Zugang: Infusion (kristalloide Lösung), ca. 38 °C angewärmt (+ 10 – 20 ml Glucose 40%)

Erweiterte Maßnahmen:

- körperliche Untersuchung
- ggf. Volumenersatz, z.B. Hydroxyethylstärke (500 ml)

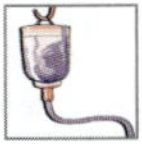

- Medikamente:
  - Schmerzbekämpfung, z.B. Morphin (5 – 10 mg)
  - Sedierung, z.B. Promethazin (25 – 50 mg)

▼ **Merke**

– Liegt eine Kombination von Erfrierung und Unterkühlung vor, so hat die Behandlung der Unterkühlung (vitale Bedrohung) Vorrang.

– Keine Alkoholgabe.

Konzept zum Vorgehen bei Lawinenunfall / Verschüttung / Unterkühlung

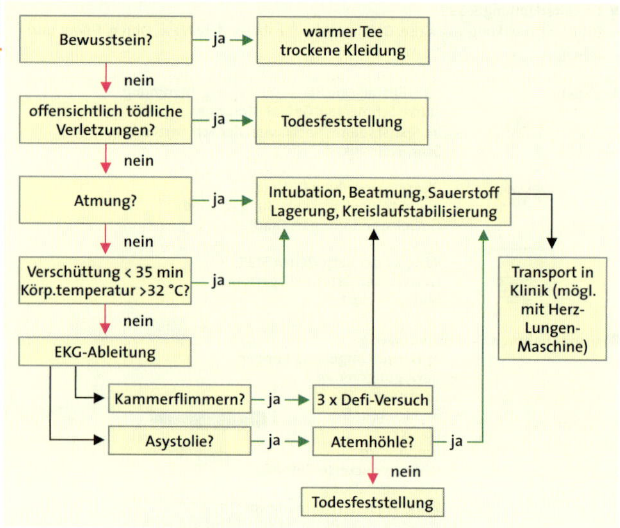

Alpines Notsignal

Notsignal	6 x Signal	1 min Pause	6 x Signal
Antwort	3 x Signal	1 min Pause	3 x Signal
Signal	z.B.: Rufen, Pfeifen, Blitzen, Lampe, Flagge, Spiegel, Schießen		
Notruf	Schweiz: 144	Österreich: 140	Italien: 118
	europaweit (vom Handy): 112		

Unterkühlung

ICD10: T68

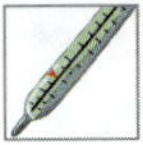

► s.a. Erfrierung S. 197

– Abfall der Körpertemperatur unter 35 °C, häufig gemeinsam mit anderen Störungen (Intoxikation, Hypoglykämie, Trauma).

Angaben:

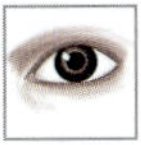

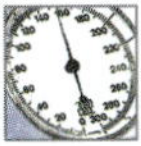

– Kältegefühl, evtl. Schmerzen an den Extremitäten

ca. 36 – 34 °C	Kältezittern, Erregung, blass-zyanotische Haut, vertiefte Atmung, Puls tachykard
ca. 34 – 30 °C (mild)	Bewusstseinsstörung, flache, unregelmäßige Atmung, Puls bradykard, Blutdruckabfall, Muskelsteife
ca. 30 – 27 °C (mäßig)	Bewusstlosigkeit, weite Pupillen, Puls bradykard, kaum tastbar, arrhythmisch
unter ca. 27 °C (schwer)	Atemstillstand, Kreislaufstillstand (meist Kammerflimmern)

»Neugeborenen«- oder »Ohr«-Thermometer verwenden

– Blutzuckertest

Basismaßnahmen:

– Beruhigung
– in warme, windgeschützte Umgebung bringen
– über 32 °C: Patienten ausziehen, aktiv erwärmen
– unter 32 °C: Patienten nicht bewegen lassen, zudecken
– Lagerung:

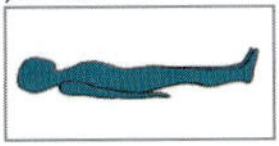

– Freimachen/Freihalten der Atemwege
– Sauerstoffgabe, ggf. Beatmung
– ggf. Herzdruckmassage
– Wärmeerhaltung (Decken, Alufolien, Plastiksack)
– bei erhaltenem Bewusstsein: heiße, gezuckerte Getränke
– ständige Atem-, Puls-, RR- und EKG-Überwachung, S_pO_2
– venöser Zugang: Infusion (kristalloide Lösung) ca. 40 °C angewärmt (+ 10 – 20 ml Glucose 40%)

Erweiterte Maßnahmen:

– körperliche und neurologische Untersuchung
– ggf. Intubation und Beatmung
– ggf. Volumenersatz, z.B. Hydroxyethylstärke (500 – 1.000 ml)

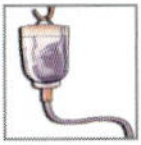

– Medikamente:
  - Sedierung, z.B. Midazolam (2 – 5 mg)
  - Antiarrhythmika nur bei akuter Lebensbedrohung

▼ **Merke**

– Extremitäten nicht an den Rumpf lagern, Gefahr von weiterem Wärmeverlust!
– Reanimationsmaßnahmen sind fortzusetzen, bis die Körpertemperatur normalisiert ist. Todesfeststellung ggf. erst nach Wiedererwärmung.
– Rettung und Transport müssen so schonend wie möglich durchgeführt werden (keine Bewegungen, kein Umlagern: drohender Bergungstod, Schaufeltrage).
– Langsame Wiedererwärmung (< 1°/h) in der Klinik.

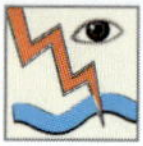

Augenverletzung

ICD10: S05.9

► s.a. Säuren-Laugen-Verätzung S. 226

Angaben:

- Unfallmechanismus, Schmerzen, Sehstörungen, Fremdkörpergefühl

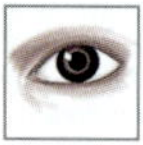

- Wunde
- Blutung
- Schwellung
- Bluterguss
- Fehlstellung des Auges
- Tränenfluss
- Zusammenkneifen des Auges

- Puls tachykard

Basismaßnahmen:

- Beruhigung
- Lagerung:

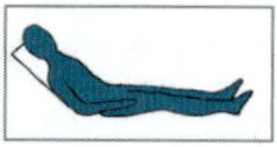

- Sauerstoffgabe
- Verband (beide Augen)
- Wärmeerhaltung
- ständige Puls-, RR- und EKG-Überwachung, S_pO_2
- venöser Zugang: Infusion (kristalloide Lösung)
- Transport in eine Klinik mit augenärztlichem Dienst

Erweiterte Maßnahmen:

- körperliche Untersuchung
- bei Begleitverletzungen evtl. Volumenersatz, z.B. Hydroxyethylstärke (500 ml)

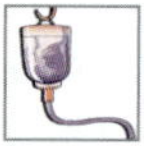

- Medikamente:
  - Sedierung, z.B. Promethazin (25–50 mg)
  - Schmerzbekämpfung, z.B. Morphin (5–10 mg)

▼ **Merke**

- Bei Verkehrsunfällen mit Glasschäden (Windschutzscheibe) stets an mögliche Augenverletzungen denken.
- Bei Verätzung/Verbrennung: reichlich spülen: Infusion (kristalloide Lösung, ca. 1.500 ml über 15 min durch zwei Helfer).
- Früher empfohlene Lösungen mit Puffern (z.B. Isogutt®) führen ggf. zu zusätzlichen Schädigungen.
- Keine Salbe, Tropfen etc. in das geschädigte Auge geben.

Glaukom-Anfall

ICD10: H40.2

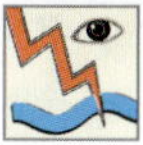

► s.a. Kopfschmerz S. 84, Hirnblutung S. 138,

- Durch Abflussstörung des Augenkammerwassers kommt es zur akuten Erhöhung des Augeninnendrucks (meist ältere, weitsichtige Personen).

Angaben:

- Schmerzen, Übelkeit, Sehstörungen

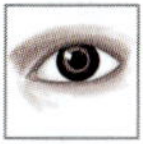

- einseitige Augenrötung
- weite, lichtstarre, entrundete Pupille

- steinharter Augapfel

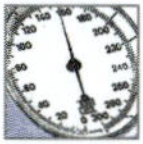

- Blutdruck erhöht
- Blutzuckertest

Basismaßnahmen:

- Beruhigung
- Lagerung:

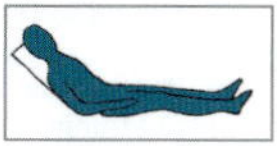

- Sauerstoffgabe
- evtl. 1 - 2 Gläser Alkoholika (Rum, Kognak etc.)
- Wärmeerhaltung
- ständige Puls-, RR- und EKG-Überwachung, S_pO_2
- venöser Zugang: Infusion (kristalloide Lösung)

Erweiterte Maßnahmen:

- körperliche Untersuchung

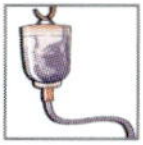

- Medikamente:
  - Pupillenverengung, z.B. Pilocarpin Augentropfen 1% (alle 10 min 1 Tropfen)
  - Sedierung, z.B. Midazolam (2 – 5 mg)
  - Schmerzbekämpfung, z.B. Morphin (5 – 10 mg)

▼ **Merke**

Wegen der häufig uncharakteristischen Beschwerden (Atemnot, Erbrechen) besteht stets die Gefahr einer Fehldiagnose (z.B. Herzinfarkt, akutes Abdomen).

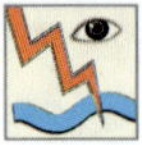

Tauchunfall / Dekompressionsunfall

ICD10: T70.3

– Bei zu schnellem Aufstieg aus größerer Tiefe (> 10 m) perlt im Gewebe gelöstes Gas aus (Luftembolie). Hieraus entwickelt sich eine Dekompressionskrankheit mit Muskel-Gelenk-Schmerzen (Typ 1) oder neurologischen Störungen (Typ 2). Überschneidend kann es zur arteriellen Gasembolie (z.B. Gehirn, Lunge) kommen.
Informationen dem Dekompressionscomputer entnehmen.

Angaben:

- Schwäche, Hautjucken (Taucherflöhe), Gefühlsstörungen, Schmerzen in Gelenken, Knochen, Ohren, Sprachstörungen

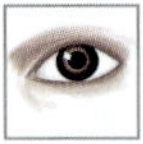

- Bewusstseinsstörung bis Bewusstlosigkeit
- Hautrötung
- evtl. Erbrechen
- evtl. Lähmungen

- beim Abhören evtl. einseitig fehlendes Atemgeräusch (Pneumothorax)

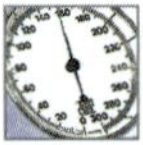

- Puls tachykard, evtl. arrhythmisch
- Sauerstoffsättigung vermindert
- Blutdruckabfall
- Blutzuckertest

Basismaßnahmen:

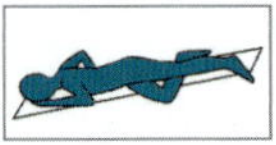

- Beruhigung
- Lagerung:
- Freimachen/Freihalten der Atemwege
- Sauerstoffgabe, ggf. Beatmung
- Wärmeerhaltung
- ständige Puls-, RR- und EKG-Überwachung, S_pO_2
- venöser Zugang: Infusion (kristalloide Lösung)
- Transport in eine Druckkabine (Rekompression nach Schema)

Erweiterte Maßnahmen:

- körperliche Untersuchung
- Flüssigkeitszufuhr, z.B. kristalloide Lösung
- ggf. Volumenersatz, z.B. Hydroxyethylstärke (500 ml)

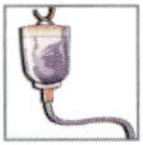

- Medikamente:
  - Sedierung, z.B. Promethazin (25–50 mg)
  - Schmerzbekämpfung, z.B. Morphin (5–10 mg)

▼ Merke

- Von den Störungen durch zu raschen Druckabfall sind Notfälle durch Pneumothorax (s.S. 147) und aufgrund falscher Zusammensetzung des Atemgases, z.B. Stickstoffnarkose (Tiefenrausch), CO-, CO_2- und Sauerstoffvergiftung, sowie Ertrinkungsunfälle abzugrenzen.
- Kontaktaufnahme mit Taucherarzt: DAN-Hotline Deutschland und Österreich: 00800 326 668 783 (= 00800 DAN NOTRUF); Schweiz: 0041 333 333 333.

Ertrinken

ICD10: T75.1

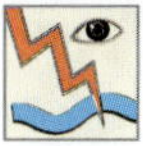

► s. a. Unterkühlung S. 199

- Atemstörung mit Sauerstoffmangel nach Untertauchen in einer Flüssigkeit, meist mit Aspiration, Bronchospasmus, Lungenödem.
- Die Unterscheidung in nasses und trockenes bzw. Süß- und Salzwasser-Ertrinken hat für die Erstversorgung keine Bedeutung.

Angaben:

- Unfallmechanismus, Verlauf

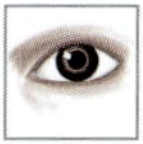

- Bewusstseinsstörung bis Bewusstlosigkeit
- Blässe bis Zyanose
- Atemstörung bis Atemstillstand
- evtl. Begleitverletzungen, z.B. Halswirbelschädigung

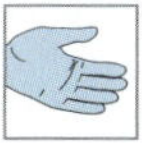

- evtl. Atemwegsverlegung, Bronchospasmus
- evtl. Rasselgeräusche
- kalte Extremitäten
- Puls tachykard, evtl. bradykard, arrhythmisch, evtl. Kreislaufstillstand

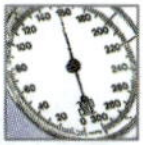

- Sauerstoffsättigung vermindert
- evtl. Blutdruckabfall
- ggf. Unterkühlung
- Blutzuckertest

Basismaßnahmen:

- evtl. Rettung, Horizontallage, Schaufeltrage
- nicht ausschütteln, sondern
- Lagerung:
- Freimachen/ Freihalten der Atemwege

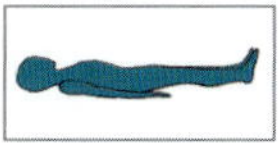

- Sauerstoffgabe, ggf. Beatmung
- ggf. Reanimation bei Unterkühlung max. 3 x Defi, Transport unter CPR
- Wärmeerhaltung (nasse Kleidung entfernen)
- ständige Puls-, RR- und EKG-Überwachung, S_pO_2
- venöser Zugang: langsame Infusion (kristalloide Lösung)

Erweiterte Maßnahmen:

- großzügige Indikation zur Intubation und Beatmung (PEEP)
- Magensonde (absaugen)

▼ **Merke**

- Wegen der oft großen Mengen an verschlucktem Wasser (voller Magen) hohe Aspirationsgefahr.
- Keine Basismaßnahmen zur Lungendrainage (z.B. »Ausschütteln«).
- Gerade bei Kindern (mit schneller Unterkühlung) Wiederbelebungsmaßnahmen länger, bis zur Klinikaufnahme, ggf. mit Wiedererwärmung, fortsetzen.

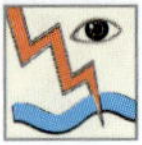

Niederspannungsunfall (unter 1.000 V)

Haushaltsstrom

ICD10: T75.4

- Viereckiges Schild, gelber Untergund mit schwarzem Spannungspfeil.
- Hauptsächlich elektrophysiologische Wirkung (Herzrhythmusstörungen, Bewusstseinsstörungen).
- Evtl. Frakturen (z.B. Sturzverletzungen).

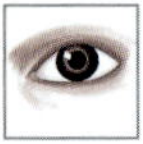

- Bewusstseinsstörung bis Bewusstlosigkeit
- Patient krampfend am elektrischen Leiter

- Puls evtl. tachykard, arrhythmisch

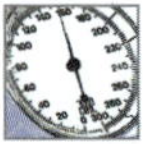

- Blutdrucksteigerung
- Blutzuckertest

Basismaßnahmen:

- evtl. Rettung s.S. 27
- Lagerung:

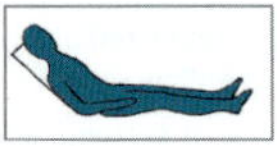

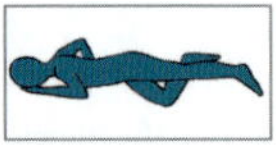

- Freimachen/Freihalten der Atemwege
- Sauerstoffgabe, ggf. Beatmung
- evtl. Ruhigstellung von Frakturen
- Wundverband
- ständige Puls-, RR- und EKG-Überwachung, S_pO_2
- venöser Zugang: Infusion (kristalloide Lösung)
- Wärmeerhaltung

Erweiterte Maßnahmen:

- körperliche und neurologische Untersuchung

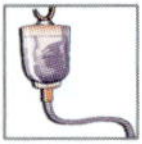

- Medikamente:
  - Sedierung, z.B. Promethazin (25–50 mg)
  - Rhythmusstörungen, z.B. Lidocain (100 mg), z.B. Verapamil (2,5–5 mg)
  - Schmerzbekämpfung, z.B. Morphin (5–10 mg)

▼ **Merke**
- Bei Stromunfällen ist die Eigensicherung des Rettungspersonals vorrangig.
- Schädigung vor allem abhängig von effektivem Stromfluss (Ampere).

Hochspannungsunfall (über 1.000 V) / Blitzschlag

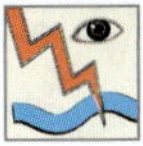

ICD10: T75.4 /.0

► s. a. Verbrennung S. 195

- Viereckiges Schild, gelber Untergrund mit rotem Spannungspfeil.
- Hauptsächlich elektrothermische Wirkung (Verbrennung).
- Evtl. Frakturen (z.B. Wirbelfrakturen durch Stromeinwirkung, Sturzverletzungen).

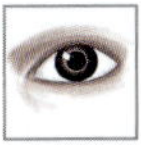

- Patient »klebt« evtl. durch Muskelkrämpfe am spannungsführenden Leiter
- Bewusstseinsstörung bis Bewusstlosigkeit
- Strommarken, evtl. Verkohlungen
- Verbrennungen

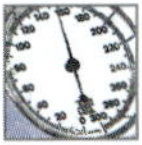

- Puls tachykard, evtl. arrhythmisch,
- Blutdruckabfall
- Blutzuckertest

Basismaßnahmen:

- Rettung des Verletzten nur durch Feuerwehr oder VDE-Fachleute
- Lagerung:

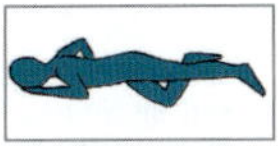

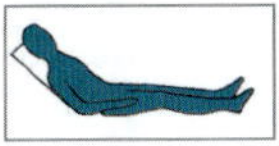

- Freimachen/ Freihalten der Atemwege
- Sauerstoffgabe, ggf. Beatmung
- evtl. Ruhigstellung von Frakturen
- Verband (Verbrennungsbehandlung)
- ständige Puls-, RR- und EKG-Überwachung, S_pO_2
- Wärmeerhaltung
- venöser Zugang: Infusion (kristalloide Lösung)

Erweiterte Maßnahmen:

- körperliche und neurologische Untersuchung
- Volumenersatz, z.B. Hydroxyethylstärke (500 – 1.000 ml)

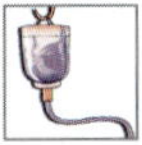

- Medikamente:
  - Sedierung, z.B. Promethazin (25 – 50 mg)
  - Schmerzbekämpfung, z.B. Morphin (5 – 10 mg) ggf. Narkoseeinleitung
  - Rhythmusstörungen, z.B. Lidocain (100 mg), z.B. Verapamil (2,5 – 5 mg)
  - Ausscheidungssteigerung, z.B. Furosemid (20 – 40 mg)

▼ **Merke**

- Bei Stromunfällen ist die Eigensicherung des Rettungspersonals vorrangig.
- Sicherheitsabstand beachten (= 1 cm/1.000 V), Hochspannungsleitung z.B. 380.000 V: mindestens 3,80 m Abstand.

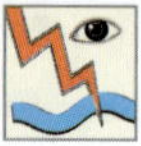

Höhenkrankheit

ICD10: T70.2

► s. a. Kopfschmerz S. 84, Lungenödem S. 114

– Bei Abnahme des Gesamtluftdruckes (Barometerdruck in 5.000 m Höhe etwa halb so hoch wie auf Meereshöhe) sinkt auch der Sauerstoffgehalt des Blutes entsprechend ab.

Angaben:

– Atemnot, Herzklopfen, Kopfschmerzen, Übelkeit

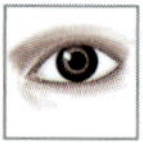

– Unruhe, evtl. Bewusstseinsstörung
– Blässe, evtl. Zyanose
– schnelle, flache Atmung
– evtl. schaumiger, blutiger Auswurf (schwerste Form)

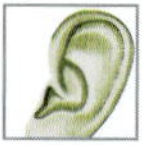

– Husten
– feine Rasselgeräusche (Lungenödem)

– feuchte, kühle Haut
– Puls tachykard, bradykard, evtl. arrhythmisch

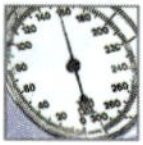

– Sauerstoffsättigung vermindert
– evtl. Blutdruckanstieg, später Blutdruckabfall
– Blutzuckertest

Basismaßnahmen:

– Beruhigung
– Lagerung:

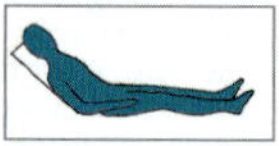

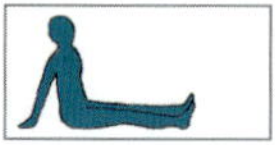

– Sauerstoffgabe, ggf. Beatmung
– Wärmeerhaltung
– ständige Puls-, RR- und EKG-Überwachung, S_pO_2
– venöser Zugang: langsame Infusion (kristalloide Lösung)
– baldmöglicher Transport in geringere Höhenlage

Erweiterte Maßnahmen:

– körperliche Untersuchung
– ggf. Intubation und Beatmung

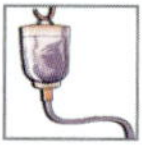

– Medikamente:
  • Sedierung, z.B. Promethazin (25–50 mg)
  • Ausschwemmung, z.B. Furosemid (20–60 mg)
  • evtl. Herzentlastung, z.B. Nitroglycerin-Spray (2–4 Hübe), Morphin (3–5 mg)

▼ **Merke**

Mit dem Auftreten einer akuten Höhenkrankheit muss vor allem bei nicht höhenangepassten Patienten und/oder bei solchen mit einer Herz-Kreislauf-Erkrankung gerechnet werden (schneller Aufstieg in Höhen über 2.000 m mit Bergbahnen).

Notfallmedizinische Ausrüstung an Bord von Verkehrsflugzeugen

- statistisch häufigste Notfälle:
  - abdominelle Beschwerden (Übelkeit, Erbrechen, Durchfall)
  - Kollapszustände (Synkope, Epilepsie, Schlaganfall, Kreislaufstillstand),
  - Atembeschwerden,
  - Brustschmerzen,
  - (kleinere) Kopfverletzungen
- Flugbegleitpersonal hat Erste-Hilfe-Ausbildung (regelmäßige Auffrischungen)

In allen international zugelassenen Verkehrsflugzeugen vorhanden:

1. »Flieger-Sauerstoff«: transportable Flaschen, Flow 4 l/min, festeingestellt
2. Emergency Medical Kit – empfohlener Inhalt:
   - Bronchodilatator, z.B. Beta-2-Sympathomimetikum-Spray
   - Koronardilatator, z.B. Nitroglycerin-Spray
   - Adrenalin 1 : 1000 i.v.
   - Diuretikum, z.B. Furosemid i.v.
   - Spasmolytikum, z.B. Butylscopolamin i.v.
   - Antihistaminikum, z.B. Fenistil i.v.
   - Kortikosteroid, z.B. Prednisolon i.v.
   - starkes Analgetikum, z.B. Esketamin i.v.
   - Sedativum/Antikonvulsivum, z.B. Diazepam
   - Glucose 40%- , Glucagon-, Atropin-, Digoxin-Ampullen

Zusätzlich zur Pflichtausstattung kann ein (halb-)automatischer externer Defibrillator (AED) mitgeführt werden (der als Monitor benutzt werden kann).

Sondersituation Lufthansa:

1. Cabin Attendant Kit: einfache Schmerzmittel, Nasentropfen, Medikamente gegen Übelkeit, Erbrechen, Durchfall.
2. First Aid Kit: Inbesondere Verbandmaterial, Hilfsmittel.
3. Doctor´s Kit: Notarztkoffer (verplombt).

▼ Merke

- Registrierung bei Lufthansa als »hilfsbereiter Arzt« unter www.lufthansa.com → Info & Service → Wohlfühlen an Bord → Ärzte an Bord (miles and more Gutschriften).
- Unterstützung, z.B. Beratung, Zwischenlandung, Organisation der Notfallbehandlung nach der Landung von ärztlich besetzten Call-Centern (MASH, Medaire, SOS International) über Funk oder Satelliten-Telefon möglich.

Eigene Notizen

Spezielle Notfälle
Vergiftungen

Siehe auch

▼ **Merke**

– Bundeseinheitlicher Notruf der Vergiftungszentralen: (Ortsvorwahl) 19240.

Eigene Notizen

Chemische Stoffe

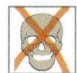

Eine Vielzahl chemischer Stoffe kann im Haushalt und am Arbeitsplatz akute Vergiftungsnotfälle verursachen.

Beispielhaft seien eine Reihe von Gefahrstoffen genannt, die giftig, gesundheitsschädlich, ätzend, reizend, explosiv, brandfördernd, entzündlich, krebserregend, fruchtschädigend und/oder erbgutverändernd sein können.

- ► Säuren, Laugen Seite 226
- ► Ammoniak Seite 215
- ► Benzin Seite 224
- ► Tri-, Perchlorethylen Seite 215
- ► Zyanide Seite 223
- ► Chlor, nitrose Gase Seite 215

Schwermetallvergiftungen haben wegen der speziellen Bedingungen (protrahierter Verlauf, Antidota) gegenüber den vorgenannten Vergiftungen in der Notfallmedizin eine nur untergeordnete Bedeutung.

▼ Merke

- Bestmöglich klären:
  Was?
  Wann?
  Wie viel? eingenommen wurde.
- Tablettenreste, Packungsreste, Pflanzen(-teile), Flaschen etc. sichern und in die Klinik mitbringen.
- Bei unklarer oder verdächtiger Situation ggf. Polizei, Gewerbeaufsicht hinzuziehen.

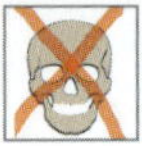

Kohlendioxiderstickung

ICD10: T59.7

► s. a. Bewusstseinsstörung S. 73ff, S. 135
– über Atemwege: in Silos, Weinkellern, Jauchegruben, Höhlen

Angaben:
– Kopfschmerzen, Übelkeit, Schwindel, Atemnot

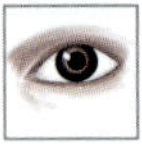

– Bewusstseinsstörung bis Bewusstlosigkeit (CO_2-Narkose)
– Atemstörung bis Atemstillstand
– Zyanose
– weite Pupillen

– Puls tachykard, evtl. arrhythmisch

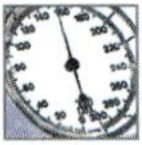

– Sauerstoffsättigung vermindert
– Blutdruckanstieg, später Blutdruckabfall
– Blutzuckertest

Basismaßnahmen:
– Rettung des Patienten; Eigenschutz beachten
– Feuerwehr mit Atemschutz
– Lagerung:

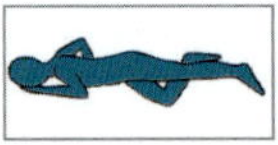

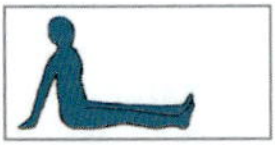

– Freimachen/ Freihalten der Atemwege
– Sauerstoffgabe, ggf. Beatmung
– ständige Atem-, Puls-, EKG- und RR-Überwachung
– venöser Zugang: Infusion (kristalloide Lösung)

Erweiterte Maßnahmen:
– körperliche Untersuchung
– evtl. Intubation und Beatmung (Hyperventilation), evtl. PEEP

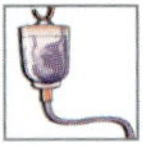

– Medikamente:
  • Bronchialerweiterung, z.B. Theophyllin (200–300 mg)
  • bei Rauchgasinhalation: Hydroxocobalamin (2,5–5 g)

▼ **Merke**
– Während bei der CO-Vergiftung vor allem eine hohe Sauerstoffkonzentration in der Atemluft angestrebt werden muss, ist bei der CO_2-Erstickung ein hohes Atemminutenvolumen vorrangig.
– Erhöhte Gefahr durch weitere giftige Substanzen.

Kohlenmonoxidvergiftung

ICD10: T58

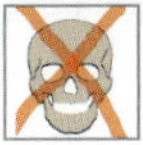

▶ s. a. Bewusstseinsstörung S. 73ff, S. 135
- über Atemwege: bei Bränden, in Motorabgasen, als Leuchtgas, Explosionsgas
- blockiert das Hämoglobin → kein Sauerstofftransport

Angaben:

- Kopfschmerzen, Ohrensausen, Augenflimmern, Übelkeit, Schwindel, Atemnot, Herzklopfen

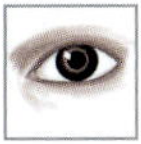

- Bewusstseinsstörung bis Bewusstlosigkeit
- evtl. Rauschzustände
- evtl. Krämpfe
- Atemstörung bis Atemstillstand
- keine typische Zyanose

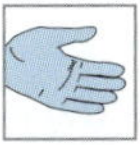

- Puls tachykard, evtl. arrhythmisch

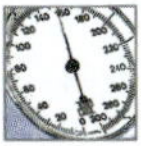

- Sauerstoffsättigung (S_pO_2) anscheinend normal bis erhöht
- Blutdruckabfall
- Blutzuckertest

Basismaßnahmen:

- Rettung unter Beachtung der Eigensicherung (ggf. Feuerwehr mit Atemschutz)
- Lagerung:

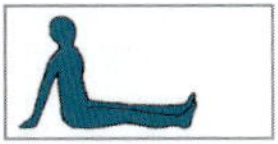

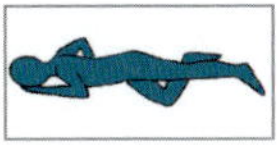

- Freimachen/ Freihalten der Atemwege
- Sauerstoffgabe, z.B. 10 l/min, ggf. Beatmung (100% O_2)
- Wärmeerhaltung
- ständige Atem-, Puls-, EKG- und RR-Überwachung

Erweiterte Maßnahmen:

- venöser Zugang: Infusion (kristalloide Lösung)
- körperliche Untersuchung
- Intubation und Beatmung, PEEP (100% O_2)

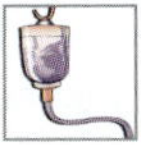

- Medikamente:
  - ggf. Sedierung, z.B. Midazolam (2–5 mg)
  - bei Rauchgasinhalation: Hydroxocobalamin (2,5–5 g)

▼ Merke

- ABC-Schutzmasken sind bei CO unwirksam.
- Bei der Rettung evtl. umluftunabhängiger, schwerer Atemschutz erforderlich.
- Vorsicht: Keine Funken erzeugen: Explosionsgefahr!
- Bei schwerer CO-Vergiftung evtl. Druckkammerbehandlung.
- Pulsoxymetriewerte (S_pO_2) nicht aussagekräftig (Verkennung von CO-Hb als O_2-Hb).

– Ggf. Großschadenslage bei Unfall während der Produktion bzw. bei Transport oder im Rahmen terroristischer Aktionen.

Angaben:

Je nach Einwirkungsort Reizungen, Verätzungen der Schleimhäute, der Augen (»Tränengas«), des Nasen-Rachenraums, der Atemwege (Reizgas), der Haut oder im Magen-Darmtrakt.

1. **Augenkampfstoffe – Weißkreuz**
   - z.B. Brombenzylcyanid (BBC), Brom- bzw. Chloracetophenon (CN), Dibenzoxazepin (CR), 2-Chlorbenzyliden-Malonsäuredinitril (CS), Brom- bzw. Chloraceton
   - **typisch:** Augenbrennen, Schmerzen, Tränenfluss
   - **vorrangig:** Dekontamination
2. **Nasen-Rachenkampfstoffe – Blaukreuz**
   - z.B. Diphenylarsinchlorid (Clark 1), Diphenylarsinzyanid (Clark 2), Clark 3, Excelsior (Clark 4), Adamsit (DM) (notfallmedizinische Situation s. Reizgasvergiftung S. 215)
3. **Lungenkampfstoffe – Grünkreuz**
   - z.B. Chlor, Chlorpikrin, Phosgen, Diphosgen, Triphosgen, Arsenwasserstoff (notfallmed. Situation s. Reizgasvergiftung S. 215)
4. **Hautkampfstoffe – Gelbkreuz**
   - z.B. Senfgas (Schwefellost), Stickstofflost, Lewisit, Nesselstoffe
   - **typisch:** Rötung, Blasenbildung, Schmerzen
   - **vorrangig:** Dekontamination
5. **Nervenkampfstoffe – Acetylcholinesterase-Hemmstoffe**
   - z.B. Tabun (GA), Sarin (GB), Soman (GD), Cyclosarin (GF) (notfallmed. Situation s. Organoalkylphosphatvergiftung S. 222)
6. **Blutkampfstoffe – Zellatmungsgifte (Blockade der Zytochromoxidase)**
   - z.B. Blausäure, Chlorzyan, Arsin, Eisenpenta- bzw. Nickeltetracarbonyl (notfallmedizinische Situation s.S. 223)

Basismaßnahmen:

– Eigenschutz beachten – Handschuhe, ggf. Atemschutz
– Dekontamination
– Augen mit Wasser spülen
– entkleiden
– Haut abtupfen, ggf. Tupfer mit Schmierseife, giftbindendem Puder verwenden
– abduschen

▼ **Merke**
Wichtig ist die Beachtung des Eigenschutzes → sorgfältige Entsorgung kontaminierter eigener und fremder Kleidung, Einsatzmaterialien, abschließende Geräte- und Fahrzeugreinigung.

Reizgasvergiftung

ICD10: T59.9

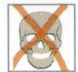

- über Atemwege (z.B. Ammoniak, Chlorwasserstoff, Arsenverbindungen, Tränengas, nitrose Gase und chemische Kampfstoffe): bei Verbrennen von Zelluloid, autogenem Schweißen, Reinigen von Metallen mit Salpetersäure etc., bei Verkehrsunfällen, Bränden

Angaben:

- Atemnot, Hustenreiz, Würgereiz, Schwächegefühl, Schwindel, Schmerz hinter dem Brustbein

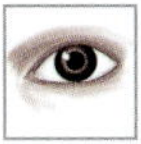

- Anschwellen der Mund-Rachenschleimhaut
- Atemstörung bis Atemstillstand
- evtl. Symptome des Lungenödems, s.S. 114

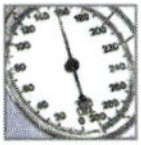

- Puls tachykard, evtl. arrhythmisch
- Sauerstoffsättigung vermindert
- Blutdruckabfall
- Blutzuckertest

Basismaßnahmen:

- evtl. Rettung
- Beruhigung
- Lagerung:

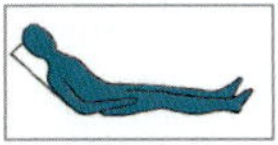

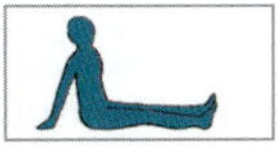

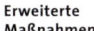

- Sauerstoffgabe, ggf. Beatmung
- Wärmeerhaltung
- ständige Atem-, Puls-, EKG- und RR-Überwachung
- venöser Zugang: Infusion (kristalloide Lösung)

Erweiterte Maßnahmen:

- körperliche Untersuchung
- evtl. Intubation und Beatmung (PEEP)

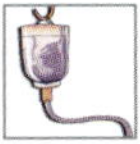

- Medikamente:
  - Sedierung, z.B. Midazolam (2–5 mg)
  - Entzündungshemmung, z.B. Prednisolon (250 mg)
  - Bronchialerweiterung, z.B. Fenoterol-/Ipratropium-Spray (2 Hübe),
    z.B. Theophyllin (200–300 mg)
  - bei Rauchgasinhalation: Hydroxocobalamin (2,5–5 g)

▼ Merke

- Reizgase mit schnellem Wirkungseintritt (an den oberen Luftwegen): z.B. Ammoniak, Fluor-, Brom-, Chlorwasserstoff: keine Langzeitbeobachtung notwendig.
- Reizgase mit verzögertem Wirkungseintritt (an den unteren Luftwegen): z.B. SO_2, Chlor-, nitrose Gase, Phosgen, Ozon: Langzeitbeobachtung (24 bis 36 Stunden) notwendig.

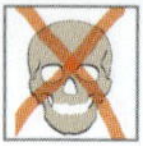

Methanolvergiftung (Methylalkohol)

ICD10: T51.1

- über Magen-Darm-Trakt
- Abbau zu Ameisensäure, die den Zellstoffwechsel blockiert (→ metabolische Azidose).

Angaben:
- Sehstörungen bis Sehuntüchtigkeit, Atemnot, Übelkeit

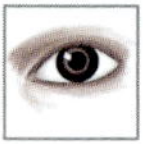

- Bewusstseinsstörung bis Bewusstlosigkeit
- evtl. Rauschzustände
- evtl. Krämpfe
- Atemstörung bis Atemstillstand
- weite, reaktionslose Pupillen
- halbleere bzw. leere Flaschen (z.B. Holzgeist, Karbinol, vergällter Alkohol, Lösungsmittel)

- Puls evtl. tachykard, bradykard, arrhythmisch

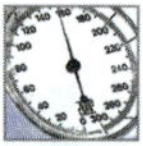

- Blutdruckabfall
- Blutzuckertest

Basismaßnahmen:
- Beruhigung
- Lagerung:

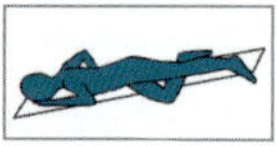

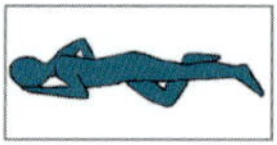

- Freimachen/ Freihalten der Atemwege
- Sauerstoffgabe, ggf. Beatmung
- Alkoholika: z.B. Kognak, Rum etc. (ca. 1 ml/kg KG) (Hemmung des Abbaus zu Ameisensäure)
- Giftbindung: med. Kohle, z.B. Kohle (1 g/kg KG)
- Gift sicherstellen
- Wärmeerhaltung
- ständige Atem-, Puls-, EKG- und RR-Überwachung
- venöser Zugang: Infusion (kristalloide Lösung)

Erweiterte Maßnahmen:
- körperliche und neurologische Untersuchung
- evtl. Intubation und Beatmung, Magenspülung
- ggf. Volumenersatz, z.B. Hydroxyethylstärke (500 ml)

▼ **Merke**
- Mit Methanolvergiftungen muss vor allem in sozialen Randgruppen (Ethylalkoholersatz) sowie bei Genuss von selbst gebrannten Alkoholika (Hausschnaps) gerechnet werden.
- In der Klinik erfolgt die Gabe von Fomepizol, einem spezifischen Antidot, zur Hemmung der Giftwirkung.

Alkoholvergiftung (Ethanol, Ethylalkohol, C_2H_5OH)

ICD10: F10.0

Angaben:

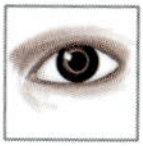

- Bewusstseinsstörung bis Bewusstlosigkeit
- evtl. Rauschzustand, Euphorie, Gewalttätigkeit
- evtl. Atemstörung
- Rötung der Augenbindehaut und des Gesichts
- evtl. Erbrochenes
- evtl. zusätzliche Schädigungen (Verletzung, Unterkühlung)

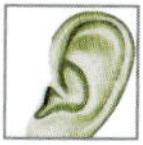

- lallende, verwaschene, abgehackte Sprache

- Puls tachykard, evtl. arrhythmisch
- evtl. kalter Schweiß
- Alkoholgeruch der Ausatemluft

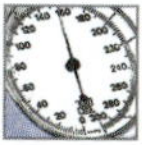

- Blutdruckabfall
- Temperaturabfall
- Blutzuckertest

Basismaßnahmen:

- Lagerung:
- Freimachen/Freihalten der Atemwege

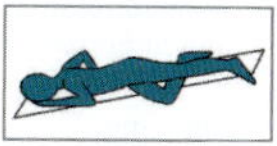

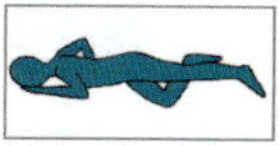

- Sauerstoffgabe, ggf. Beatmung
- Giftbindung: med. Kohle, z.B. Kohle (1 g/kg KG)
- Wärmeerhaltung
- ständige Atem-, Puls-, EKG- und RR-Überwachung
- venöser Zugang: Infusion (kristalloide Lösung) (+ 10 – 20 ml Glucose 40%)

Erweiterte Maßnahmen:

- körperliche und neurologische Untersuchung
- ggf. Volumenersatz, z.B. Hydroxyethylstärke (500 ml)

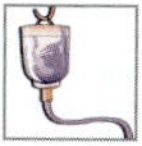

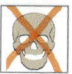

- Medikamente:
  - evtl. Sedierung, z.B. Midazolam (2 – 5 mg)
  - evtl. Psychosedämpfung, z.B. Haloperidol (5 mg)

▼ Merke
- Abschätzung Bier: ca. 30 – 60 g/l; Wein: ca. 80 – 100 g/l; Alkoholika: ca. 200 – 350 g/l. Gefahr bei Einnahme von über 2 g/kg KG.
- Alkoholabbau (nach verzögertem Beginn für die Resorption): ca. 0,1 ‰ pro Stunde bzw. 0,15 g/kg KG/Stunde, z.B. 10 g/Stunde.
- Vorsicht: Frauen und insbesondere Kinder haben eine niedrigere Alkoholtoleranz.

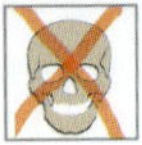

Medikamentenvergiftung

ICD10: T50.9

- über Magen-Darm-Trakt
- meist Schlaf- und Beruhigungsmittel

Angaben:
- Information durch Patienten bzw. Angehörige

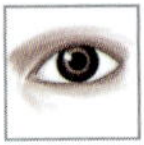

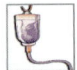

- Bewusstseinsstörung bis Bewusstlosigkeit
- Atemstörung bis Atemstillstand
- evtl. Zyanose
- evtl. enge Pupillen
- evtl. Krämpfe
- evtl. Erbrochenes
- evtl. Hautveränderungen

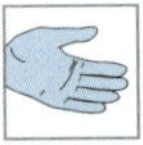

- Puls tachykard, evtl. arrhythmisch, kaum tastbar
- evtl. kalter Schweiß

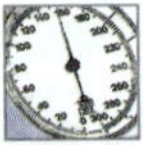

- Sauerstoffsättigung vermindert
- Blutdruckabfall
- Temperaturabfall
- Blutzuckertest

Basismaßnahmen:
- Lagerung:

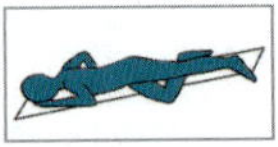

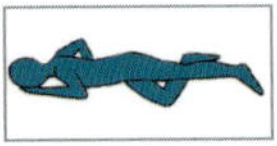

- Freimachen/Freihalten der Atemwege
- Sauerstoffgabe, ggf. Beatmung
- Giftbindung: med. Kohle, z.B. Kohle (1 g/kg KG)
- Tablettenschachteln, Erbrochenes etc. sicherstellen
- Wärmeerhaltung
- ständige Atem-, Puls-, EKG- und RR-Überwachung
- venöser Zugang: Infusion (kristalloide Lösung)

Erweiterte Maßnahmen:
- körperliche und neurologische Untersuchung
- evtl. Intubation und Beatmung, Magenspülung
- Volumenersatz, z.B. Hydroxyethylstärke (500 – 1.000 ml)

- Medikamente:
  - Ausschwemmung, z.B. Furosemid (20–40 mg)

▾ **Merke**
Häufig Kombination von Tabletten- und Alkoholvergiftung mit entsprechendem Mischbild.

Vergiftung durch Pflanzen(-teile)

ICD10: T62.2

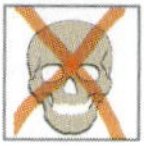

- meist über Magen-Darm-Trakt
- häufig Kinder (Eisenhut-Aconitum), ggf. Verwechslungen (Herbstzeitlose bzw. Maiglöckchen mit Bärlauch), Suizidversuche, Drogenersatzstoff (Engelstrompete-Datura)
- Vorrangig klären: Wovon (welche Pflanze, welche Teile),wann, wie viel aufgenommen wurde.

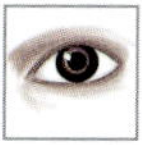

- Bewusstseinsstörung, evtl. Rauschzustand
- Hautrötung
- Pupillenerweiterung

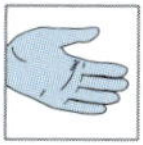

- Puls tachykard, , ggf. unregelmäßig
- Haut / Schleimhaut heiß, trocken
- Blutzuckertest

Basismaßnahmen:

- Beruhigung
- Lagerung:
- Freimachen/ Freihalten der Atemwege
- Sauerstoffgabe, ggf. Beatmung

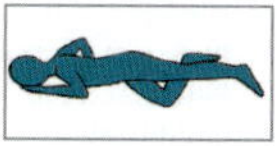

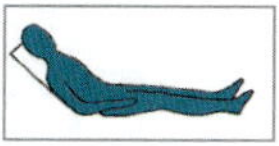

- Giftbindung: med. Kohle, z.B. Kohle (1 g/kg KG)
- ständige Atem-, Puls-, EKG- und RR-Überwachung, S_pO_2
- venöser Zugang: Infusion (kristalloide Lösung)

Erweiterte Maßnahmen:

- körperliche und neurologische Untersuchung
- evtl. Intubation und Beatmung,

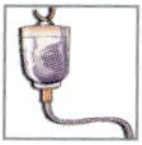

- Medikamente:
  - Hypotonie: kristalloide Lösung (z.B. 500–1.000 ml)
  - Herzrhythmusstörung: z.B. Lidocain (100 mg)
  - Erregungszustände durch Tollkirsche (Atropa belladonna), Bilsenkraut, Stechapfel, Engelstrompete:
    Sedierung, z.B. Midazolam (2–5 mg)
    Antidot: Physostigmin (0,03 mg/kg KG, z.B. 2 mg)

▼ **Merke**

- Zur Identifizierung der Pflanze unbedingt diese selbst, ggf. Teile (Blätter , Blüte, Früchte, Samen, etc.) mitnehmen.
- Foto der Pflanze kann zur Identifizierung an Giftzentrale gemailt werden.
- Die Mehrzahl der Vergiftungen durch Pflanzen in Haushalt oder Garten bleibt (zum Glück) auf Magen-Darm-Störungen beschränkt.
  Keine überzogenen Maßnahmen vor Ort, aber klinische Abklärung (ggf. weitere Absprache mit Giftnotrufzentrale).
- Ähnliche Vergiftungserscheinungen können z.B. durch LSD, Psilocybin und Cannabis (Haschisch, Marihuana) verursacht werden, Vorgehen ggf. wie bei Stimulanzien.

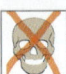

Vergiftung mit zentral stimulierenden Substanzen

Analeptika, z.B. Kokain, Amphetamine

ICD10: F15.0

– Freisetzung körpereigener Katecholamine mit zentralen und peripheren sympathomimetischen Effekten. Hohes Suchtpotenzial mit z.T. schneller Abhängigkeitsentwicklung.

Angaben:

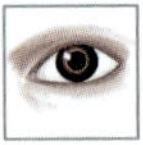

- Unruhe, Schlaflosigkeit, Erregungszustände, Depression, Panik
- Euphorie, Selbstüberschätzung
- Pupillenerweiterung, Augenzittern (Nystagmus)
- Mundtrockenheit
- Zittern, Gangstörungen, evtl. Krampfanfall

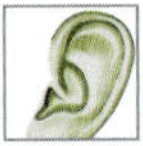

- Halluzinationen
- Übelkeit
- evtl. Angina-pectoris-Beschwerden
- vermindertes Hunger- und Durstgefühl

- Puls tachykard, evtl. arrhythmisch
- evtl. stehende Hautfalten
- Flüssigkeitsmangel

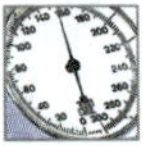

- Blutdruckanstieg, später Blutdruckabfall
- Blutzuckertest
- erhöhte Körpertemperatur, ggf. > 40 °C

Basismaßnahmen:

- Beruhigung
- Lagerung:
- Kühlung

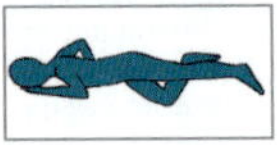

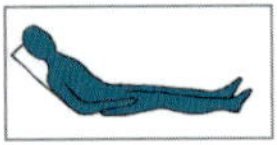

- Sauerstoffgabe
- ständige Atem-, Puls-, und RR-Überwachung, S_pO_2

Erweiterte Maßnahmen:

- beruhigendes Gespräch
- körperliche und neurologische Untersuchung
- venöser Zugang: Infusion (kristalloide Lösung)

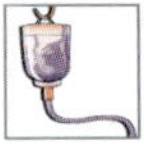

- Medikamente:
  - Sedierung, z.B. Midazolam (2–5 mg)
  - Blutdrucksenkung, z.B. Nitroglycerin-Spray (2–4 Hübe), Urapidil (10–50 mg)
  - Krampfdurchbrechung, z.B. Midazolam (5–15 mg)
  - ggf. Flüssigkeitsersatz, z.B. kristalloide Lösung (500–1.000 ml)

▼ **Merke**

- Zentral stimulierende Substanzen sind ggf. mit Zucker gestreckt und mit anderen Stoffen (Heroin, Koffein) vermischt (uneinheitliches Bild der Symptome).
- Zuführen von Weckaminen: rauchen, schnupfen, schlucken, aufgelöst trinken und intravenös. Wirkungseintritt nach 30 - 60 Minuten, Wirkdauer 4 - 6 Stunden.
- Ähnliche Vergiftungserscheinungen werden durch Halluzinogene vom LSD-Typ, Psilocybin-Pilzextrakte, Krötensekret und Stoffe vom Mescalin-Typ, verursacht.

Opioidvergiftung (z.B. Morphin, Heroin)

ICD10: F11.0

– über Magen-Darm-Trakt oder intravenös (Schmerzmittel, Drogen)

Angaben:
- Übelkeit, Harn- und Stuhlverhaltung

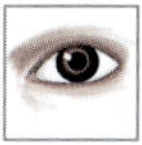

- Bewusstseinsstörung bis Bewusstlosigkeit
- evtl. Rauschzustand
- Atemstörung bis Atemstillstand (ohne Atemnot)
- stecknadelkopfgroße Pupillen
- Blässe, Zyanose
- evtl. Krämpfe

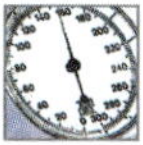

- Puls bradykard, kaum tastbar
- Sauerstoffsättigung stark vermindert
- Blutdruckabfall
- Temperaturabfall
- Blutzuckertest

Basismaßnahmen:
- Wachhalten, Auffordern zum aktiven Atmen
- Lagerung:

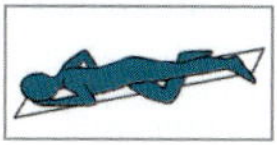

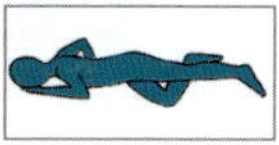

- Freimachen/Freihalten der Atemwege
- Sauerstoffgabe, ggf. Beatmung
- Giftbindung: med. Kohle, z.B. Kohle (1 g/kg KG)
- Gift sicherstellen
- Wärmeerhaltung
- ständige Atem-, Puls-, EKG- und RR-Überwachung
- venöser Zugang: Infusion (kristalloide Lösung)

Erweiterte Maßnahmen:
- körperliche und neurologische Untersuchung
- evtl. Intubation und Beatmung (Magenspülung)

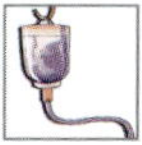

- Medikamente:
  • Antidot, z.B. Naloxon (0,1–0,4 mg)

▼ **Merke**
- Bei chronischem Opioidgebrauch kann es nach Gabe von Naloxon zu akuten Entzugserscheinungen kommen.
- In Einzelfällen sind Dosen bis zu 2 mg Naloxon zur Antagonisierung der Giftwirkung erforderlich.
- Sondersituation: Gammahydroxybuttersäure (GHB, Liquid Ecstasy, Somsanit®), = K.o.-Tropfen insbesondere in Kombination mit Opioiden: Atemstillstand.

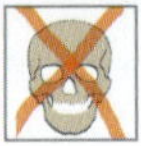

ICD10: T60.0

Pflanzenschutzmittel

(Organoalkylphosphatvergiftung, z.B. E 605®)

- über Haut, Atemwege und Magen-Darm-Trakt
- Blockiert den Abbau des Nervenüberträgerstoffs Acetylcholin: Nervenlähmung, Übererregung des Parasympathicus (Vagus).

Angaben:

- Sehstörungen, Atemnot, Bauchschmerzen, Übelkeit

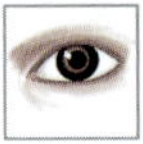

- Bewusstseinsstörung bis Bewusstlosigkeit
- Krämpfe
- enge Pupillen
- Atemstörung bis Atemstillstand
- Zyanose
- Tränenfluss und Schweißsekretion gesteigert
- Speichelfluss

- Puls bradykard, evtl. tachykard
- Muskelzuckungen, später Lähmungen

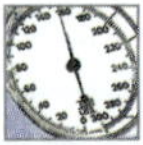

- Sauerstoffsättigung vermindert
- Blutdruckabfall, evtl. Blutdruckanstieg
- Blutzuckertest

Basismaßnahmen:

- Lagerung:

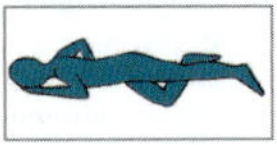

- Freimachen/ Freihalten der Atemwege
- Sauerstoffgabe, ggf. Beatmung
- Entfernen der Kleidung, Waschen
- Giftbindung: med. Kohle, z.B. Kohle (1 g/kg KG)
- Gift sicherstellen
- Wärmeerhaltung
- ständige Atem-, Puls- und RR-Überwachung, S_pO_2
- venöser Zugang: Infusion (kristalloide Lösung)

Erweiterte Maßnahmen:

- körperliche und neurologische Untersuchung
- großzügige Indikation zur Intubation, Beatmung und Magenspülung

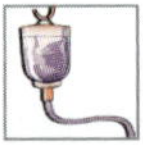

- Medikamente:
  - Vagusdämpfung Atropin (ca. 1 mg/kg KG) s.S. 64
  - evtl. Sedierung, z.B. Midazolam (2–5 mg)

▼Merke

- Während E 605® seit Jahren verboten ist, enthalten viele Pflanzenschutzmittel das gleich wirkende/giftige Dimethoat (z.B. Bi 58®).
- In der Klinik: Gabe von Obidoxim zur Reaktivierung der Acetylcholinesterase.

Blausäurevergiftung (Zyanide)

ICD10: T57.3

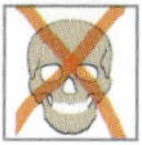

► s. a. Reizgasvergiftung S. 215

- über Magen-Darm-Trakt (Bittermandeln, Zyanid, Zyankali) oder über Atemwege (Blausäuregas)
- Zyanidverbindungen blockieren die sauerstoffabhängige Energiegewinnung in der Zelle (innere Atmung).

Angaben:

- Geruch nach Bittermandeln (bei Gas), Übelkeit, Hustenreiz, Kopfschmerzen, Atemnot, Magen-Darm-Beschwerden

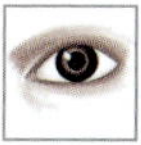

- Bewusstseinsstörung bis Bewusstlosigkeit
- Atemstörungen bis Atemstillstand
- weite Pupillen
- rosige Gesichtsfarbe

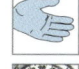

- Puls tachykard, arrhythmisch, evtl. Kreislaufstillstand
- Bittermandelgeruch (Ausatemluft, Erbrochenes)

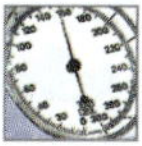

- Sauerstoffsättigung (S_pO_2) anscheinend normal bis erhöht
- Blutdruckanstieg, später Blutdruckabfall
- Blutzuckertest

Basismaßnahmen:

- evtl. Rettung (Blausäuregas) unter Beachtung der Eigensicherung (Atemschutz)
- Lagerung:

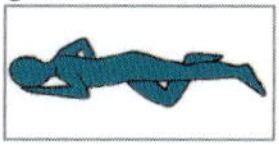

- Freimachen/Freihalten der Atemwege
- Sauerstoffgabe, ggf. Beatmung
- Giftbindung: med. Kohle, z.B. Kohle (1 g/kg KG)
- Gift sicherstellen
- Wärmeerhaltung
- ständige Atem-, Puls-, EKG- und RR-Überwachung, S_pO_2
- venöser Zugang: Infusion (kristalloide Lösung)

Erweiterte Maßnahmen:

- körperliche und neurologische Untersuchung
- evtl. Intubation und Beatmung (100% O_2), Magenspülung

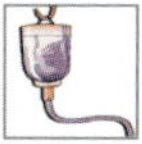

- Medikamente:
  - Antidota Hydroxocobalamin, Na-Thiosulfat, s.S. 64
  - evtl. Ausschwemmung, z.B. Furosemid (20–60 mg)

▼ Merke

Pulsoxymetriewerte (S_pO_2) nicht aussagefähig (Verkennung von Met-Hb als O_2-Hb) mit anscheinend günstiger Sättigungssituation.
Handschuhe zum Eigenschutz besonders wichtig.

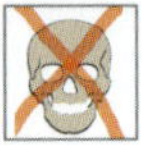

ICD10: T52.9

Vergiftungen durch Kohlenwasserstoffverbindungen

(z.B. Benzin, Lackverdünner, Petroleum, Benzol)

– über Haut (Benzol), Atemwege (Dämpfe) und Magen-Darm-Trakt (Flüssigkeiten)

Angaben:

- Übelkeit, Magenschmerzen, schwarzer Harn (bei Benzol), Schwindel, Sehstörungen

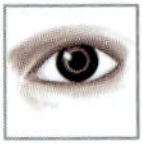

- Bewusstseinsstörung bis Bewusstlosigkeit
- Atemstörung bis Atemstillstand
- evtl. Rauschzustand
- Erbrochenes
- Ätzspuren in Mund und Rachen
- evtl. Hautrötung, Blasenbildung

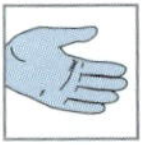

- Puls tachykard, arrhythmisch, evtl. Kreislaufstillstand

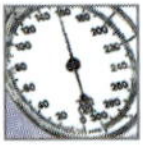

- Blutdruckabfall
- Blutzuckertest

Basismaßnahmen:

- Lagerung:

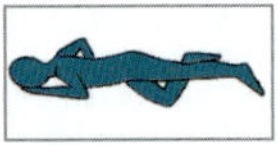

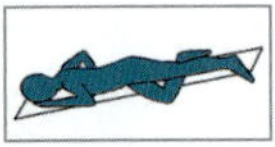

- Freimachen/ Freihalten der Atemwege
- Sauerstoffgabe, ggf. Beatmung
- kein Erbrechen auslösen (Aspirationsgefahr)
- Gummihandschuhe anziehen, Entfernen der Kleidung und Abwaschen der betroffenen Körperstellen (Benzol) mit Roticlean®
- Giftbindung: Paraffinöl (150 – 200 ml)
- Gift sicherstellen
- Wärmeerhaltung
- ständige Atem-, Puls-, EKG- und RR-Überwachung, S_pO_2
- venöser Zugang: Infusion (kristalloide Lösung)

Erweiterte Maßnahmen:

- körperliche und neurologische Untersuchung
- evtl. Intubation und Beatmung, Magenspülung

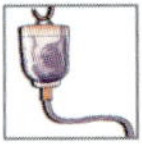

- Medikamente:
  - evtl. Sedierung, z.B. Midazolam (2 – 5 mg)

▼ **Merke**

Bei Inhalationsvergiftungen: Eigenschutz der Ersthelfer in Giftatmosphäre beachten!

Vergiftungen durch schaumbildende Substanzen

ICD10: T55

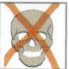

- über Magen-Darm-Trakt
- Wasch- und Spülmittel, meist Kinder

Angaben:

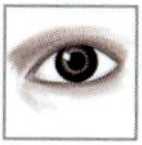

- Übelkeit, Bauchschmerzen, plötzlicher Durchfall
- Erbrochenes, evtl. Schaum
- Atemstörung bis Atemstillstand

Basismaßnahmen:

- Beruhigung (wichtig bei Kindern)
- kein Erbrechen auslösen
- keine Verdünnung (Wasser) durchführen
- Lagerung:
- Freimachen/ Freihalten der Atemwege

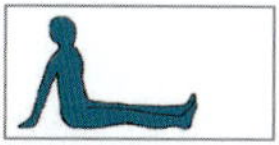

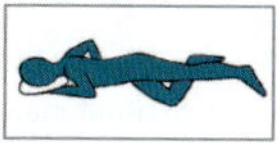

- Sauerstoffgabe, ggf. Beatmung
- Gabe von Entschäumern: z.B. Dimeticon® (1 ml/kg KG)
- Wärmeerhaltung
- ständige Atem-, Puls-, EKG- und RR-Überwachung, S_pO_2
- venöser Zugang: Infusion (kristalloide Lösung)

Erweiterte Maßnahmen:

- ggf. Intubation und Beatmung (Aspirationsgefahr)

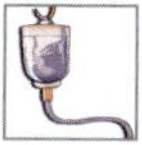

- Medikamente:
  - Sedierung, z.B. Midazolam (0,03–0,05 mg/kg KG) bzw. Diazepam rektal (5 mg/10 kg KG)

▼ **Merke**
- Aspiration von Schaum mit Schädigung der Atemwege.
- Gefährdung durch Tenside ist sehr gering, da toxische Substanzen heute kaum mehr in Wasch- und Spülmitteln enthalten sind.

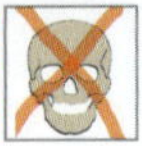

Säuren-Laugen-Verätzung

ICD10: T30.4

– Verätzung der Schleimhaut in Mund, Rachen, Ösophagus und Magen (meist Kinder).

Angaben:

– Schmerzen, Übelkeit

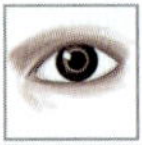

– Ätzstellen im Mund-Rachenraum sichtbar (Säuren)
– evtl. Krämpfe

– Puls tachykard

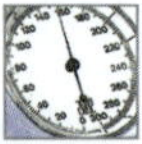

– evtl. Blutdruckabfall

Basismaßnahmen:

– Beruhigung (wichtig bei Kindern)
– kein Erbrechen auslösen
– Lagerung:

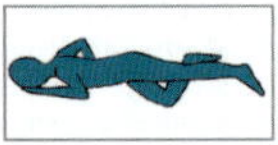

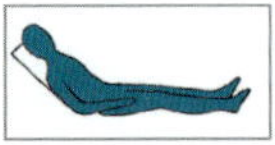

– Freimachen/Freihalten der Atemwege
– Sauerstoffgabe, ggf. Beatmung
– betroffene Haut und Schleimhaut mit viel Wasser (+ Roticlean®) abspülen
– reichliche Flüssigkeitszufuhr (z.B. Wasser, Säfte, Tee)
– Wärmeerhaltung
– ständige Puls-, EKG- und RR-Überwachung, S_pO_2
– Gift sicherstellen
– venöser Zugang: Infusion (kristalloide Lösung 10 - 20 ml/kg KG)

Erweiterte Maßnahmen:

– körperliche Untersuchung
– ggf. Intubation und Beatmung (bei Atemwegsschädigung)
– keine Magenspülung: Perforationsgefahr
– ggf. Volumenersatz, z.B. Hydroxyethylstärke (5 - 10 ml/kg KG)

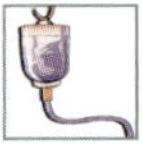

– Medikamente:
  • Schmerzbekämpfung, z.B. Morphin (5 – 10 mg)
  • Sedierung, z.B. Midazolam (3 – 5 mg) bzw. Diazepam rektal (5 mg/10 kg KG)
  • Entzündungshemmung, z.B. Prednisolon (250 mg)

▼ **Merke**

– Bei Augenbeteiligung: reichliche Spülung mit Isogutt® (250 ml).
– Säuren erzeugen typische bräunliche Schorfe, während Laugen glasig-verquollene Oberflächen erzeugen.

Lebensmittel- und Pilzvergiftung

ICD10: T62.8 / .0

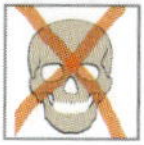

- durch verdorbene Lebensmittel, Giftpilze, giftige Beeren etc.

Angaben:

- Schwindel, Sehstörungen (Doppelsehen), heftiges Erbrechen und Durchfälle (meist erst nach Stunden), Kopfschmerzen, Bauchschmerzen, Wadenkrämpfe, Schluckbeschwerden, Heiserkeit und Speichelfluss

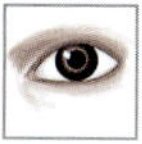

- Bewusstseinsstörung bis Bewusstlosigkeit
- Atemstörung bis Atemstillstand
- Erbrechen (nach Stunden, evtl. Tagen)
- Augenstörungen
- Pupillenstörungen
- meist Gruppenvergiftung (Familie)

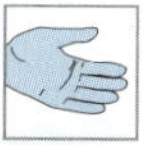

- Puls tachykard, kaum tastbar
- kalter, klebriger Schweiß
- evtl. Fieber

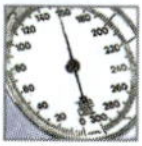

- Blutdruckabfall
- Blutzuckertest

Basismaßnahmen:

- Beruhigung
- Lagerung:
- Freimachen/ Freihalten der Atemwege

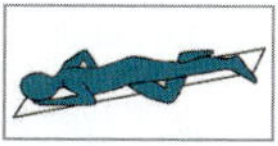

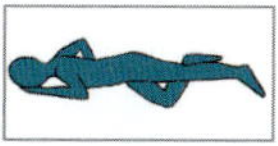

- Sauerstoffgabe, ggf. Beatmung
- Giftbindung: med. Kohle, z.B. Kohle (1 g/kg KG)
- Wärmeerhaltung
- ständige Atem-, Puls-, EKG- und RR-Überwachung, S_pO_2
- Essensreste, Erbrochenes etc. sicherstellen
- venöser Zugang: Infusion (kristalloide Lösung)

Erweiterte Maßnahmen:

- körperliche und neurologische Untersuchung
- evtl. Intubation und Beatmung, Magenspülung
- ggf. Volumenersatz, z.B. Hydroxyethylstärke (500 ml)

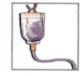

- Medikamente:
  - Sedierung, z.B. Midazolam (2–5 mg)

▼ **Merke**

Von Bedeutung ist die Verwechslung: Bärlauch – Maiglöckchen, da bei letzterem die Gabe von Digitalis-Fab Antidot möglich ist.

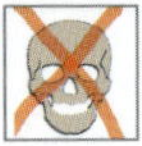

Giftbisse / Giftstiche

(z.B. Schlangen, Spinnen, Skorpione, Fluginsekten etc.)

ICD10: T63.8

- Neben der örtlichen Schädigung kann es je nach Gifttyp zu Störungen der Nervenfunktion (Lähmungen), Zerfall der (roten) Blutkörperchen und/oder Gerinnungsstörungen kommen. Jedoch besteht nur in Ausnahmefällen unmittelbare Lebensgefahr.

Angaben:

- Ereignis, Schmerzen, Sehstörungen, Übelkeit, Kribbeln im Mundbereich und den Extremitäten

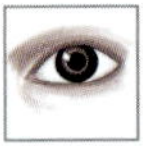

- Schwellung
- Bluterguss
- evtl. Muskelzucken
- evtl. Muskelschwäche

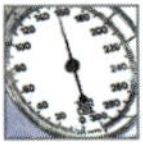

- evtl. Blutdruckabfall

Basismaßnahmen:

- Beruhigung
- Lagerung:

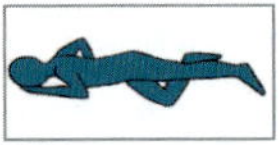

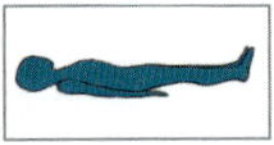

- Freimachen/ Freihalten der Atemwege
- Sauerstoffgabe, ggf. Beatmung
- Ruhigstellung der betroffenen Körperregion (in Herzhöhe), bandagieren, schienen, kühlen
- Wärmeerhaltung
- ständige Atem-, Puls-, EKG- und RR-Überwachung, S_pO_2
- venöser Zugang: Infusion (kristalloide Lösung)

Erweiterte Maßnahmen:

- körperliche und neurologische Untersuchung

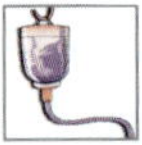

- Medikamente:
  - ggf. Volumenersatz, z.B. Voluven (500–1.000 ml)
  - Schmerzbekämpfung, z.B. Morphin (5–10 mg)
  - Sedierung, z.B. Midazolam (2–5 mg)
  - Entzündungshemmung, z.B. Prednisolon (250 mg)

▼ Merke

- Spezielle Informationen und Schlangengiftsera: Behringwerke, Frankfurt (Main), Tel. (069) 3055600 bzw. Münchner Giftnotruf (089) 19240.
- Keine Manipulationen (Ausdrücken, Aussaugen) an der Bissstelle zur Vermeidung einer Gifteinschwemmung.
- Schlangengift-Antidota: Vipera-Fab (europ. Vipern) und Cro-Fab (Klapperschlangen).
- **Sondersituation Zeckenbiss:** 1. Zecke mit feiner Pinzette »hautnah« fassen, 2. ca. 1 min sanft ziehen, bis Zecke »von alleine loslässt«, 3. nicht herausreißen oder -drehen.

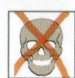

Eigene Notizen

Eigene Notizen

Notfallmedikamente

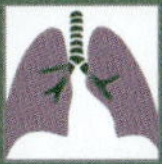

Atem-
störungen

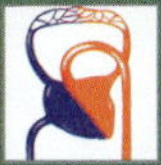

Herz-
Kreislauf-
Störungen

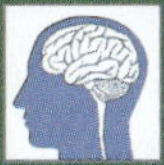

Schmerz-
bekämpfung

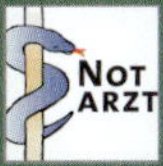

Narkose-
einleitung

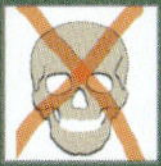

Spezielle
Notfälle

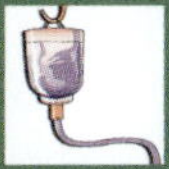

Infusions-
lösungen

Wenn auch die lebensrettenden Sofortmaßnahmen, z.B. Rettung und Lagerung des Patienten, Blutstillung, ggf. Beatmung und Herzdruckmassage, die Grundlage der Erstversorgung von Notfallpatienten bilden, so ist meist erst durch gezielte Anwendung bestimmter Medikamente eine Besserung und Stabilisierung der Situation möglich.

Der Übersichtlichkeit halber sind die Notfallmedikamente in sechs Gruppen eingeteilt, wobei es natürlich zu gewissen Überschneidungen kommt.

Grundsätzlich ist der Einsatz von Medikamenten ärztliche Maßnahme. Sondersituation: Notkompetenz, wenn ärztliche Hilfe nicht (rechtzeitig) erreichbar. Typischerweise in Betracht kommende Medikamente sind in folgendem Kapitel jeweils als solche gekennzeichnet. Örtliche Regelungen obliegen dem Ärztlichen Leiter Rettungsdienst.

▼ **Merke**

- Verfalldatum beachten! Typische Haltbarkeit: Plastikbeutel: 2 Jahre; Glasflaschen/ Ampullen: 5 Jahre.
- Stets auf sterile Handhabung achten.
- Als Eigenschutz kann eine 5-ml-Spritze (ohne Kolben) zum Ampullenöffnen verwendet werden.
- Falls nicht besonders gekennzeichnet, sind jeweils Dosierungen für Erwachsene (70 – 80 kg KG) angegeben.

Eigene Notizen

Adenosin

Adrekar®

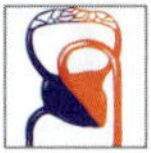

2-ml-Ampulle enthält 6 mg Adenosin (3 mg/ml).

Dosierung:
- 6 mg schnell als Bolus i.v., ggf. dann bis 2 x 12 mg schnell i.v.

Wirkweise:
- Hemmung des energiegewinnenden Zellstoffwechsels (Adenylatzyklase) mit Minderung der Aktivität des Sinus- und AV-Knotens
- Senkung der Herzfrequenz, AV-Blockierung, kurzfristige Asystolie
- Verringerung der AV-Überleitung
- Halbwertszeit < 10 sec

Indikation:
- regelmäßige Tachykardie mit schmalem QRS-Komplex
- supraventrikuläre Tachykardie mit Schenkelblock (breiter QRS-Komplex)

Nebenwirkung:
- Hautrötung
- Atemnot, Bronchospasmus
- Angina pectoris
- Bradykardie, Asystolie (vorübergehend), Extrasystolie
- Blutdruckabfall
- Kopfschmerzen, Übelkeit, Schwindel
- Wärmegefühl, Bewusstseinstrübung, Herzstolpern (Hinweis an Patienten geben)

Kontraindikation:
- Tachykardie mit Kreislaufinstabilität, Kardioversion durchführen
- kranker Sinusknoten, WPW-Syndrom
- Vorhofflattern, -flimmern
- AV-Block II und III
- Atemwegserkrankungen mit engen Bronchien

Alternativen:
- Verapamil, Metoprolol

Bemerkung!
- ▶ Einsatz von Adenosin nur in Reanimationsbereitschaft.
- ▶ Vorrangige Maßnahme bei Tachykardie mit schmalem QRS-Komplex ist ein Vagusmanöver (Valsalva, Karotisdruck).
- ▶ Adenosin ist wirkungslos bei Kammertachykardien auf der Basis von Vorhofflattern bzw. -flimmern.

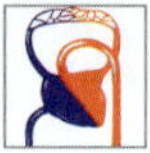

Sympathomimetikum:
z.B. Suprarenin®

Adrenalin (Epinephrin)

1-ml-Ampulle enthält 1 mg Adrenalin.
25-ml-Injektionsflasche enthält 25 mg Adrenalin.
Epinephrin Min-I-Jet® enthält 1 mg Adrenalin in 10 ml.

Dosierung:

- Herz-Kreislauf-Stillstand:
  1,0 mg (Erwachsene 10 ml 1 + 9 verd.) alle 3–5 min
- Anaphylaxie und kardiogener Schock:
  0,02–0,1 mg = 0,2–1 ml (1 + 9 verd.), ggf. wiederholen bzw. Adrenalin/Noradrenalin-Infusion
  jeweils evtl. nach 3–5 Minuten wiederholen bzw. Infusion
  (s. Verdünnung und Dosierung: Noradrenalin-Tabelle S. 263)

Wirkweise:

- Adrenalin wird im Nebennierenmark des Menschen gebildet
- Überträgerstoff im sympathischen Nervensystem
- Wirkung auf Alpha-Rezeptoren: Engstellung der peripheren Gefäße, z.B. von Muskulatur, Haut, Blutdruckanstieg
- Wirkung auf Beta-Rezeptoren: Beta-1 = Erhöhung der Herzkraft und -frequenz, Beta-2 = Erweiterung der Bronchien

Indikation:

- Herz-Kreislauf-Stillstand
- anaphylaktischer und kardiogener Schock
- Bradykardie
- AV-Block III

Nebenwirkung:

- Tachykardie
- erhöhter Sauerstoffverbrauch am Herzen
- Gefahr von Extrasystolen bis zum Kammerflimmern
- Pupillenerweiterung

Kontraindikation:

- Hypertonie
- tachykarde Herzrhythmusstörungen

Bemerkung!

- Im anaphylaktischen Schock vor der Gabe von Kortisonpräparaten: Volumen und Adrenalin zuführen.
- Adrenalin darf nicht gleichzeitig mit alkalisierenden Substanzen ($NaHCO_3$) zugeführt werden (Inaktivierung).
- Alternativ zur intravenösen Gabe kommt die intraossäre Gabe in Betracht, wenn nicht innerhalb von 2 min ein i.v.-Zugang zur Verfügung steht. Die frühere Empfehlung zur endotrachealen Gabe gilt nicht mehr.
- Inhalation von Adrenalin beim kindlichen Asthmaanfall: 5 mg in 3 ml Lösung über Vernebler in 10 min.
- Vasopressin bietet beim Kreislaufstillstand gegenüber Adrenalin keine Vorteile.

Ajmalin

Antiarrhythmikum: z.B. Gilurytmal 10®

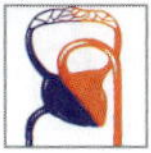

10-ml-Ampulle enthält 50 mg Ajmalin (5 mg/ml)

Dosierung:
- 25–50 mg langsam i.v. (5 mg/ml)

Wirkweise:
- Hemmung des Natriumeinstromes (Membranstabilisierung)
- Hemmung der Erregungsbildung und -ausbreitung (Klasse-Ia-Antiarrhythmikum)

Indikation:
- supraventrikuläre Tachykardie, besonders AV-Knoten-Reentry, WPW-Syndrom
- ventrikuläre Extrasystolie (Couplets, Salven)
- ventrikuläre Tachykardie

Nebenwirkung:
- Verminderung der Kontraktionskraft des Herzens (Blutdruckabfall)
- höhergradige AV-Blockierung
- QRS-Verbreiterung
- Bradykardie

Kontraindikation:
- Bradykardie
- Reizleitungsstörung, AV-Block
- Tachykardie infolge Herzdekompensation

Alternative:
- Adenosin,
  Amiodaron,
  Verapamil

Bemerkung!
- ▶ Ajmalin nicht mit Furosemid und Natriumbikarbonat zusammen injizieren (Ausfällung).
- ▶ Ajmalin hat eine kurze Wirkdauer, ggf. Nachinjektion bzw. kontinuierliche Zufuhr (Spritzenpumpe: 0,5–1mg/kg KG/h).

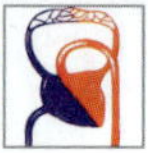

Antiarrhythmikum:
z.B. Cordarex®

Amiodaron

3-ml-Ampulle enthält 150 mg Amiodaron (50 mg/ml).

Dosierung:

- 300 mg, z.B. 6 ml sehr langsam i.v., ggf. weitere 150 mg, z.B. 3 ml i.v.

Wirkweise:

- Verlängerung der Aktions- und Repolarisationsphase durch Hemmung der Ionenströme
- Unterdrückung von Extrasystolen durch Membranstabilisierung

Indikation:

- Tachykardien mit schmalem QRS-Komplex (z.B. bei Vorhofflimmern)
- defibrillationsresistentes Kammerflimmern (nach dem dritten erfolglosen Schock)
- wegen der Vielzahl der Nebenwirkungen Beschränkung des Einsatzes auf unmittelbar lebensbedrohliche Herzrhythmusstörungen

Nebenwirkung:

- Verlängerung der Überleitungszeiten
- Bradykardie
- Überempfindlichkeitsreaktionen
- Gefäßweitstellung
- Venenreizung

Kontraindikation:

- AV Block II. und III. Grades
- schwere Schilddrüsenüberfunktion
- Hypokaliämie
- Betablocker-, Kalziumantagonisten-Therapie

Bemerkung!

- ▸ Es können (unter Narkose) atropinresistente Bradykardien und Überleitungsstörungen auftreten.
- ▸ Nicht zusammen mit anderen Antiarrhythmika verwenden.
- ▸ Steht bei defibrillationsresistentem Kammerflimmern kein Amiodaron zur Verfügung, kann hilfsweise Lidocain eingesetzt werden.

ASS

Analgetikum / Thrombozytenaggregationshemmer:
z.B. Aspirin i.v. 500 mg®

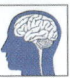

1 Injektionsflasche enthält 0,9 g DL-Lysinmonoacetylsalicylat entspr. 0,5 g Acetylsalicylsäure; Trockensubstanz zu lösen mit 5 ml Aqua für Injektionszwecke (100 mg/ml).

Dosierung:
- 250–500 (–1.000) mg langsam i.v.

Wirkweise:
- Hemmung der Prostaglandinsynthese
- Schmerzlinderung
- Fiebersenkung
- Entzündungshemmung
- Hemmung der Thrombozytenaggregation

Indikation:
- leichte bis mittelschwere Schmerzzustände
- akute Thrombosen, Embolien
- akutes Koronarsyndrom

Nebenwirkung:
- Magenbeschwerden
- Magen-Darm-Blutungen
- Überempfindlichkeitsreaktionen, z.B. Bronchospasmus, Hautreaktionen

Kontraindikation:
- schwere Nierenfunktionsstörung
- Magen-Darm-Geschwüre
- ausgeprägte Blutungsneigung, z.B. durch gleichzeitige Behandlung mit anderen gerinnungshemmenden Arzneimitteln
- evtl. Asthma bronchiale
- evtl. Spätschwangerschaft

Alternative:
- orale ASS-Gabe (Kautabletten)
- als Schmerzmittel: Metamizol (Novaminsulfon)

Bemerkung!
- ▶ Die Wirkung von Diuretika, z.B. Furosemid, wird vermindert.
- ▶ Für die Notfallmedizin sind die Nebenwirkungen abgesehen vom Problem des Einsatzes bei Patienten mit Magengeschwüren von nur untergeordneter Bedeutung.
- ▶ Keine Anwendung bei Kindern < 12 Jahren, Risiko des Reye-Syndroms mit anhaltendem Erbrechen.

Anticholinergikum: Atropinum sulfuricum

Atropin

a) 1-ml-Ampulle enthält 0,5 mg Atropinum sulfuricum (0,5 mg/ml).
b) 10-ml-Ampulle enthält 100 mg Atropinum sulfuricum (10 mg/ml).

Dosierung:
a) 0,5–3 mg i.v. (1-ml-Ampulle), z.B. 1–6 ml i.v.
b) 5–10 mg zu Beginn i.v. (10-ml-Ampulle), z.B. 0,5–1 ml i.v.

Wirkweise:
- Hemmung der Wirkung des am parasympathischen Nervenende freigesetzten Acetylcholins auf das Erfolgsorgan (Parasympathikolyse bzw. Vagolyse)
- Steigerung der Herzfrequenz
- Hemmung der Speichel-, Schleim- und Schweißsekretion
- Verminderung des Tonus der glatten Muskulatur
- Erweiterung der Pupillen

Wirkeintritt :
- 1–2 min, Wirkdauer: 30–60 min

Indikation:
a) – Sinusbradykardie
– Vagusdämpfung bei Intubation
b) – Vergiftung mit Alkylphosphaten, z.B. E 605®

Nebenwirkung:
- Tachykardie, Arrhythmie
- Akkommodationsstörungen (schlechte Anpassung des Auges auf Nah- und Fernsehen)
- Pupillenerweiterung (Mydriasis)
- Mundtrockenheit
- Harnverhalt

Kontraindikation:
- Tachykardie
- akutes Glaukom (grüner Star)

Bemerkung!
- Therapie einer **Atropin-Intoxikation:** Physostigmin® (0,03 mg/kg KG), ggf. Metoprolol (2,5–5 mg) s.S. 257 und Sedierung: Midazolam (2–5 mg) s.S. 258.
- Die früher praktizierte Gabe von Atropin (bis 3 mg i.v.) wird beim Kreislaufstillstand durch Asystolie und PEA nicht mehr empfohlen.

Butylscopolamin

Spasmolytikum: z.B. Buscopan®

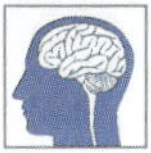

1-ml-Ampulle enthält 20 mg N-Butylscopolaminiumbromid (20 mg/ml).

Dosierung:
- 20–40 mg langsam i.v. z.B. 1–2 ml i.v.

Wirkweise:
- Hemmung der Parasympathikus-(Vagus-)Wirkung auf die glatte Muskulatur des Magen-Darm-Trakts, der Gallen- und der ableitenden Harnwege → krampflösende Wirkung
- Verlangsamung der Magenentleerung

Indikation:
- krampf- und kolikartige Schmerzen, z.B. Gallenkolik, Nierenbeckenkolik

Nebenwirkung:
- Blutdruckabfall
- Tachykardie
- Mundtrockenheit
- Pupillenerweiterung
- Akkommodationsstörung (schlechte Anpassung der Augen auf Nah- und Fernsehen)
- Lichtempfindlichkeit
- Harnverhaltung

Kontraindikation:
- Glaukom (grüner Star)
- Tachyarrhythmie
- Stenosen im Magen-Darm-Trakt

Bemerkung!
- ▶ Um die klinische Diagnostik nicht zusätzlich zu erschweren, sollte Butylscopolamin nicht bei unklarem (akutem) Abdomen oder Abdominaltrauma verwendet werden. Hier sollte ausschließlich ein Analgetikum (z.B. Metamizol) verwendet werden, nachdem ein genauer Befund erhoben (und dokumentiert) wurde.
- ▶ Die durch Opioide ausgelöste Engstellung der Gallenwegsgänge wird durch Butylscopolamin aufgehoben.
- ▶ Butylscopolamin wirkt nicht bei Koliken im (unteren) Harnleiter, hier Einsatz von Nitroglycerin empfohlen.

Sympathomimetikum:
z.B Akrinor ®

Cafedrin/Theodrenalin

2-ml-Ampulle enthält 200 mg Cafedrin und 10 mg Theodrenalin (100 mg/5mg/ml)

Dosierung:

- 0,5–1 ml i.v., ggf. wiederholen

Wirkweise:

Kreislaufaktivierung:
- durch Erhöhung der Pumpleistung des Herzens
- durch Engstellung der (venösen) Blutgefäße

Indikation:

- Hypotonie durch vegetative Störungen, z.B. vasovagale Synkope (Kombination mit Atropin)
- relativer Volumenmangel durch Fehlverteilung, z.B. Hitzesynkope
- kurzzeitige Überbrückung eines akuten Volumenmangels

Nebenwirkung:

- Tachykardie oder Bradykardie
- Herzklopfen
- pektangiöse Beschwerden
- Atemstimulation

Kontraindikation:

- echter Volumenmangel
- Hypertonie
- Glaukom
- koronare Herzerkrankung

Alternative:

- Noradrenalin-Infusion

Bemerkung!

- ▶ Beim echten Volumenmangel hat Cafedrin/Theodrenalin nur vorübergehende Wirkung. Es verschleiert dann den tatsächlichen Volumenmangel. Hier hat eine dem Volumenverlust entsprechende, ausreichende Infusion von kolloidalen Volumenersatzmitteln, z.B. Hydroxyethylstärke, zu erfolgen.
- ▶ Enthält Natriumdisulfit als Lösungsvermittler: Vorsicht bei Patienten mit Neigung zu Überempfindlichkeitsreaktionen.

Diazepam

Benzodiazepin: z.B. Valium MM®

Notkompetenz

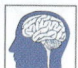

2-ml-Ampulle enthält 10 mg Diazepam (5 mg/ml).

Dosierung:
- Nach Indikation und Wirkung:
  5–20 mg i.v. (Sedierung), z.B. 1–4 ml i.v.,
  bis 60 mg i.v. (Durchbrechung eines Krampfanfalles),
  z.B. 6–12 ml i.v.

Wirkweise:
- beruhigend, angstlösend
- Verminderung des Muskeltonus
- Herabsetzung der Krampfneigung

Indikation:
- Angst-, Erregungs- und Unruhezustände
- zerebrale Krampfanfälle (evtl. bis zum Status epilepticus)
- in Kombination mit Schmerzmittel (z.B. Morphin)

Nebenwirkung:
- Blutdruckabfall
- Atemdepression
- Benommenheit, Schwindel
- bei älteren Patienten paradoxe Erregungs- und Verwirrtheitszustände möglich

Kontraindikation:
- deutlich eingeschränkte Atemfunktion
- Myasthenia gravis (sehr seltene Erkrankung mit Störung der Erregungsübertragung an den Nervenendplatten der Muskulatur)

Alternative:
- Midazolam

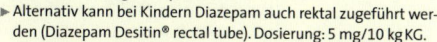

Bemerkung!

Notkompetenz

- ▶ Bei psychiatrischen oder neurologischen Notfällen, z.B. Epilepsie, können deutlich höhere Dosen (bis 60 mg) notwendig werden.
- ▶ Wirkverstärkung in Kombination mit Alkohol und Psychopharmaka.
- ▶ Wegen der möglichen Atemdepression und des Blutdruckabfalls entsprechende Überwachung und Sicherung der Vitalfunktionen. Langsam spritzen.
- ▶ Alternativ kann bei Kindern Diazepam auch rektal zugeführt werden (Diazepam Desitin® rectal tube). Dosierung: 5 mg/10 kg KG.
- ▶ Vorsicht: Diazepam sollte nicht zusammen mit anderen Medikamenten (z.B. Furosemid) injiziert werden (Inaktivierung bzw. Ausfällung).
- ▶ Mögliche Therapie einer Diazepam- (bzw. **Benzodiazepin**-) **Intoxikation:** Flumazenil (initial 0,2 mg, dann jede Minute 0,1 mg bis zum Aufwachen des Patienten).

Antihistaminikum: z.B. Fenistil®

Dimetinden

4-ml-Ampulle enthält 4 mg Dimetindenmaleat (1 mg/ml).

Dosierung:
- 0,1 mg/kg KG, z.B. 7–8 ml langsam i.v.

Wirkweise:
- Hemmung der Histaminfreisetzung (Antihistaminikum, H1-Blocker)
- Herabsetzung der Gefäßdurchlässigkeit
- Minderung des Juckreizes

Indikation:
- Überempfindlichkeitsreaktionen, z.B. Hautrötung, Juckreiz
- allergische Erkrankungen, z.B. Heuschnupfen, Hautallergie
- Vermeidung von Überempfindlichkeitsreaktionen in Kombination mit Glukokortikoiden, z.B. Prednisolon

Nebenwirkung:
- Übelkeit
- Müdigkeit
- Mundtrockenheit

Kontraindikation:
- Glaukom
- Harnverhaltung

Alternative:
- Clemastin

Bemerkung!
- Wirkungsverstärkung von Beruhigungsmitteln, Narkosemitteln, Schmerzmitteln und Alkohol.
- Im Zweifelsfall auch bei leichteren allergischen Reaktionen (Schweregrad I und II) zusätzlich Glukokortikoide, z.B. Prednisolon (25–125 mg).
- Bei Reaktionen der Schweregrade III und IV ist Adrenalin das Mittel der ersten Wahl. Zusätzlich sofortige Schnellinfusion, z.B. kristalloide Lösung (s.S. 268).
- Therapie einer **Antihistaminika-Intoxikation:** meist (Klein-) Kinder betroffen, Erregungszustände, Krämpfe: Physostigmin (0,5–1 mg i.v.).

Dobutamin

Sympathomimetikum: z.B. Dobutrex®

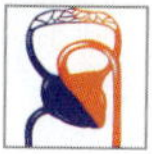

Ampulle enthält 250 mg Dobutaminpulver, in 50 ml auflösen (5 mg/ml). Nur mit Spritzenpumpe zuführen!

Dosierung:
- 2–15 µg/kg KG/min i.v. kontinuierlich (s. Tabelle).

Wirkweise:
- Beta-Rezeptorenstimulation: Erhöhung der Herzkraft und -frequenz, Erweiterung der Bronchien und Blutgefäße

Indikation:
- ausgeprägte Herzleistungsschwäche, insbesondere kardiogener Schock
- akute Herz-Kreislauf-Insuffizienz, z.B. septischer Schock

Nebenwirkung:
- Tachykardie
- Herzrhythmusstörungen, z.B. Extrasystolen
- Verminderung der peripheren Durchblutung
- Erhöhung des Sauerstoffverbrauches des Herzens
- Angina pectoris

Kontraindikation:
- Volumenmangelschock
- tachykarde Herzrhythmusstörungen
- Asthma bronchiale Anfall

Bemerkung!
- ▶ Vor Behandlungsbeginn Volumenmangel ausschließen.
- ▶ Wichtig: Unter Dobutamin-Behandlung ständig Herzfrequenz/-rhythmus (Monitor) und Blutdruck kontrollieren!
- ▶ Leichte Rosafärbung der Lösung ist unbedenklich.
- ▶ Ggf. Reserve-Spritzen, abhängig von Dosierung und Einsatzzeit, bereithalten.

Dosierungstabelle für Dobutamin (250 mg in 50 ml, 5 mg/ml; Infusionsmenge: ml/Stunde)

Körpergewicht / Dosis: (µg/kg KG/min)	20 kg	50 kg	60 kg	70 kg	80 kg	90 kg	100 kg	120 kg	150 kg
2,5	0,6	1,5	1,8	2,1	2,4	2,7	3,0	3,6	4,5
5,0	1,2	3,0	3,6	4,2	4,8	5,4	6,0	7,2	9,0
7,5	1,8	4,5	6,0	6,3	7,2	8,1	9,0	10,8	13,5
10,0	2,4	6,0	7,2	8,4	9,6	10,8	12,0	14,4	18,0
12,5	3,0	7,5	9,0	10,5	12,0	13,5	15,0	17,5	22,5
15,0	3,6	9,0	10,8	12,6	14,4	16,2	18,0	21,6	27,0

Notkompetenz

Hypnoanalgetikum: Ketanest S®

Esketamin

5-ml-Ampulle enthält 25 mg Esketamin (5 mg/ml).

Dosierung:
- 0,1–0,25 mg/kg KG i.v. (Analgesie), z.B. 1,5–4 ml i.v.
- 0,5–1 mg/kg KG i.v. (Anästhesie, Status asthmaticus), z.B. 8–15 ml i.v.

Wirkweise:
- Schmerzausschaltung
- Sedierung
- Schutzreflexe und Spontanatmung bleiben erhalten
- Verlust des Bewusstseins, Narkose
- stimulierender Effekt auf Herz-Kreislauf-System

Indikation:
- Schmerzbekämpfung und Sedierung, insbesondere bei Volumenmangelschock, eingeklemmten Patienten o.Ä.
- Narkoseeinleitung
- Status asthmaticus

Nebenwirkung:
- Zunahme des Sauerstoffverbrauchs
- Hirndrucksteigerung, wenn keine Beatmung erfolgt
- Steigerung der Herzfrequenz, des Herzminutenvolumens, des Blutdrucks
- Wehenauslösung
- vermehrte Speichelsekretion
- vereinzelt Alpträume (bei älteren Patienten und Kindern)

Kontraindikation:
- Herzinfarkt
- erhöhter Hirndruck, z.B. bei Schädel-Hirn-Trauma
- Hypertonie
- Eklampsie

Bemerkung!
- Zur Minderung der Speichelsekretion: Gabe von Atropin (0,5–1 mg).
- Wegen des schnellen und sicheren Wirkungseintritts kann S-Ketamin auch ausnahmsweise z.B. bei Kindern (2–4 mg/kg KG) intramuskulär verabreicht werden, wenn nicht schnell genug ein venöser Zugang angelegt werden kann.
- Opioide (z.B. Fentanyl, Morphin), Benzodiazepine (z.B. Midazolam), Barbiturate (z.B. Thiopental), Muskelrelaxanzien (z.B. Vecuronium) verlängern die Wirkdauer.
- Während Ketamin aus der Mischung (Razemat) von links- und rechtsdrehenden Isomeren der Substanz besteht, sind in Esketamin ausschließlich linksdrehende, nebenwirkungsärmere Isomeren enthalten.
- Neben dem hier angesprochenen Esketamin in genannter Konzentration von 5 mg/ml werden von verschiedenen Herstellern auch andere Konzentrationen, z.B. 25 mg/ml angeboten.

Etomidat

Hypnotikum: z.B. Hypnomidate®

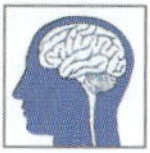

10-ml-Ampulle enthält 20 mg Etomidat (2 mg/ml).

Dosierung:
- 0,15–0,30 mg/kg KG, z.B. 10–20 ml i.v.

Wirkweise:
- zentral angreifendes, kurz wirksames Narkotikum
- Wirkungseintritt nach 30–60 sec, Wirkdauer 3–5 min
- geringe Atemdepression
- geringe Beeinflussung des Herz-Kreislauf-Systems
- Senkung des Hirndrucks
- Krampfdurchbrechung

Indikation:
- Einleitung einer Narkose
- Intubation
- Kardioversion
- Status epilepticus

Nebenwirkung:
- unkontrollierte Bewegungen (Fibrillieren, Zucken) einzelner oder mehrerer Muskelgruppen (Vermeidung durch Vorinjektion von Fentanyl und/oder Midazolam)
- Venenschmerzen bei der Injektion
- Übelkeit, Erbrechen

Kontraindikation:
- Säuglinge < 6 Monate
- Schwangerschaft

Alternative:
- Propofol

Bemerkung!
- ▶ Etomidat sollte nur unter Narkosebedingungen (Intubation, Beatmung) angewendet werden.
- ▶ Etomidat hat keine analgetische Wirkung → zur Narkoseführung (z.B. beim Polytrauma) nur in Kombination mit einem Schmerzmittel, z.B. Fentanyl (0,1–0,2 mg), verwenden.
- ▶ In seltenen Fällen kann es nach Anwendung von Etomidat zu einem Versagen der Produktion bestimmter körpereigener Hormone kommen (akute Nebennierenrindeninsuffizienz).
- ▶ Etomidat sollte gundsätzlich nicht gleichzeitig mit anderen Medikamenten, insbesondere Furosemid, Thiopental®, Diazepam und Katecholaminen (Dobutamin, Dopamin, Adrenalin) injiziert werden (Ausfällung bzw. Inaktivierung).
- ▶ Lagerung bei max. 25 °C.

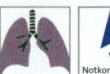

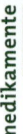

Notkompetenz

Betasympathomimetikum und Vagolytikum: z.B. Berodual N®

Fenoterol/Ipratropium Dosieraerosol

1 Hub Spray enthält 0,05 mg Fenoterol und 0,02 mg Ipratropiumbromid.

Dosierung:
- 1–2 Hübe, ggf. wiederholen nach 5 min

Wirkweise:
- Fenoterol: Beta-2-Stimulation:
  Weitstellung der Bronchien, Gefäße und der glatten Muskulatur
  Hemmung der Freisetzung von Substanzen, die eine Engstellung der Atemwege auslösen
- Ipratropiumbromid: Parasympathikolyse bzw. Vagolyse
  Hemmung der Wirkung des am parasympathischen Nervenende freigesetzten Acetylcholins auf das Erfolgsorgan

Indikation:
- Asthma bronchiale
- Krankheitsbilder mit enggestellten Atemwegen
- ausnahmsweise: Wehenhemmung

Nebenwirkung:
- Unruhe, Zittern
- Herzklopfen, Beklemmungsgefühl
- Tachykardien
- Blutdrucksteigerung
- Sehstörungen

Kontraindikation:
- Tachykardie, Arrhythmie
- Schilddrüsenüberfunktion
- frischer Herzinfarkt

Alternative:
- Fenoterol,
  Salbutamol,
  Terbutalin,
  Reproterol

Bemerkung!
▶ Fenoterol/Ipratropium ist die Kombination vom Anticholinergikum bzw. Vagolytikum Ipratropiumbromid und dem weit verbreitet eingesetzten Betasympathomimetikum Fenoterol und deshalb wirksamer als die Einzelsubstanzen.

Fentanyl

Opioid-Analgetikum

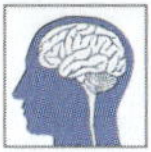

2-ml-Ampulle enthält 0,1 mg Fentanyl (0,05 mg/ml),
10-ml-Ampulle enthält 0,5 mg Fentanyl (0,05 mg/ml).

Dosierung:

- Anästhesie: Initial 5,0 µg/kg KG, z.B. 7 ml
- Analgesie: bis zu 1,5 µg/kg KG i.v., z.B. 1–2 ml

Wirkweise:

- zentrale Schmerzhemmung und Sedierung (Besetzung des µ-Opioid-Rezeptors)
- Wirkeintritt nach 2 min, Wirkdauer 20–30 min

Indikation:

- Schmerzbekämpfung
- Narkoseführung
- Langzeitsedierung (gemeinsam mit Propofol)

Nebenwirkung:

- Sedierung
- Atemdepression bis Atemstillstand
- Blutdruckabfall
- Miosis
- Bradykardie
- Übelkeit
- Brustkorbstarre

Kontraindikation:

- Krankheitszustände, bei denen eine Dämpfung des Atemzentrums vermieden werden muss (z. B. Kontraindikation für Intubation)
- nicht ausgeglichener Volumenmangel (Dosis vermindern)

Alternative:

- Morphin, in der Klinik: Sufentanil, Remifentanil, Alfentanil

Bemerkung!

- ▶ Einsatz vor allem im Rahmen einer Narkoseeinleitung.
- ▶ Kombination mit Metamizol möglich.
- ▶ Ständige Überwachung von Atmung und Kreislauf.
- ▶ Antagonisierung durch Naloxon.
- ▶ Einsatz auch in der Schwangerschaft möglich.

Diuretikum: z.B. Lasix®

Furosemid

2-ml-Ampulle enthält 20 mg Furosemid,
4-ml-Ampulle enthält 40 mg Furosemid (10 mg/ml).

Dosierung:

- 5–10–20–40 mg i.v., je nach Schweregrad und Wirkung, z.B. 0,5–4 ml i.v.

Wirkweise:

- Hemmung der Natriumrückresorption in der Niere → vermehrte Ausscheidung von Wasser
- Erhöhung der Nierendurchblutung
- Gefäßerweiterung → venöses Angebot an das Herz sinkt → Entlastung des Herzens

Indikation:

- Lungenödem
- schwere Überwässerung
- hypertone Krise
- forcierte Diurese (bei Intoxikationen)

Nebenwirkung:

- erhöhte Ausscheidung aller Elektrolyte (K^+, Na^+, Cl^-, Ca^{++}, Mg^{++})
- bei längerer Gabe → Hypokaliämie (Abfall der K^+-Konzentration im Serum)
- Thrombosegefahr durch Zunahme des Hämatokrit
- Blutdruckabfall

Kontraindikation:

- Anurie (Harnausscheidung unter 100 ml/d) durch nierenschädigende Substanzen
- prärenales Nierenversagen (z.B. Volumenmangel)
- postrenales Nierenversagen (Abflussbehinderung, z.B. durch Nierenstein)
- Kaliummangelzustände
- Schwangerschaft

Bemerkung!

- ▶ Die Therapie der akuten Linksherzinsuffizienz erfolgt wegen der meist vorbestehenden Bluteindickung mit Nitroglycerin.
- ▶ Furosemid zunächst nicht höher als 40 mg dosieren, um nicht eine überschießende Ausscheidung mit Volumenmangel bzw. Bluteindickung entstehen zu lassen.
- ▶ Bei gleichzeitiger Gabe von Furosemid und Digitalispräparaten ist mit erhöhter Arrhythmierate (Hypokaliämie) zu rechnen.

Vorsicht!

Bei Patienten mit Prostatavergrößerung kann es zu akuter Überdehnung der Blase kommen.

Glucose 40%

Kohlenhydrat: Glukose

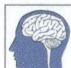

Notkompetenz

10-ml-Ampulle enthält 4 g Glukose (0,4 g/ml).

Dosierung:

- 3–5 Ampullen initial = 12–20 g Glucose, z.B. 30–50 ml i.v., weitere Dosierung nach Wirkung (s. unten)

Wirkweise:

- Anheben des Blutzuckerspiegels
- unmittelbar nach Injektion kommt es zum Einstrom von Glukose in die Zellen (vor allem im Gehirn) und so zur Besserung der Symptome

Indikation:

- Hypoglykämie, BZ unter 45 mg/dl (3,3 mmol/l)

Nebenwirkung:

- Venenreizung (hochkonzentrierte Lösung: deshalb nur parallel zur laufenden Infusion, z.B. kristalloide Lösung, injizieren)

Kontraindikation:

- nachgewiesene Hyperglykämie, BZ über 100 mg/dl (8,3 mmol/l)

Bemerkung!

- ► Zeichen der akuten Unterzuckerung (Hypoglykämie): Schwächegefühl, nervöse Unruhe, Zittern, Schwitzen, Heißhunger, später Schläfrigkeit bis zur Bewusstlosigkeit, Krämpfe s.S. 78f.
- ► Regel: Bei jedem komatösen Patienten Blutzuckerbestimmung mit einem Teststreifen.
- ► Insbesondere bei Patienten mit chronischem Alkoholgenuss und bei insulinpflichtigen Diabetikern ist mit Hypoglykämien zu rechnen.
- ► 1 g Glukose (2,5 ml Glucose 40%) steigert den Serumblutzucker beim Erwachsenen rein rechnerisch um ca. 10 mg/dl.

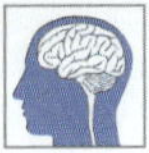

Antipsychotikum: z.B. Haldol®

Haloperidol

1-ml- Ampulle enthält 5 mg Haloperidol (5 mg/ml).

Dosierung:
- Übelkeit: 0,5 mg, z.B. 0,1 ml i.v.
- Antipsychose: 5–10 mg, z.B 1 ml langsam i.v.

Wirkweise:
- Neuroleptikum mit stark antipsychotischer, stark antiemetischer und gering sedierender Wirkung
- Wirkungseintritt nach ca. 10 min, Wirkdauer ca. 5–8 Std.

Indikation:
- Erregungszustände, auch bei z.B. alkoholisierten Patienten
- akute Psychosen
- Übelkeit

Nebenwirkung:
- Verkrampfung der Muskulatur
- Speichelfluss
- Sedierung
- Blutdruckabfall
- Tachykardie

Kontraindikation:
- Epilepsie
- Morbus Parkinson
- komatöse Zustände
- QT-Zeit-Verlängerung im EKG

Alternative:
- Promethazin

Bemerkung!

▶ Vorsicht bei Kombination mit Alkohol, Opioiden und zentraldämpfenden Pharmaka → Wirkungsverstärkung.

Heparin

Antithrombotikum: z.B. Liquemin N 5.000®

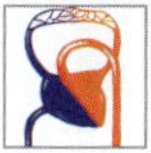

0,5-ml-Ampulle enthält 5.000 I.E. Heparin-Natrium.

Dosierung: 5.000–10.000 I.E. i.v., z.B. 0,5–1 ml i.v.

Wirkweise:
- Hemmung der Gerinnungsfähigkeit des Blutes
- Hemmung der Thrombozytenaggregation (Zusammenballung der Blutplättchen)
- Förderung der Fibrinolyse (Auflösung von Blutgerinnseln)

Indikation:
- Thrombose-/Embolieprophylaxe
- Akutphase des Herzinfarktes, z.B. vor Thrombolyse
- Lungenembolie

Nebenwirkung:
- Haut-, Schleimhautblutungen
- Thrombozytenabfall
- Verlängerung der Blutungszeit
- Bradykardie

Kontraindikation:
- Blutungsneigung
- Magen-Darm-Geschwüre
- schwere Leber-, Nieren-, Bauchspeicheldrüsenerkrankungen

Bemerkung!
- ▶ Bei gleichzeitiger Gabe von Thrombozytenaggregationshemmern, z.B. ASS, Dextran, verstärkte Blutungsgefahr.
- ▶ Verminderung der Heparinwirkung durch Digitalis, z.B. Metildigoxin.
- ▶ Therapie einer **Heparinüberdosierung:** Protaminsulfat (1 ml Protamin 1.000 »Roche«® je 1.000 I.E. Heparin).
- ▶ Dunkle Verfärbung der Lösung ist unbedenklich.

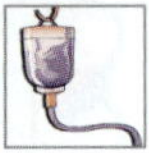

kolloidales Volumenersatzmittel:
z.B. Voluven®, HyperHAES®

Hydroxyethylstärke (HES)

500-ml-Beutel enthält 6% Hydroxyethylstärke (Substitutionsgrad 0,4, mittl. Molekulargewicht 130.000).

Dosierung:
- je nach Volumenverlust bis zu 33 ml/kg KG initial, z.B. 500–1.500 ml i.v.

Wirkweise:
- Ersatz von verlorenem Blutvolumen
- die in 500 ml enthaltenen 30 g Stärke binden ca. 600 ml Wasser
- gleichmäßiger Volumeneffekt von 100% über 4 Stunden

Indikation:
- Blutverluste (nach innen und außen)
- Volumenmangelschock

Nebenwirkung:
- Verlängerung der Blutungszeit
- allergische Reaktionen (selten)

Kontraindikation:
- schwere Blutgerinnungsstörungen
- manifeste Niereninsuffizienz
- dekompensierte Herzinsuffizienz
- schwere Lebererkrankungen

Bemerkung!
- ► Geringeres Risiko von (schweren) allergischen Reaktionen als bei älteren Volumenersatzmitteln; dennoch sollten die ersten 20–50 ml Hydroxyethylstärke langsam und unter sorgfältiger Beobachtung des Patienten infundiert werden.
- ► Während die früher übliche Lösung von HAES 200 6% mit einem mittleren, aber stärker streuenden Molekulargewicht von 200.000 einem schnellen Abbau unterlegen war, hat Hydroxyethylstärke durch seinen Substitutionsgrad von 0,4 einen Plateaueffekt über 4 Stunden.

HyperHAES®
- 250-ml-Beutel enthält 6% Hydroxyethylstärke 200/0,5 in NaCl 7,2%.
- Einmalige Bolusgabe von ca. 4 ml/kg KG innerhalb 2–5 min.
- Intitialtherapie akuter Volumenmangelzustände, z.B. durch Blutung (Small Volume Resuscitation).
- Durch schlagartige Erhöhung der Elektrolytkonzentration im Blut (NaCl 7,2%) kommt es zum Flüssigkeitseinstrom aus dem Intrazellulärraum und dem Interstitium in die Blutbahn (Volumenexpansion vierfach) über 30–60 min.

Lidocain

Antiarrhythmikum: z.B. Xylocain®

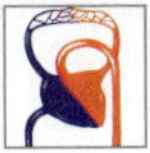

5-ml-Ampulle (2%) enthält 100 mg Lidocain (20 mg/ml).

Dosierung:
- initial: 0,5–1 mg/kg KG, z.B. 100 mg i.v., evtl. 50 mg nachinjizieren (nach 10 min), maximal 3 mg/kg KG
- als Lokalanästhetikum 40–60 mg subkutan

Wirkweise:
- Verlangsamung des Natriumeinstromes an der Zellmembran (Membranstabilisierung)
- Verzögerung der Reizbildung, Reizfortleitung und Reizausbreitung
- bevorzugte Wirkung auf die Herzkammer

Indikation:
- ventrikuläre Extrasystolen
- Kammerflimmern
- Digitalisintoxikation
- Lokalanästhesie
- ausnahmsweise im Asthmaanfall

Nebenwirkung:
- Blutdruckabfall
- Bradykardie
- AV-Block III. Grades
- Asystolie
- Schwindel
- Gefühlsstörungen
- Bewusstseinsstörungen
- Überdosierungszeichen: bei über 750 mg/h zu erwarten → Benommenheit, Muskelzuckungen bis zum Krampfanfall, Bewusstlosigkeit

Kontraindikation:
- AV-Block II. und III. Grades
- Bradykardie

Alternativ:
- bei Kammerflimmern Amiodaron (besser wirksam)

Bemerkung!
- ▶ Lidocain wird im Rahmen der Reanimation nur noch dann empfohlen, wenn Amiodaron nicht zur Verfügung steht.
- ▶ Lidocain wurde als örtliches Betäubungsmittel entwickelt und kann auch als solches eingesetzt werden, z.B. 2–3 ml subkutan zum Legen eines Venenkatheters bei nicht bewusstlosen Patienten.
- ▶ Bei Herz- und/oder Niereninsuffizienz sowie bei Patienten im Schock sollte die Dosis reduziert werden (0,5 mg/kg KG).

Elektrolytlösung $MgSO_4$

Magnesiumsulfat

10-ml-Ampulle (50%) enthält 5 g Magnesiumsulfat (entspricht 20,25 mmol bzw. 40,55 mval; dies entspricht 493 mg »reinem« Magnesium 2+).

Dosierung:

- 1–2 g (2–4 ml) i.v. langsam über 1–2 min, Wiederholung möglich nach 10–15 min

Wirkweise:

- membranstabilisierend
- antiarrhythmisch
- hemmt die Plättchenaggregation
- unterdrückt neuromuskuläre Erregbarkeit
- spasmolytisch
- wehenhemmend

Indikation:

- Torsade de pointes (Sonderfall einer Kammertachykardie)
- hypertensive Krise bei Eklampsie
- Tachykardien bei Magnesiummangelzuständen
- Digoxinvergiftung

Nebenwirkung:

- Bradykardie
- periphere Gefäßerweiterung
- bei zu schneller Injektion Übelkeit, Erbrechen, Kopfschmerzen, Kribbeln, Schwindel, Schwitzen

Kontraindikation:

- kardiale Überleitungsstörung
- schwere Niereninsuffizienz
- Magnesiumspiegel über 2,5 mmol/l

Bemerkung!

- ▶ Dosierungsempfehlungen in der Literatur für »Magnesium« sind meistens auf Magnesiumsulfat 50%-Lösung bezogen; daneben gibt es auch eine 10%-Lösung.
- ▶ Magnesiummangelzustände treten häufig zusammen mit niedrigen Kalium-, Natrium- und Kalziumspiegeln, z.B. bei Diuretika-Dauertherapie, auf.
- ▶ Bei PEA kann ggf. auch die Gabe von Calcium 10% (10 ml i.v.) sinnvoll sein.

Metamizol
(= Novaminsulfon)

Analgetikum, Antipyretikum:
z.B. Novalgin®

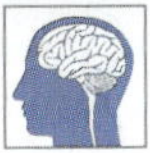

5 ml Ampulle enthält 2,5 g Metamizol (0,5 g/ml).

Dosierung:
- Erwachsene: 1,5–2,5 g (z.B. 3–5 ml),
  Kinder (über 3 Monate) 10–15 mg/kg KG langsam i.v.

Wirkweise:
- zentrale Schmerzlinderung
- Fiebersenkung

Indikation:
- leichtere Schmerzzustände, z.B. Kopfschmerzen, Zahnschmerzen, Schmerzen des Bewegungsapparates
- Knochen- und Weichteilverletzungen
- kolikartige Schmerzen, z.B. Gallenkolik (Nierenkolik)
- Fieber

Nebenwirkung:
- Blutdruckabfall
- allergische Reaktion bis zum anaphylaktischen Schock
- Gefahr der Knochenmarkschädigung

Kontraindikation:
- Pyrazolonallergie (Medikamentenübergruppe, zu der Metamizol und eine Reihe von Rheumamitteln gehören)

Alternative:
- Metamizol anderer Hersteller, ASS, Paracetamol (Kinder)

Bemerkung!

- ▶ Metamizol eignet sich vor allem zur Behandlung von Schmerzen nach Knochen- und Weichteilverletzungen, ggf. auch in Kombination mit Opioiden und/oder Sedativa.
- ▶ Wegen der Gefahr akuter Nebenwirkungen (Blutdruckabfall) sollte Metamizol nur bei streng gestellter Indikation gegeben werden, zumal zur sicheren Schmerzausschaltung in der Notfallmedizin fast immer Opioide erforderlich sind.
- ▶ Günstig erscheint die Kombination mit einem Spasmolytikum, z.B. Butylscopolamin bei Gallen- (und Nieren)koliken.

Antiarrhythmikum: z.B. Lanitop®

Metildigoxin

2-ml-Ampulle enthält 0,2 mg Metildigoxin (0,1 mg/ml).

Dosierung:
- 0,2–0,4 mg langsam i.v., abhängig von vorangegangener Digitalisbehandlung, z.B. 2–4 ml i.v.

Wirkweise:
- Förderung der Kontraktionskraft des Herzens (positive Inotropie)
- Abnahme der Herzfrequenz (dem Herzen steht in der Diastole zur Füllung mehr Zeit zur Verfügung)
- Hemmung der AV-Knoten-Überleitung (Vorhof → Kammer)

Indikation:
- tachykarde Rhythmusstörungen mit schmalem QRS-Komplex, z.B. Vorhofflattern mit schneller Überleitung

Nebenwirkung:
- Extrasystolien (insbesondere ventrikulär) und Kammerflimmern, vor allem bei Hypokaliämie
- Bradykardie
- EKG-Veränderung (bogige ST-Streckensenkung)
- Verlangsamung der atrioventrikulären Überleitung bis zur AV-Blockierung

Kontraindikation:
- AV-Blockierung II. und III. Grades
- Volldigitalisierung
- bevorstehende Kardioversion
- Vorsicht bei Hypokaliämie

Alternative:
- Digoxin

Bemerkung!

▶ Vorsicht bei niereninsuffizienten Patienten, da bei ihnen Digitalispräparate nur vermindert ausgeschieden werden. Gefahr der Digitalisvergiftung. Symptome: Erbrechen, Farbensehen, Doppelbildersehen, Benommenheit, Halluzinationen.

▶ Therapie einer **Digitalis-Intoxikation:**
bei Bradykardie: Atropin (0,5–2 mg)
bei (ventrikulärer) Tachykardie, Extrasystole: Lidocain (50–100 mg)
Verstärkung der Digitaliswirkung durch:
- Kalzium
- Diuretika, z.B. Furosemid
- Glukokortikoide, z.B. Prednisolon.

Metoprolol

Betasympatholytikum: z.B. Beloc®

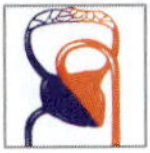

5-ml-Ampulle enthält 5 mg Metoprolol (1 mg/ml).

Dosierung:
- 2,5–10 mg langsam i.v. (1 mg/min), z.B. 2,5–10 ml i.v.

Wirkweise:
- Beta-Rezeptorenblocker
- Verminderung des Sympathikuseinflusses an Herz, Kreislauf und Bronchien
  - a) Beta-1-Blockade: (vor allen Dingen)
    - Senkung der Herzfrequenz und -kraft → Blutdrucksenkung
    - Verminderung des Sauerstoffverbrauchs am Herzen
  - b) Beta-2-Blockade: (nur bei höherer Dosierung)
    - Erhöhung des peripheren Widerstandes
    - Erhöhung des bronchialen Strömungswiderstandes

Indikation:
- supraventrikuläre Tachykardie
- absolute Tachyarrhythmie
- Vorhofflimmern, Vorhofflattern mit schneller Überleitung
- Angina pectoris
- frischer Herzinfarkt ohne Herzinsuffizienz

Nebenwirkung:
- Blutdruckabfall
- Senkung des Herzminutenvolumens
- Erhöhung des Atemwiderstandes
- Vorsicht bei Asthmatikern: Durch Gabe von Betablockern kann Asthmaanfall ausgelöst werden.

Kontraindikation:
- manifeste Herzinsuffizienz
- AV-Block II. und III. Grades
- Atemwegserkrankungen mit engen Atemwegen
- bradykarde Herzrhythmusstörungen
- Hypotonie

Alternative:
- Esmolol

Bemerkung!
- ▶ In Verbindung mit Betablockern wird die Wirkung von Antidepressiva, Beruhigungsmitteln, Antihypertensiva erhöht.
- ▶ Metoprolol darf auf keinen Fall mit Kalziumantagonisten, z.B. Verapamil, kombiniert werden.
- ▶ Therapie einer **Betablocker-Intoxikation:** Glucagon (5 mg i.v.), Calcium 10% (10 ml), Atropin (0,5–3 mg), ggf. Adrenalin-Dobutamin-Noradrenalin-Infusion.

Benzodiazepin: z.B. Dormicum®

Midazolam

1-ml-Ampulle enthält 5 mg Midazolamhydrochlorid (5 mg/ml).
3-ml-Ampulle enthält 15 mg Midazolamhydrochlorid (5 mg/ml).
5-ml-Ampulle (Midazolam V 5): 5 mg Midazolamhydrochlorid (1 mg/ml).

Dosierung:
- nach Indikation und Wirkung
- Sedierung: 0,01–0,05 mg/kg KG, z.B. 1–3 mg
- Krampfunterbrechung: 0,15–0,2 mg/kg KG, z.B. 10–15 mg

Wirkweise:
- Dämpfung des Zentralnervensystems
- beruhigend, angstlösend
- Anhebung der Krampfschwelle

Indikation:
- Erregungszustand
- zerebraler Krampfanfall

Nebenwirkung:
- Blutdruckabfall
- Atemdepression
- paradoxe Reaktionen (Erregungszustände)

Kontraindikation:
- deutlich eingeschränkte Atemfunktion
- Myasthenia gravis (sehr seltene neurologische Erkrankung mit Störung der Erregungsübertragung an den Nervenendigungen in der Muskulatur)

Alternative:
- Diazepam

Bemerkung!
- ▶ Midazolam ist eng mit Diazepam verwandt, hat aber eine wesentlich kürzere Wirkdauer (< 60 min) und ersetzt es deshalb zunehmend in der Klinik und im Rettungsdienst.
- ▶ Bei versehentlicher intraarterieller Injektion Nekrosegefahr.
- ▶ Therapie einer **Benzodiazepin-Intoxikation:** Flumazenil (initial 0,2 mg, dann jede Minute 0,1 mg bis zum Aufwachen des Patienten).

Vorsicht!

Verwechslungsgefahr:
Midazolam wird von verschiedenen Herstellern in unterschiedlichen Konzentrationen und Ampullengrößen angeboten.

Morphin

Opioid

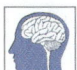

1-ml-Ampulle enthält 10 mg Morphinum hydrochloricum.
Verdünnen!
1-ml-Ampulle + 9 ml NaCl 0,9% = 10 ml Lösung (1 mg/ml).

Dosierung:
- 3–10 mg langsam i.v., z.B. 3–10 ml i.v.

Wirkweise:
- hemmt im Großhirn die Schmerzempfindung
- macht gleichgültig
- senkt Druck in der Lungenschlagader
- Maximum der Wirkung nach 15–30 min, Wirkdauer 3–5 Std.

Indikation:
- schwere Schmerzzustände, z.B. Herzinfarkt, Lungenembolie, schwer Verletzte
- Lungenödem

Nebenwirkung:
- zentrale Atemhemmung
- Pupillenverengung
- Bewusstseinstrübung
- Hemmung des Hustenreflexes
- Auslösung von Übelkeit und Erbrechen
- Histaminfreisetzung
- Gefäßerweiterung mit Blutdruckabfall

Kontraindikation:
- Atemdepression, wenn keine Beatmung erfolgt
- kolikartige Schmerzen (hier Kombination mit Butylscopolamin bzw. Nitroglycerin erforderlich)

Alternative:
- Fentanyl

Bemerkung!

- ▸ Ständige Überwachung von Blutdruck und Atemfrequenz notwendig.
- ▸ Durch Vorspritzen eines brechreizhemmenden Mittels, z.B. Metoclopramid, können die Übelkeit und das Erbrechen vermindert werden.
- ▸ Bei schweren Schmerzzuständen hat es sich als günstig erwiesen, niedrige Dosen von Morphin (z.B. 5 mg i.v.) mit niedrigen Dosen sedierender Substanzen (z.B. Promethazin 25 mg) zu kombinieren.
- ▸ Vorsicht bei Patienten mit Asthma bronchiale (Anfallauslösung).
- ▸ Kombination mit Metamizol und Butylscopolamin möglich.
- ▸ Antagonisierung durch Naloxon (0,1–0,4 mg) ggf. wiederholen.

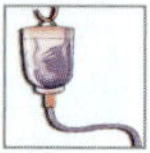

Isotonische Elektrolytlösung

NaCl 0,9%

10 ml Ampulle NaCl 0,9 % enthält 90mg NaCl, entsprechend 1,54 mmol Natrium und 0,77 mmol Chlorid.
500 ml Beutel NaCl 0,9 % enthält 4,5g NaCl, entsprechend 77 mmol Natrium und 38,5 mmol Chlorid.
pH Wert 4,5 – 7,0

Dosierung:
- je nach Flüssigkeitsmangel und Kreislaufverhältnissen, z.B. 10 – 20 ml/kg KG i.v.

Wirkweise:
- ersetzt Wasser und Elektrolyte des Extrazellulärraums: kristalloides Volumenersatzmittel
- dient der Lösung bzw. Verdünnung von Medikamenten

Indikation:
- Isotoner Flüssigkeitsersatz bei ausgeprägten Verlusten (Exsikkose), z.B. durch Erbrechen, Durchfall bzw. überschießende Diurese
- vorübergehender Volumenersatz
- Trägerlösung für Elektrolytkonzentrate und kompatible Medikamente

Nebenwirkung:
- bei bestimmungsgemäßem Gebrauch nicht zu erwarten

Kontraindikation:
- Hypernatriämie
- Hyperchlorämie
- Dekompensierte Herzinsuffizienz
- Volumenüberladung

Alternative:
- Ringer, Ringerlaktat, Ringeracetat, Ringermalat

Bemerkung!
- ▸ NaCl 0,9 % kann als vorübergehendes Volumenersatzmittel angewendet werden, muss bei ausgeprägtem Volumenmangel durch Hydroxyethylstärke-Lösung (kolloidaler Volumenersatz) ergänzt werden.
- ▸ Gegenüber kolloidalen Volumenersatzmitteln hat NaCl 0,9 % wie Ringerlaktat-Lösung den Vorteil, die Blutgerinnung nicht zu beeinträchtigen.

$NaHCO_3$ 8,4%

Puffersubstanz: Natriumbikarbonat

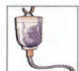

1 Infusionsflasche enthält 100 mmol Natriumbikarbonat in 100 ml Lösung, 1 ml = 1 mmol.
20-ml-Ampulle enthält 20 mmol Natriumbikarbonat in 20 ml Lösung, 1 ml = 1 mmol.

Dosierung:
- 0,5–1 mmol/kg KG, z.B. 30–70 ml i.v.
- Neugeborenenreanimation: 1 mmol/kg KG, evtl. kann die halbe Dosis nach 10 Minuten wiederholt werden.

Wirkweise:
- Dieser »körpereigene« Puffer bindet saure Wasserstoffionen, dabei entsteht Kohlensäure, die dann als Kohlendioxid (CO_2) über die Lunge abgeatmet wird.

Indikation:
- metabolische Azidose (z.B. bei Herz-Kreislauf-Stillstand)
- Hyperkaliämie
- Vergiftung mit trizyklischen Antidepressiva, z.B. Amitriptilin

Nebenwirkung:
- bei Überdosierung: metabolische Alkalose
- bei paravenöser Injektion: Gewebsschädigungen (Nekrosen)

Kontraindikation:
- Alkalose
- respiratorische Azidose
- Hypoventilation
- gleichzeitige Gabe von Kalzium → Ausfällung

Bemerkung!
- ▶ Bei der Gabe von $NaHCO_3$ muss auf eine ausreichende Atemfunktion geachtet werden, ggf. ist der Patient zu beatmen.
- ▶ Einzige Indikation im Bereich der außerklinischen Notfallmedizin ist der Herz-Kreislauf-Stillstand (Blindpufferung).
- ▶ Zurückhaltender Azidoseausgleich; eine Alkalose ist wegen der erschwerten Sauerstoffabgabe aus den Erythrozyten ungünstiger als eine leichte Azidose.
- ▶ $NaHCO_3$-Ampullen (Neugeborenen- bzw. Kinderreanimation) dürfen nur 1 : 1 verdünnt bzw. als Zusatz zu Infusionslösungen angewandt werden.
- ▶ Ist eine Blutgasanalyse möglich, so erhält der Patient $NaHCO_3$ nach folgender Formel:
  BE x kg KG x 0,3 = ml $NaHCO_3$ (BE = Bedarf an alkalischen Valenzen).
- ▶ $NaHCO_3$ darf nicht zusammen mit Katecholaminen (Dobutamin, Adrenalin, Cafedrin/Theodrenalin), Kalzium- und/oder Magnesiumionen (z.B. in der kristalloiden Lösung) zugeführt werden (Inaktivierung bzw. Ausfällung).

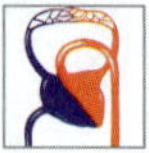

Notkompetenz

Koronardilatator:
z.B. Nitrolingual®

Nitroglycerinkapseln, -spray

1 Kapsel enthält 0,8 mg Nitroglycerin (Glycerol-Trinitrat).
1 Hub Spray enthält 0,4 mg Nitroglycerin (Glycerol-Trinitrat).

Dosierung:
- 0,8 mg (Spray unter die Zunge geben)

Wirkweise:
- Verminderung des venösen Rückstroms durch Weitstellung insbesondere der venösen Gefäße
- Senkung der Vorlast (Weitstellung im venösen System) und Nachlast (Weitstellung im arteriellen System) des Herzens
- Senkung des Tonus der glatten Muskulatur (Bronchien, Gallen-, Harnwege)

Indikation:
- akutes Koronarsyndrom
- Linksherzinsuffizienz (Lungenödem)
- hypertensive Krise
- Nierenkolik, evtl. Gallenkolik

Nebenwirkung:
- Blutdruckabfall
- Hautrötung, Wärmegefühl
- Übelkeit, Erbrechen
- Kopfschmerzen
- ggf. Tachykardie

Kontraindikation:
- Volumenmangel
- Hypotonie
- Einnahme von Potenzmitteln Typ Viagra® in den letzten 48 Stunden

Bemerkung!
- Häufige Blutdruckkontrolle notwendig, da insbesondere bei höherer Dosierung mit einem RR-Abfall gerechnet werden muss.
- Taktvolles Erfragen der Einnahme von Substanzen wie Sildenafil, Tadalafil, Verdenafil in den letzten 48 Stunden (fatale Blutdruckabfälle).
- Bei Verwendung von Spray ist auf eine richtige Anwendung zu achten (während der Einatmung unter die Zunge sprühen).
- Zur Kolik-Behandlung muss die Dosis deutlich höher (z.B. 4–6 Hübe) sein, damit größeres Risiko eines Blutdruckabfalles.
- Therapie einer **Nitroglycerin-** bzw. **Nitrat-Intoxikation:**
  - Volumenzufuhr: z.B. kristalloide Lösung (250–1.000 ml)
  - ggf. Hydroxyethylstärke.
- Intravenöse Nitroglycerin-Gabe (50 mg/50 ml) über Spritzenpumpe (1–10 mg/h).

Noradrenalin (= Norepinephrin) Sympathomimetikum: Arterenol®

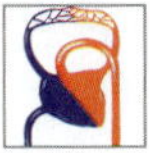

1-ml Ampulle enthält 1 mg Noradrenalin (1 mg/ml).

Dosierung:
- siehe Tabelle unten

Wirkweise:
- Wirkung auf Alpha-Rezeptoren: Engstellung der peripheren Gefäße, z.B. Muskulatur, Haut → Blutdruckanstieg
- Geringe Wirkung auf Beta-Rezeptoren: Steigerung der Herzkraft und -frequenz
- Wirkeintritt nach 0,5–1 min, Wirkdauer 3–5 min

Indikation:
- starker Blutdruckabfall (z.B septischer Schock)
- therapieresistente Hypotonie (Kreislaufinsuffizienz ohne Volumenmangel)
- Antidot bei Vasodilatatoren

Nebenwirkung:
- ventrikuläre Rhythmusstörungen bis zum Kammerflimmern
- pectangiöse Beschwerden
- Hautblässe
- Zittern

Kontraindikation:
- Supraventrikuläre Tachykardie
- Tachyarrhythmie
- Hypertonie

Bemerkung!
- ▶ Verabreichung ausschließlich über zentrale Venen.
- ▶ Nur mit Spritzenpumpe zuführen.
- ▶ Kombination Dobutamin bei ausgeprägter Hypotonie möglich.
- ▶ i.v. nur kurzfristig bei nicht Ansprechen auf andere Maßnahmen
- ▶ Von Dosis und Einsatzzeit abhängig, ggf. Reservespritze bereithalten.

Dosierungstabelle für Noradrenalin (5 mg in 50 ml, 0,1 mg/ml; Infusionsmenge: ml/Stunde)

Körpergewicht / Dosis: (µg/kg KG)	20 kg	50 kg	60 kg	70 kg	80 kg	90 kg	100 kg	120 kg	150 kg
0,1	1,2	3,0	3,6	4,2	4,8	5,4	6,0	7,2	9,0
0,2	2,4	6,0	7,2	8,4	9,6	10,8	12,0	14,4	18,0
0,3	3,6	9,0	10,8	12,6	14,4	16,2	18,0	21,6	27,0
0,5	6,0	15,0	18,0	21,0	24,0	27,0	30,0	36,0	45,0
0,7	8,4	21,0	25,2	29,4	33,6	37,8	42,0	50,4	63,0
0,8	9,6	24,0	28,8	33,6	38,4	43,2	48,0	57,6	72,0

Die Tabelle kann auch für die Dosierung von Adrenalin (5 mg/50ml) verwendet werden.

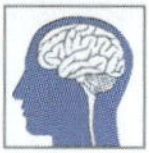

Analgetikum, Antipyretikum:
z.B. ben-u-ron®

Paracetamol
(= Acetoaminophen)

Suppositorien mit 125 mg (Säuglinge), 250 mg (Kleinkinder), 500 mg (Schulkinder), 1.000 mg (Jugendliche, Erwachsene), außerdem Tabletten und Kapseln zu 500 mg

Dosierung:

- 10–15 mg/kg KG, entspricht:

Kinder < 1 Jahr:	125 mg rektal
Kinder 1–5 Jahre:	250 mg rektal
Kinder 6–12 Jahre:	500 mg rektal
Erwachsene:	500–1.000 mg oral

Wirkweise:

- hemmt die Prostaglandinsynthese
- stark fiebersenkend, (schwach) analgetisch

Indikation:

- leichte bis mittelstarke, nichtentzündliche Schmerzen
- Fieber bzw. Fieberkrämpfe

Nebenwirkung:

- allergische Hautreaktionen
- Leberschäden bei Überdosierung

Kontraindikation:

- Überempfindlichkeit
- schwere Leber- und Nierenfunktionsstörung

Alternativen:

- Metamizol (stärker schmerzhemmend), Diclofenac, Ibuprofen (stärker entzündungshemmend)

Antidot:

- N-Acetylcystein

Bemerkung!

- ▸ Bereits 200–250 mg/kg KG können zu Lebernekrosen führen.
- ▸ Bei postoperativen Schmerzen steht Paracetamol auch i.v. zur Verfügung, z.B. Perfalgan® (10 mg/ml) Infusionslösung.

Prednisolon

Kortikosteroid: Solu Decortin H®

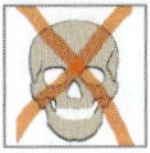

1-ml-Ampulle enthält 250 mg Prednisolon-21-hydrogensuccinat-Natrium, entspricht 186,7 mg Prednisolon, zu lösen in (mind.) 2 ml Aqua ad inject.

Dosierung:

- initial: 125–250 mg langsam i.v.

Wirkweise:

- entzündungshemmend
- Stabilisierung der Zellmembran
- Verbesserung der Mikrozirkulation und Gefäßerweiterung
- Erweiterung der Bronchien

Indikation:

- allergische Reaktionen
- anaphylaktischer Schock
- Reizgasinhalation
- schweres Asthma bronchiale

Nebenwirkung:

- Anstieg des Blutzuckerspiegels
- bei zu schneller Injektion: Venenreizung, Juckreiz, Übelkeit, Ohrgeräusche
- Blutdruckabfall

Kontraindikation:

- akute Infektionserkrankungen
- schwerer Diabetes mellitus
- Glaukom

Alternative:

- Methylprednisolon

Bemerkung!

- ▶ Wirkungseintritt frühestens nach 15–30 Minuten.
- ▶ Im anaphylaktischen Schock immer zuerst Sicherung der Atmung, Adrenalin und Flüssigkeitsinfusion.
- ▶ Wegen des günstigen Wirkungsspektrums eignet sich Prednisolon besser als die hochpotenten Glukokortikoide, z.B. Dexamethason, zur Behandlung des Asthma bronchiale.

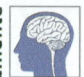

Neuroleptikum: z.B. Atosil®

Promethazin

2-ml-Ampulle enthält 50 mg Promethazin (25 mg/ml).

Dosierung:
- 12,5–75 mg, z.B. 0,5–3 ml langsam i.v.

Wirkweise:
- zentral dämpfend
- beruhigend, angstlösend
- antipsychotisch
- antiemetisch (brechreizmindernd)
- Verstärkung zentral wirkender Medikamente wie Schmerzmittel, z.B. Morphin

Indikation:
- Angst-, Erregungs- und Unruhezustände (auch bei älteren Patienten)
- akute Psychosen
- starkes Erbrechen (Schwangerschaftserbrechen)
- anhaltender Singultus (Schluckauf)

Nebenwirkung:
- Blutdruckabfall
- Hautreaktionen (Juckreiz)

Kontraindikation:
- Epilepsie
- M. Parkinson
- Phäochromozytom (adrenalin-/noradrenalinbildender Tumor)
- akute Lebererkrankungen
- akute Nierenerkrankungen

Bemerkung!
- ▸ Vorsicht bei Patienten, die bereits Beruhigungsmedikamente z.B. vom Hausarzt erhielten (Wirkungsüberlagerung).
- ▸ Günstig ist die Kombination von z.B. je 5 mg Morphin und 12,5–25 mg Promethazin bei akutem Myokardinfarkt.
- ▸ Promethazin ist eine Substanz aus der Gruppe der Neuroleptika (wie z.B. Haloperidol, Levopromazin), die im Gegensatz zu den Benzodiazepinen (z.B. Diazepam, Dikaliumchlorazepat, Oxazepam, Bromazepam) keine Abhängigkeit erzeugen können.
- ▸ Promethazin ist stärker sedierend als Haloperidol. Es eignet sich deshalb besser zur Erstbehandlung agitierter, psychotischer Patienten.
- ▸ Therapie einer **Neuroleptika-Intoxikation,** z.B. mit Promethazin, Haloperidol: **Biperiden** (2,5–5 mg) zur Beseitigung der extrapyramidalen Symptomatik.

Propofol

Hypnotikum: z.B. Disoprivan®

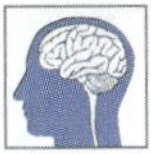

20-ml- Ampulle enthält 200 mg (10 mg/ml).

Dosierung:

- Narkoseeinleitung: 1,5–2,5 mg/kg KG langsam i.v., z.B. 7–14 ml
- Narkoseaufrechterhaltung: 0,25–0,5 mg/kg KG, z.B. 2–4 ml alle 5 min

Wirkungsweise:

- kurzwirksames Narkotikum ohne analgetische Wirkung
- Wirkungseintritt nach 30–45 sec, Wirkungsdauer ca. 5 min

Indikation:

- Narkoseeinleitung
- Intubation
- Langzeitsedierung (in Kombination z.B. mit Fentanyl)

Nebenwirkung:

- Atemdepression bis Atemstillstand
- Blutdruckabfall
- Senkung des Hirndrucks (durch Verminderung der Hirndurchblutung)
- spontane Bewegungen, Muskelzuckungen
- Venenschmerzen bei der Injektion (Vermeidung durch Beimischung von Lidocain 1%, z.B. 2 ml in 20 ml Propofol)

Kontraindikation:

- Kreislaufinsuffizienz
- nicht ausgeglichene Hypovolämie (Dosis vermindern)

Bemerkung!

- ▶ Vorsicht bei Einnahme von Antihypertonika, Antidepressiva: → Blutdruckabfall
- ▶ Einsatz auch in der Schwangerschaft möglich (z.B. Eklampsie).
- ▶ Lagerung bei max. 25° C
- ▶ Neben der 1%-Lösung (200 mg in 20 ml) wird (zur Verminderung der Fettzufuhr) vor allem in der Intensivmedizin eine 2%-Lösung verwendet.

Notkompetenz

Kristalloide Lösung:
Vollelektrolytlösung

Ringerlaktat (= RL)

Zusammensetzung: 500-ml-Beutel (nach DAB 7):
Natrium = 130 mmol/l
Kalium = 5,4 mmol/l
Kalzium = 3,7 mmol/l
Chlorid = 111,7 mmol/l
Laktat = 27,2 mmol/l

Dosierung:
- initial »Bolus«: 10 ml/kg KG, z.B. 700–1.000 ml i.v. je nach Flüssigkeitsmangel und Kreislaufverhältnissen, ggf. wiederholen

Wirkweise:
- Vollelektrolytlösung
- ersetzt Wasser und Elektrolyte des Extrazellulärraums

Indikation:
- Flüssigkeits- und Elektrolytverluste durch Erbrechen, Durchfall, Darmverschluss, Verbrennung
- primäres Volumenersatzmittel (insbesondere bei Säuglingen und Kleinkindern)
- Trägerlösung für Medikamente
- zum Offenhalten von peripheren und/oder zentralen Venenzugängen

Nebenwirkung:
- primär Vergrößerung des in der Blutbahn vorhandenen Flüssigkeitsvolumens mit sekundärer Verschiebung in den Zwischenzell- und Zellraum mit der Gefahr des Ödems

Kontraindikation:
- dekompensierte Herzinsuffienz
- Volumenüberladung

Alternative:
- NaCl 0,9%, Ringer-Lösung, Ringer-Malat, Ringer-Acetat

Bemerkung!
- Ringerlaktat-Lösung sollte, wenn sie vorübergehend als Volumenersatzmittel verwendet wird, wegen der kurzen Halbwertszeit und der Gefahr des Zellödems (z.B. Hirnödem) bald durch ein kolloidales Volumenersatzmittel, z.B. Hydroxyethylstärke, ergänzt werden.
- Der Laktatanteil wird unter hohem Sauerstoffverbrauch verstoffwechselt. Günstiger sind balancierte Lösungen mit Malat oder Acetat.

Salbutamol

Betasympathomimetikum:
z.B. Sultanol N®

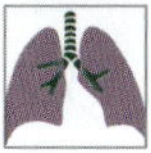

1 Hub Dosier-Aerosol enthält 100 µg Salbutamol.

Dosierung:
- 1–2 Hübe pro Stunde

Wirkweise:
- Stimulation der Beta-2- Rezeptoren in den Bronchien und der glatten Muskulatur führt zu deren Relaxation

Indikation:
- Asthma bronchiale
- Krankheitsbilder mit enggestellten Atemwegen

Nebenwirkung:
- Unruhe
- Muskelzittern
- Tachykardie
- Herzrhythmusstörungen
- Angina pectoris

Kontraindikation:
- Tachykardie
- Arrhythmie
- frischer Herzinfarkt

Alternative:
- Fenoterol/Ipratropiumbromid,
  Reproterol,
  Terbutalin

Bemerkung!
▸ Behandlung des schweren akuten Asthmaanfalls stets mit Kombination von bronchialerweiternden Medikamenten und Kortikosteroiden i.v. sowie angemessene Flüssigkeitszufuhr (kristalloide Lösung) zur Kompensation vorbestehender Defizite und Verluste durch forcierte Atmung und Schwitzen.

Muskelrelaxans: z.B. Pantolax®

Succinylcholin

5-ml-Ampulle (2%) enthält 100 mg Succinylcholin (20 mg/ml).

Dosierung:
- 1–2 mg/kg KG i.v., z.B. 4–7 ml i.v.

Wirkweise:
- Blockierung der Erregungsübertragung an der neuromuskulären Endplatte, wobei zu Beginn einmalig eine Erregung ausgelöst wird (depolarisierendes Relaxans)
- Erschlaffung der Skelett- und Atemmuskulatur
- Wirkeintritt nach ca. $^1/_2$–1 Minute, Wirkdauer ca. 3–5 Minuten

Indikation:
- kurzzeitige Muskelrelaxation, z.B. zur Narkoseeinleitung

Nebenwirkung:
- Bronchospasmus
- Bradykardie
- Freisetzung von Kaliumionen
- muskelkaterartige Beschwerden am nächsten Tag
- Histaminfreisetzung, Überempfindlichkeitsreaktionen

Kontraindikation:
- schwere Leberfunktionsstörung
- offene Augenverletzung (Erhöhung des Augeninnendrucks)
- Hyperkaliämie
- maligne Hyperthermie
- neuromuskuläre Erkrankungen, z.B. Polio, MS, Myasthenia gravis

Bemerkung!
- ▶ Keine Wirkung auf das Zentralnervensystem. Das Bewusstsein bleibt voll erhalten → deshalb nur in Kombination mit Narkosemitteln anwenden.
- ▶ Zur Notintubation bei Reanimation keine Relaxierung. Im Bereich der Notfallmedizin hat Succinylcholin nur wenige Indikationen (z.B. Narkoseeinleitung beim nicht bewusstlosen, polytraumatisierten Patienten).
- ▶ Wegen beschränkter Haltbarkeit bei Raumtemperatur: monatlich austauschen.
- ▶ Zur Routinenarkoseeinleitung: Präkurarisierung (z.B. Vecuronium 2 mg) empfohlen.

Terbutalin

ß-2-Sympathomimetikum:
z.B. Bricanyl®

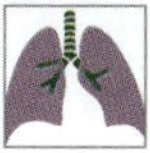

1-ml-Ampulle enthält 0,5 mg Terbutalin (0,5 mg/ml)

Dosierung:
- 4–8 µg/kg KG, z.B. 0,6–1 ml,
  Nachinjektion nach ca. 30 min möglich

Wirkweise:
- Entspannung der glatten Muskulatur (z.B. Bronchien, Gefäße, Uterus)
- geringe Zunahme von Herzfrequenz und -kraft
- höherer O_2-Verbrauch

Indikation:
- akuter Asthmaanfall
- COPD
- Bronchospasmen

Nebenwirkung:
- Unruhe
- Muskelzittern
- Tachykardie
- Herzklopfen
- Angina pectoris

Kontraindikation:
- akutes Rechtsherzversagen
- Tachykardie
- KHK
- nicht in der Spätschwangerschaft

Alternative:
- Fenoterol/ Ipratropium,
- Salbutamol,
- Reproterol

Bemerkung!
- ▶ Betablocker können die Wirkung von Terbutalin unterdrücken.
- ▶ Offiziell nur zur s.c.-Injektion zugelassen, nach Verdünnung auch i.v.-Gabe möglich (Vorsicht: Auslösung von Kammerflimmern).

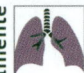

Bronchodilatator: z.B. Euphyllong 200®

Theophyllin

10-ml-Ampulle Theophyllin enthält 200 mg Theophyllin (20 mg/ml) H_2O-frei + 151,6 mg Natriumacetat-Trihydrat.

Dosierung:

- initial: 5 mg/kg KG (z.B. 400 mg) langsam i.v., bei Theophyllin-Vorbehandlung: initial 3 mg/kg KG (z.B. 200 mg) langsam i.v.

Wirkweise:

- Phosphodiesterasehemmer
- Erweiterung der Bronchien mit Herabsetzung des Atemwegswiderstandes
- Stimulation des Atemzentrums im Gehirn
- Erniedrigung des Widerstandes im kleinen Kreislauf
- Steigerung der Herzfrequenz
- Verbesserung der Zwerchfellfunktion
- Förderung der Nierenfunktion

Indikation:

- Asthma bronchiale
- Krankheitsbilder mit enggestellten Atemwegen
- Status asthmaticus
- akute Rechtsherzinsuffizienz
- atropinresistente Bradykardie

Nebenwirkung:

- Tachykardie, Arrhythmie
- Unruhe
- Übelkeit, Erbrechen
- Kopfschmerz
- Blutdruckabfall
- gesteigerte Urinproduktion
- erhöhte Krampfneigung (Kinder)

Kontraindikation:

- Tachykardie
- schwere Hypertonie
- Herzinfarkt
- Epilepsie

Bemerkung!

- ▶ Theophyllin kann auch getrunken werden mit ähnlich schnellem Wirkeintritt.
- ▶ Therapie einer **Theophyllin-Intoxikation:** Verapamil (2,5–5 mg), s.S. 276, Lidocain (50–100 mg), s.S. 253, ggf. Sedierung: Midazolam (3–5 mg), s.S. 258, Flüssigkeitszufuhr.

Thiopental

Hypnotikum: z.B. Trapanal®

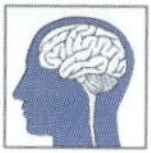

20-ml-Ampulle enthält 0,5 g Thiopental-Natrium in Pulverform. Zu lösen mit 20 ml Aqua für Injektionszwecke. 1 ml Lösung enthält 25 mg Wirkstoff.

Dosierung:

- Narkoseeinleitung: 3–5 mg/kg KG (je nach Allgemeinzustand), z.B. 300 mg = 12 ml beim Erwachsenen, ggf. nach jeweils 5–10 Minuten die Hälfte der Dosis nachinjizieren

Wirkweise:

- Dämpfung bzw. Ausschaltung zentralnervöser Funktionen
- schnelles Einschlafen des Patienten, Bewusstseinsverlust
- Verminderung des Hirnstoffwechsels → Krampfdurchbrechung, Hirndrucksenkung

Indikation:

- Narkoseeinleitung (und -unterhaltung)
- Sedierung

Nebenwirkung:

- Histaminfreisetzung
- Flacherwerden der Atmung → Atemstillstand
- Blutdruckabfall
- Vagusübererregbarkeit → Erbrechen → Aspirationsgefahr

Kontraindikation:

- Atemwegserkrankungen mit enggestellten Atemwegen, z.B. Asthma bronchiale
- drohendes Kreislaufversagen, z.B. bei Hypovolämie
- schwere Nieren-, Leber- und Herzmuskelschäden
- Schock
- Herzrhythmusstörungen

Alternative:

- Etomidat,
- Propofol

Bemerkung!

- ▶ Bei Anwendung von Thiopental ist zur Sicherung eines ausreichenden Gasaustausches stets eine assistierte bzw. kontrollierte Beatmung durchzuführen.
- ▶ Paravenöse oder intraarterielle Injektionen sind unbedingt zu vermeiden, sie führen zu schweren Gewebsschäden (Nekrosen).

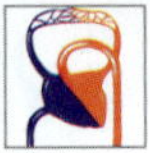

Sympatholytikum: z.B. Ebrantil®

Urapidil

10-ml-Ampulle enthält 50 mg Urapidil (5 mg/ml).

Dosierung:
- 10–25 mg langsam i.v., z.B. 2–5 ml i.v., evtl. nach 2–3 min halbe Dosis wiederholen

Wirkweise:
- Verminderung des Sympathikotonus durch Angriff an zentralen Strukturen (Beeinflussung des Vasomotorenzentrums im verlängerten Rückenmark)
- Blockade der Alpha-Rezeptoren der Gefäßmuskulatur Weitstellung der Gefäße

Indikation:
- hypertone Krise
- schwere Hypertonie

Nebenwirkung:
- Übelkeit, Erbrechen
- Schwindel, Kopfschmerzen
- Herzklopfen, pektanginöse Beschwerden
- Atemnot

Kontraindikation:
- Aortenisthmusstenose

Alternative:
- Clonidin

Bemerkung!
- Die blutdrucksenkende Wirkung kann durch andere, gleichzeitig verabreichte blutdrucksenkende Medikamente (z.B. Nifedipin, Nitroglycerin, Furosemid) verstärkt werden.
- Urapidil ist Medikament der Wahl zur Behandlung der hypertonen Krise im Notarztdienst und eignet sich besonders zur Blutdrucksenkung bei Patienten mit beeinträchtigter Hirnfunktion (erhöhtem Hirndruck, Schlaganfall), da es zu keiner Hirndrucksteigerung führt.

Vecuronium

Nicht depolarisierendes Muskelrelaxans:
z.B. Norcuron®

1 Stechampulle enthält 10 mg Vecuronium,
10 mg Trockensubstanz lösen in 10 ml Lösungsmittel
(z.B. 0,9% NaCl, Ringer oder 5% Glucose) (1 mg/ml).

Dosierung:

- Initialdosis: 0,08–0,1 mg/kg KG, z.B. 7 ml i.v.
- Nachinjektion: 0,02–0,05 mg/kg KG, z.B. 1,6–4 ml i.v.
- Präkurarisierung: 10% der Initialdosis

Wirkweise:

- nicht depolarisierendes Muskelrelaxans vom Curare-Typ
- Blockade der muskulären Endplatte mit Verhinderung der Erregungsübertragung vom Nerven auf den Muskel
- keine Beeinflussung des Bewusstseins
- Wirkeintritt nach 1–3 min, Wirkdauer 30–40 min

Indikation:

- Muskelrelaxans bei Narkose, Intubation und künstlicher Beatmung
- Präkurarisierung bei Routine-Narkoseeinleitung, vor Succinylcholin-Gabe

Nebenwirkung:

- Atemstillstand
- verlängerte Wirkdauer bei Hypothermie sowie Leber- und Niereninsuffizienz

Kontraindikation:

- Myasthenia gravis
- Aspirationsgefahr

Alternativen:

- Rocuronium,
- Atracurium

Bemerkung!

- ▶ Nicht zur Schnellintubation geeignet.
- ▶ Antagonisierung möglich durch Atropin plus Pyridostigmin, Neostigmin.

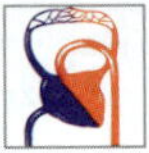

Kalziumantagonist: z.B. Isoptin®

Verapamil

2-ml-Ampulle enthält 5 mg Verapamil (2,5 mg/ml).

Dosierung:
- 2,5–5 (–10 mg) langsam i.v., z.B. 1–2 ml i.v.

Wirkweise:
- Gegenspieler des Kalziums (am Herzmuskel)
- hemmende Wirkung auf den Ca^{++}-Einstrom an der Herzmuskelzelle
- antiarrhythmische Wirkung durch Verlangsamung der Erregungsleitung und -ausbreitung im Herzmuskel
- Verminderung der Überleitung von Vorhof auf Kammer
- periphere Gefäßerweiterung

Indikation:
- tachykarde Rhythmusstörungen (vor allem supraventrikuläre und absolute Tachyarrhythmien)
- Vorhofflattern
- Vorhofflimmern

Nebenwirkung:
- Hemmung der Erregungsleitung (AV-Blockierung) bis zum Herzstillstand
- Minderung der Herzkraft
- Blutdruckabfall

Kontraindikation:
- ausgeprägte Herzinsuffizienz
- ausgeprägte Bradykardie
- akutes Koronarsyndrom
- kardiogener Schock
- vorbestehende höhergradige AV-Blockierung
- Präexzitationssyndrome (WPW- bzw. LGL-Syndrom)

Alternative:
- Verapamil anderer Hersteller

Bemerkung!

- ► Verapamil sollte nur unter EKG-Kontrolle verabreicht werden.
- ► Auf keinen Fall Kombination von Betablockern, z.B. Metoprolol und Verapamil i.v.
- ► Therapie einer **Intoxikation mit Kalziumantagonisten** (z.B. Verapamil, Nifedipin):
  Kalzium 10% (10–20 ml),
  ggf. Atropin (0,5–2 mg) s.S. 238,
  Adrenalin (0,05–0,1 mg), s.S. 234.

Spritzen-Etiketten

Farbcode nach ISO 26825 und DIVI-Standard 2010

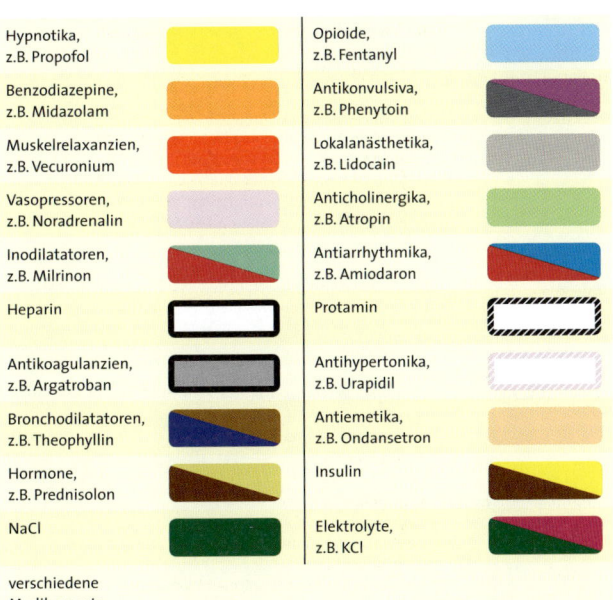

Hypnotika, z.B. Propofol	Opioide, z.B. Fentanyl
Benzodiazepine, z.B. Midazolam	Antikonvulsiva, z.B. Phenytoin
Muskelrelaxanzien, z.B. Vecuronium	Lokalanästhetika, z.B. Lidocain
Vasopressoren, z.B. Noradrenalin	Anticholinergika, z.B. Atropin
Inodilatatoren, z.B. Milrinon	Antiarrhythmika, z.B. Amiodaron
Heparin	Protamin
Antikoagulanzien, z.B. Argatroban	Antihypertonika, z.B. Urapidil
Bronchodilatatoren, z.B. Theophyllin	Antiemetika, z.B. Ondansetron
Hormone, z.B. Prednisolon	Insulin
NaCl	Elektrolyte, z.B. KCl
verschiedene Medikamente	

Antagonisten: in der jeweiligen Kennfarbe mit zusätzlichem schwarz-weiß schraffiertem Rand

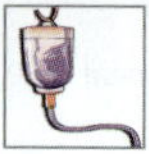

Eigene Notizen

Eigene Notizen

Eigene Notizen

Spezielle Situationen

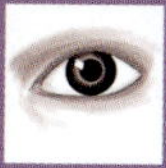
Sehen

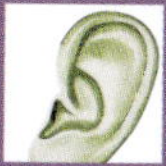
Hören

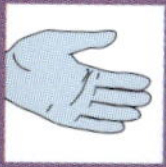
Fühlen

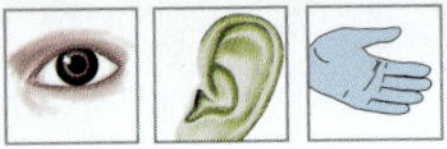

Todesfeststellung

Nur durch einen Arzt definitiv durchzuführen!
Rettungssanitäter/-assistenten sollten prinzipiell mit der Reanimation beginnen!

Klinischer Tod:
- Wiederbelebung möglich: Unverzüglich beginnen
- Unsichere Todeszeichen:
  - Bewusstlosigkeit
  - Atemstillstand
  - Kreislauf-Stillstand
  - Reflexlosigkeit
  - Unterkühlung

Scheintod:
(Vita minima)
- anscheinender Atem-/Kreislaufstillstand, insbesondere bei Intoxikationen, Stoffwechsel-Koma, Unterkühlung, Stromunfall; Trauma, Hirnblutung → sofortiger Beginn der Wiederbelebungsmaßnahmen

Biologischer Tod:
- keine Wiederbelebung möglich
- Sichere Todeszeichen (von Umgebungstemperatur abhängig):
  - Totenflecke
    - an tiefgelegenen, nicht aufliegenden Körperpartien rötlich-blaue Verfärbungen
    - Beginn ca. 1/2 Stunden nach Todeseintritt, nach 6–12 Stunden ausgeprägt
    - bleiben ca. 12–16 Stunden wegdrückbar
    - können bei ausgeblutetem Organismus ausbleiben
  - Totenstarre
    - Beginn ca. 0,5–3 Stunden nach Todeseintritt, nach 5–8 Stunden noch zu brechen
    - vom Kiefer auf den übrigen Körper absteigend
    - löst sich nach einigen Tagen wieder
  - Fäulnis
    - Beginn ca. 2 Tage nach Todeseintritt, Grünfärbung beginnt am Bauch, vollständig nach ca. 1 Woche, Aufdunsung nach ca. 2 Wochen

▼ Merke
- Auskühlung in den ersten 2–3 Stunden gering, dann ca. 1 °C pro Stunde, stark von der Umgebungstemperatur abhängig.
- Wasserleiche: Waschhaut nach 3–6 Stunden, Hand-/Fußsohle weißlich nach 3 Tagen, Hautablösung nach 6 Tagen.
- Fliegeneier (auf Schleimhäuten): sofort, Maden nach 2 Tagen, Puppen nach 2 Wochen, leere Puppenhülsen nach 4 Wochen.

Leichenschau

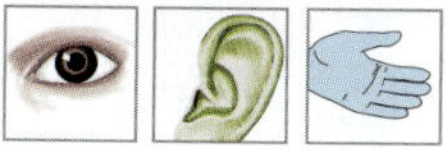

Immer unverzüglich nach Auffinden des Leichnams durchzuführen.

Leiche:	– Körper (mind. Kopf oder Rumpf) eines Verstorbenen; Neugeborenes mit Lebenszeichen, Totgeburt ≥ 500 g
Todeszeitpunkt:	– Zeitpunkt des irreversiblen Kreislaufstillstandes bzw. der Beginn der erfolglosen Wiederbelebungsversuche, ggf. Zeitpunkt des Nachweises des Hirntodes. Ggf. klar dokumentieren: zuletzt lebend gesehen, aufgefunden, Fremdangaben, Schätzungen
Todesart natürlicher Tod:	– durch innere Erkrankungen bedingt, keine äußere Einwirkung
Todesursache (ungeklärt):	– Unfall, Tötung, Selbstmord, unklare Todesumstände, unbekannte Leiche, sonstige besondere Umstände – Polizei/Staatsanwaltschaft hinzuziehen!
Daten:	– Personalien: Name, Vorname, Geburtsort, Wohnadresse – Todesort, -zeitpunkt, -ursache, evtl. weitere Erkrankungen, Infektiosität
weitere Abwicklung:	– evtl. Beschlagnahmung durch Staatsanwaltschaft, sonst Abholung durch Bestattungsunternehmen/kommunale Einrichtungen
Tod auf dem Transport:	– je nach Ausgangslage (und Bundesland) Friedhof oder rechtsmedizinisches Institut (evtl. Krankenhaus) anfahren
Todesbescheinigung:	– aus Vorgeschichte und Befunden Kausalkette bilden, z.B. Arteriosklerose, Koronarinsuffizienz, Myokardinfarkt

▼ **Merke**

- Die Angehörigen eines soeben Verstorbenen befinden sich in einer absoluten Ausnahmesituation. Berücksichtigen Sie das bei Ihrem Verhalten! Hinweis auf Notfallseelsorger geben.
- Bei natürlichem Tod: Nach Einstellung der Wiederbelebungsmaßnahmen Tubus, venösen Zugang etc. entfernen, Leichnam, entsprechend dem Wunsch der Angehörigen, z.B. ins Bett legen, abdecken, Notfallort aufräumen.
- Geben Sie den Angehörigen alle möglichen Hilfestellungen zur organisatorischen Abwicklung der anstehenden Maßnahmen!
- Ermöglichen Sie den Angehörigen, sich würdig und in Ruhe von dem Verstorbenen zu verabschieden.
- Eine Leichenschau sollte grundsätzlich nur bei einem vollständig entkleideten Leichnam durchgeführt werden und alle Körperregionen umfassen, einschl. behaarter Kopf, Rücken, alle Körperöffnungen (Leiche umdrehen).
- Vorsicht: Tod bei Verkehrsunfall (auch vor längerer Zeit) mit Fraktur und Thrombose und jetzt Tod durch Lungenembolie ist ein nicht-natürlicher Tod!

RettAss RettSan | NOT ARZT

Meldepflicht übertragbarer Erkrankungen
(Infektionsschutzgesetz)

- **Verdachtsfall, Erkrankung, Todesfall**: Botulismus; Cholera; enteropathisch-hämolytisch-urämisches Syndrom (HUS); Enteritis infectiosa (Salmonellose, andere Formen); Fleckfieber; Lepra; Milzbrand; Ornithose; Paratyphus A, B, C; Pest; Pocken; Poliomyelitis; Rückfallfieber; Shigellen-Ruhr; Tollwut; Tularämie; Typhus abdominalis; virusbedingtes hämorrhagisches Fieber.

- **Konnatale Erkrankung und Todesfall**: Zytomegalie; Listeriose; Lues; Toxoplasmose; Rötelnembryopathie. **Erkrankung und Todesfall**: Brucellose; Creutzfeldt-Jakob; Diphtherie; enterohämorrhagische Escherichia-coli-Erkrankung; Gelbfieber; Leptospirose; Malaria; Meningitis/Encephalitis; Q-Fieber; Rotz; Trachom; Trichinose; Tuberkulose (aktive Formen); Virushepatitis; anaerobe Wundinfektionen (Gasbrand, Tetanus). **Todesfall**: Grippe; Keuchhusten; Masern; Puerperalsepsis; Scharlach.

Schutz vor Hepatitis-/HIV-Infektion

- **Übertragungswege**: Nadelstichverletzung; von Mutter auf Kind (Schwangerschaft, Geburt, Stillen); ungeschützter Geschlechtsverkehr. **Keine Übertragung** durch Speichel, z.B. Küssen, gemeinsam benutztes Besteck, Kleidung; bei intakter Haut.

- **Übertragungsvermeidung**: Einmal-Handschuhe; Vorsicht bei (benutzten) Kanülen; evtl. Mundschutz, Schutzkleidung; keine Atemspende → Masken-Beutel-Systeme verwenden.

- **Infektionsrisiko**: »einfache« Nadelstichverletzung (ca. 0,3%), Blut an Kanüle/Spritze sichtbar (ca. 1,5%), »tiefe« Nadelstich-/Schnittverletzung (ca. 4,8%)

- **Maßnahmen**: Postexpositionsprophylaxe (PEP)
  - ausbluten lassen, z.B. venöse Stauung über mehrere Minuten
  - intensive Desinfektion/Spülung mit Hautdesinfektionsspray (> 60% Alkohol) über 5–10 min, ggf. mit Wasser/Seife reinigen
  - Unfallmeldung, Durchgangsarzt-Bericht
  - einschl. Antikörper-Status-Überprüfung: sofort, nach 1,5, nach 3, nach 6 und nach 12 Monaten
    - bei HIV: Dreifachkombination, z.B. Zidovudin, Lamivudin, Indinavir
    - Kontakt mit Meningokokken-Pat.: ggf. Einmalgabe Ciprofloxazin

▼ **Merke**
Grundsätzlich sollte bei allen Mitarbeitern ein Impfschutz bestehen gegen: Masern, Mumps, Röteln, Windpocken sowie Diphtherie, Keuchhusten, Tetanus, Kinderlähmung, Hepatitis A/B und Grippe. Impfstatus genau überprüfen und ggf. Auffrischungen durchführen.

Infektionstransport

Mögliche Übertragung von Viren (z.B. durch Blut) oder Bakterien (z.B. durch Haut-/Schleinhautkontakt oder Tröpfchen).

Transportvorbereitung:
- Hygieneplan beachten, ggf. Kontakt mit Desinfektor aufnehmen
- überflüssige Ausstattung aus Fahrzeug entfernen, Notfallausrüstung im Fahrerraum verstauen
- Schutzbekleidung, Desinfektionsmittel bereitstellen

Transportdurchführung:
- Team auf die Situation einstellen
- Patienten über die Maßnahmen informieren
- Kontakte mit Dritten vermeiden
- zügige, nicht hektische Einsatzabwicklung
- Aufnahmeeinheit über die Situation informieren
- Abschlussdesinfektion nach Hygieneplan bzw. durch Desinfektor

<table>
<tr><th>Patientengruppe</th><th>Krankenbeispiele</th><th>Was ist zu tun?</th></tr>
<tr><td>Patienten Gruppe 1:
kein Anhalt für Infektionskrankheit</td><td></td><td rowspan="2">Standardhygiene:
– Einmal-Handschuhe
– Ggf. Schutzkleidung (PSA)
– Händedesinfektion (3 x): vor, nach Patientenkontakt, nach Handschuhausziehen
– abschl. Flächendesinfektion
– Instrumente desinfizierend reinigen
– Wäsche »normal« aufbereiten</td></tr>
<tr><td>Patienten Gruppe 2:
– Infektionskrankheiten, die bei einem Transport üblicherweise nicht übertragen werden</td><td>z.B. Virushepatitis, HIV ohne AIDS, Tuberkulose (»geschlossen«)</td></tr>
<tr><td>– MRSA bzw. ORSA

– VRE-Erkrankung

– ESBL</td><td>– Methicillin- bzw. Oxacillin-resistenter Staphylococcus aureus
– Vancomycin-resistenter Enterococcus
– Extended Spectrum Betalaktamase-Bildner</td><td>zusätzlich zu Gruppe 1 und 2:
– frische Körper- und Bettwäsche
– Wunden frisch verbinden
– Patient: Händedesinfektion
– ggf. auch Mundschutz
– beim Absaugen: Mundschutz
– Scheuer-Wisch-Desinfektion</td></tr>
<tr><td>Patienten Gruppe 3:
hoch ansteckende, gefährliche Infektionskrankheiten</td><td>Cholera, Diphtherie, hämorrhagisches Fieber, Meningoencephalomyelitis (Enteroviren), Milzbrand, Pocken, akute Poliomyelitis, Q-Fieber, Tollwut, Tuberkulose (»offen«), Typhus, Windpocken, Herpes zoster (»ausgebreitet«), Influenza, schweres Atemnotsyndrom (SARS)</td><td>zusätzlich zu den obigen Maßnahmen feinfiltrierende Partikelmasken für Personal und Patient (FFP2)
– Schutzbrille,
– ggf. Einmal-Overall,
– laufende Desinfektion,
– ggf. Raumdesinfektion, z.B. nach Husten, Absaugen
– Wäscheaufbereitung (> 60 °C)</td></tr>
</table>

RettAss RettSan | Not Arzt

Hubschraubereinsatz

Indikation:

- Notarztzubringer (bei größeren Strecken)
- Primäreinsatz in ländlichen Gebieten
- Sekundäreinsatz (Klinikverlegung)
- Transport von technischen Geräten (z.B. Rettungsschere der Feuerwehr etc.)
- Transport von Blut, Organen oder medizinischem Personal
- schonender Transport, z.B. von Wirbelsäulenverletzten

Landeplatzauswahl:

- Suche nach ebenem Gelände
- Mindestfläche 35 m x 35 m
- fester, staubfreier Untergrund
- Hindernisfreiheit auf ca. 100 m
- Vorsicht: Überlandleitungen (Hochspannung)

Korrektes Verhalten bei Annäherung des RTH:

- ausgesuchten Landeplatz deutlich hervorheben (z.B. bei Nacht Ausleuchtung mit Autolicht)
- bewegliche Landeplatzmarkierung entfernen
- Neugierige zum Verlassen des Platzes auffordern
- Patienten gegen Wind, Staub etc. schützen
- Einweisung des RTH (mit Rücken gegen den Wind stehen, Standort nicht verlassen)
- Annäherung an den RTH nur, wenn Rotorblatt steht oder auf Handzeichen der Besatzung

Wichtige Übermittlungszeichen:

Hier landen, brauchen Hilfe

beide Arme nach oben *oder* grünes Lichtsignal

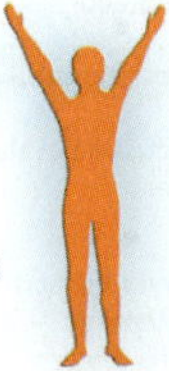

Nicht landen, brauchen keine Hilfe

rechter Arm nach unten, linker Arm nach oben *oder* rotes Lichtsignal

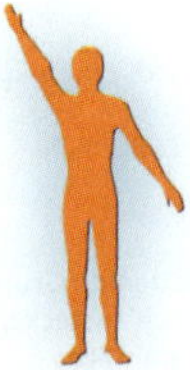

Probleme:

- beschränkte Landemöglichkeiten in dicht besiedelten Landstrichen
- enge räumliche Verhältnisse mit eingeschränkten Diagnose- und Therapiemöglichkeiten während des Transports
- hoher Geräuschpegel, einengende Lagerung, schneller Steig- und Sinkflug verängstigen den Patienten

Hubschrauberstützpunkte

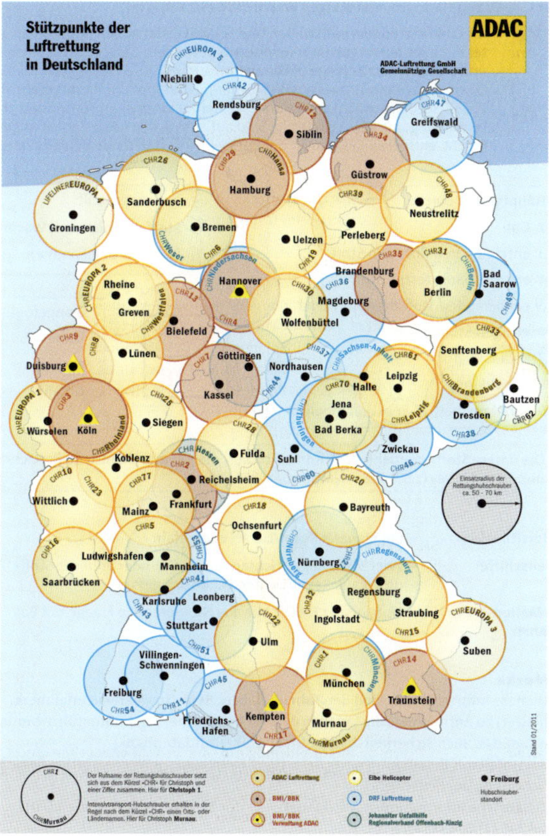

Quelle: ADAC

RettAss
RettSan

Notarzt

Orangefarbiges, viereckiges Warnschild (30 x 40 cm).

- An Tankfahrzeugen, auf Straßen und Schienen; daran befestigt: Gefahrzettel mit näheren Angaben: Hinweise auf besondere Gefahren (H-Hinweise) und Sicherheitsratschläge (P-Hinweise).
- Obere Gefahrennummer (Kemler-Zahl): 1. Ziffer gibt die Hauptgefahr an, 2. und 3. Ziffer zusätzliche Gefahren. Ziffernverdoppelung: besonders starke Wirkung, z.B. 66 = sehr giftig. Sind auf dem Schild keine Zahlen angebracht, enthalten Taschen an der Rückseite informierende Begleitpapiere.

Hauptgefahr durch:

2 Gas
3 entzündbaren flüssigen Stoff
4 entzündbaren festen Stoff
5 oxidierenden Stoff, brandfördernd
6 giftigen Stoff
7 Radioaktivität
8 Ätzwirkung
9 spontane heftige Reaktion möglich.

X vorangestellt:
Stoff darf nicht mit Wasser in Berührung kommen.

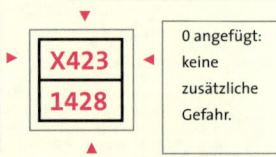

X423
1428

0 angefügt:
keine zusätzliche Gefahr.

Die untere Stoffnummer (UN-Nummer) codiert die genaue chemische Bezeichnung des Stoffes (z.B. 1428 = Natrium).

Sondersituation Binnenschiffe:	– ein blauer/s Kegel/Licht: Feuergefahr – zwei blaue Kegel/Lichter: Ammoniak oder ähnliche Stoffe – drei blaue Kegel/Lichter: Explosionsgefahr
Drei-Meilen-Seefahrt:	– Notsignal, z.B. SOS, Mayday NC, viereckige Flagge mit Ball

▼ Merke

- Weitere Informationen sind den Fahrzeug- bzw. Begleitpapieren (Unfallmerkblätter) zu entnehmen, die (auch in deutscher Sprache) stets mitgeführt werden müssen (s. auch Sicherheitsblätter und Gefahrstoffdatenbank).
- Bei Unfall mit Beteiligung eines derartigen Fahrzeuges immer sofortige Benachrichtigung der Feuerwehr!
- Zusätzliche Informationen: Werkfeuerwehr der BASF AG Ludwigshafen (TUIS), Tel. (0621) 6043333.

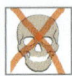

Gefahrguttransport

Bei Einsätzen mit Gefahrstoffen ist folgende neue Symbolik für die Kennzeichnung von Stoffen (ab 01.12.2010) und Gemischen (ab 01.06.2015) auf dem jeweiligen Produkt anzutreffen: Rot umrandete Raute mit schwarzem Symbol auf weißem Grund, darunter wird zusätzlich das Signalwort »Gefahr/Achtung« verwendet.
Eine vollständige Darstellung der Gefahr setzt sich zusammen aus der Gefahrenkategorie, der Abkürzung der Einstufung, dem Gefahrenpiktogramm, dem Signalwort und dem Gefahrenhinweis.

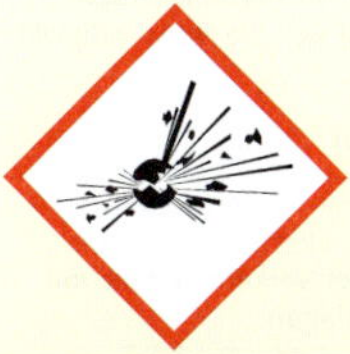

GHS 01
explodierende Bombe

GHS 02
Flamme

GHS 03
Flamme über Kreis

GHS 04
Gasflasche

GHS 05
Ätzwirkung

GHS 06 – Totenkopf mit gekreuzten Knochen

GHS 07
Ausrufezeichen

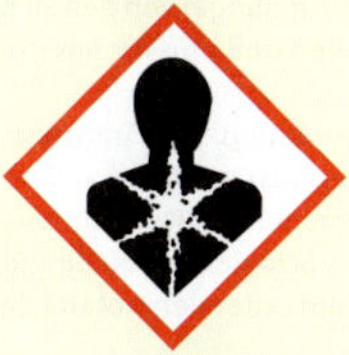

GHS 08
Gesundheitsgefahr

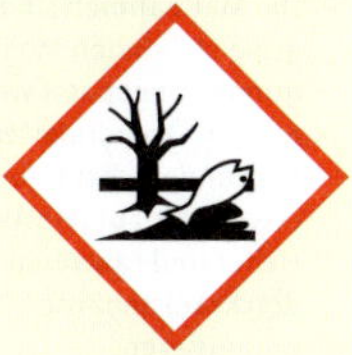

GHS 09
Umwelt

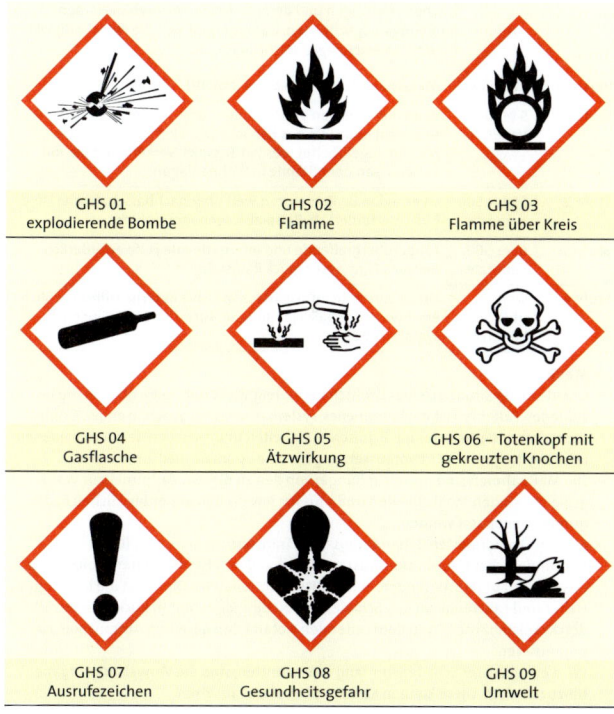

RettAss RettSan | NOT ARZT

Großschadensereignisse / Katastrophen

Großunfall: Begrenztes, mit den in der Region zur Verfügung stehenden Mitteln behrrschbares Ereignis.

Notfallmedizin: Unter günstigen Voraussetzungen (viele Helfer, ausreichend Material) werden wenige Notfallpatienten optimal versorgt.

Katastrophenmedizin: Mit sehr beschränkten Mitteln (wenige Helfer, kaum Material) muss das Überleben vieler Patienten sichergestellt werden. Es besteht ein Missverhältnis zwischen dem Bedarf an medizinischen Leistungen und deren aktueller Verfügbarkeit, den Behandlungsmöglichkeiten. Daraus ergibt sich die Notwendigkeit, Prioritäten festzulegen (Sichtung).

Versorgungsstufen beim Massenanfall von Verletzten (MANV)		
Stufe 1:	5 bis 50 Verletzte	Kann mit örtlichen Verstärkungskräften **(Schnell-Einsatz-Gruppen)** und Hilfe aus benachbarten Rettungsdienstbereichen abgearbeitet werden. Beispiel: Verkehrsunfälle mit Reisebussen oder Brände in Wohnanlagen.
Stufe 2:	50 bis 500 Verletzte	**Überregionale Ressourcen** weit über nachbarschaftliche Hilfe hinaus erforderlich. Beispiel: Eisenbahnunglücke.
Stufe 3:	über 500 Verletzte	**Länderübergreifende** und internationale Hilfe erforderlich. Beispiel: Flugtagsunglück Ramstein.
Stufe 4:	weit über 500 Verletzte	Durch zerstörte Infrastruktur, **massive externe Hilfe** erheblich erschwert. Beispiel: Hamburger Sturmflut 1962, Elbehochwasser 2002.

▼ **Merke**

- Gerade in der Situation eines Großschadensereignisses mit vielen gleichzeitig betroffenen Patienten ist ein besonnenes, systematisches Vorgehen in enger Zusammenarbeit innerhalb der medizinischen Einheiten und zwischen den verschiedenen Leistungsträgern vor Ort Voraussetzung für eine optimale medizinische Hilfe.
- Die Maßnahmen sind immer abhängig von den zu diesem Zeitpunkt zur Verfügung stehenden Möglichkeiten und müssen jeweils den augenblicklichen Bedingungen angepasst werden.
- Keine unkoordinierten Behandlungs- und Transportmaßnahmen (LNA).
- Kontinuierlicher Informationsaustausch mit anderen Hilfseinheiten (Polizei, Feuerwehr etc.) und insbesondere mit der Rettungsleitstelle. Diese hat die benötigten Helfer und Fahrzeuge an den Schadensort zu dirigieren und in Rücksprache mit den Krankenhäusern und dem Leitenden Notarzt den gezielten Abtransport zu organisieren.
- Wird ein gewisser Schadensumfang überschritten, sind die Verwaltungsorgane hinzuzuziehen. Diese können Katastrophenalarm auslösen.

Leitender Notarzt

Voraussetzungen:
- fundiertes notfallmedizinisches Wissen (Fachkunde Rettungsdienst)
- Gebietsarzt-Anerkennung (z.B. Arzt für Anästhesiologie)
- Zusatzbezeichnung Notfallmedizin
- mehrjährige, kontinuierliche Tätigkeit als Notarzt
- theoretische und praktische Fähigkeiten in der gleichzeitigen Versorgung mehrerer Notfallpatienten
- detaillierte Kenntnisse der regionalen (medizinischen) Infrastruktur
- entsprechende Weiterbildung durch Landesärztekammer

Aufgaben:
- Information über Gesamtsituation
- Lagebeurteilung
- medizinische Einsatzleitung
- ständige Kommunikation mit der Rettungsleitstelle
- intensive Zusammenarbeit mit der technisch-organisatorischen Einsatzleitung vor Ort und dem Organisatorischen Leiter Rettungsdienst (OrgL)

Sichtung:
- innerhalb von 1–2 min erfolgt die Beurteilung hinsichtlich
  - Bewusstseinslage/Neurostatus
  - Atemfunktion
  - Herz-Kreislauf-Tätigkeit
  - Verletzungsmuster und -ausmaß
  - Anamnese und Beschwerdebild

  analog dem Prioritätenkonzept Polytrauma, s.S. 156.

Schnell-Einsatz-Gruppen (SEG'en)

Aufgaben:
- Unterstützung des regulären Rettungsdienstes bei medizinischen und organisatorischen Aufgaben
- Heranführung weiteren Materials und Fahrzeugen für Behandlung und Transport, Betreuung von nicht Verletzten bzw. Angehörigen etc.
- Ausstattung 10–12 Personen (Notarzt, RettAss, RettSan, weitere Hilfskräfte); Infusions- und Verbandsmittel, Sauerstoff, Decken, Tragen, Verpflegung, Dokumentation

RettAss RettSan | Not Arzt

Sichtung

Vorsichtung:

1. Gehfähig? befolgt einfache Anweisungen? wenn ja → T3?
2. Atemfrequenz < 10/> 30/min, wenn ja → T1?
3. Puls > 120/min, Re-Kapillar. > 2 sec?, wenn ja → T1?
4. Ansprechbar? einfache Blutstillung möglich? wenn ja → T2?

Sichtungsgruppen:

T1 Unmittelbare vitale Bedrohung (rot)
→ Behandlungspriorität/Sofortbehandlung/Transportpriorität,
z.B. Atemfunktionsstörungen, Schock, Polytrauma, ausgeprägtes Schädel-Hirn-/Thorax-/Abdominaltrauma
Maßnahmen: Lagerung, Freimachen/Freihalten der Atemwege, Blutstillung, Schockbekämpfung, Schmerzmittel

T2 Schwere Erkrankungen/Verletzungen (gelb)
→ dringende Behandlung,
z.B. offene Frakturen, große Weichteilverletzungen, Amputationen, Verbrennungen
Maßnahmen: Schockprophylaxe, Wundabdeckung, Lagerung, Schmerzmittel, Sedierung, Transport

T3 Geringerer Verletzungsumfang (grün)
→ verzögerte Behandlung/später, ggf. ambulant,
z.B. geschlossene Frakturen, kleinere Verletzungen
Maßnahmen: Lagerung, Wundabdeckung, Schmerzmittel, Sedierung, Sammeltransport

T4 Keine Überlebenschance, z.B. letale Verletzungen (blau/schwarz)
→ Betreuung, Abwarten Schmerzbehandlung, Seelsorge

Dokumentation:

- Identifikationsnummer
- Sichtungsgruppe
- Kurzdiagnose

Ziel: ▶bestmögliche Hilfe für die größtmögliche Zahl von Betroffenen

Behandlungsphasen:

Phase 1	Basismaßnahmen Atemwege, Lagerung, Blutstillung
Phase 2	erweiterte Maßnahmen venöser Zugang, Sauerstoff, Intubation/Beatmung, Narkose
Phase 3	Stabilisierung, Transportfähigkeit Volumenersatz, Analgesie/Sedierung, Dokumentation
Phase 4	Transport hohe/niedrige Priorität, Zielklinik festlegen

Medizinische Task Force (MTF)

RettAss RettSan · Not Arzt

Lageangepasste Zusammenfassung von unterschiedlichen Fachmodulen zur Bewältigung eines Großschadensereignisses oder einer spezifischen katastrophenmedizinischen Lage.

Bundesweit 61 Medizinische-Task-Force-Teams. Können sowohl allein (bei regionalen Ereignissen) als auch bundesweit eingesetzt werden.
Zielgerichteter Einsatz unterschiedlicher Module je nach Situation und spezifischem Bedarf zur Verstärkung des vorhandenen präklinischen notfallmedizinischen Versorgungspotenzials am Notfall- bzw. Behandlungsort.

Helfer- und Fahrzeugausstattungs-Module:

Modul	Fahrzeuge	Besatzung pro Fahrzeug / gesamt mit Reserve	Aufgabe
Führung	1 x Kommandofahrzeug (KdoW)	6 / 12	Führung der MTF oder einzelner Module.
Behandlung	1 x Gerätewagen Behandlung (GW Beh) 2 x Mannschafts-Transportwagen (MTW)	2 / 4 9 / 18	Behandlungsplatz verstärken und längere Zeiträume bis zum Abtransport überbrücken. Behandlung von Verletzten/Erkrankten bei ABC-Lagen.
Transport	6 x Notfall-Krankentransportwagen Typ B (KTW Typ B)	2 / 24	Ergänzung der regionalen Rettungsdienste. Jedes Modul Transport stellt Transportmöglichkeiten für 12 Patienten in 6 KTW Typ B.
Ergänzungsteil bei Katastrophen	7 x Gerätewagen SAN (GW San)	6 / 84	Material zum Errichten und Betreiben eines Behandlungsplatzes. Umfangreiches Material, um direkt im Schadensgebiet effektiv medizinische Hilfe leisten zu können.
Logistik/Betreuung	1 x Lkw (GW Log)	3 / 6	Patienten nach der Dekontamination mit notwendigen Bedarfsmitteln, z.B. Bekleidung, ausstatten. Die gesamte Medizinische Task Force mit Logistik bei länger andauernden Einsätzen auszustatten.
Dekontamination Verletzter	1 x Mannschafts-Transportwagen (MTW) 1 x Dekontaminationslastkraftwagen »Personen II+«	9 / 18 6 / 12	Dekontamination Verletzter oder Erkrankter bei einer entsprechenden Gefahrenlage.

▼ Merke
Leitfaden Katastrophenmedizin herunterladen unter: www.bbk.bund.de

RettAss RettSan | Not Arzt

Einsatzkiste: Großunfall

Zur Erstversorgung von 5–10 schwer Verletzten/Verbrannten.

Infusionen:
- kolloidale Volumenersatzmittel (z.B. Hydroxyethylstärke), 10 Beutel à 500 ml
- kristalloide Lösung, 5 Beutel à 500 ml

Medikamente:
- Analgetikum (z.B. Esketamin), 10 Ampullen je 25 mg
- Sedativum (z.B. Midazolam), 10 Ampullen je 5 mg

Material:
- 15 Infusionsbestecke
- 15 Venenverweilkanülen
- 30 Fixierpflaster
- 20 Spritzen (2 ml), Kanülen (Gr. I)
- 15 Alkoholtupfer
- 2 Venenstauer (z.B. Kautschukschlauch)

Weiterhin:
- 10 Wärmeschutzfolien
- 10 Brandwundentücher, groß
- 10 Paar Einmal-Handschuhe (unsteril)

Zusammengefasst in einer stabilen Leichtmetallkiste (evtl. mehrere Kisten dieses Typs), die an einem jederzeit erreichbaren Ort (Rettungsleitstelle) deponiert wird, ermöglicht diese Ausrüstung eine Notfallbehandlung vor Ort unabhängig von Fahrzeugen.

Sera-Plasmaderivate

In den Notfalldepots der Landesapothekerkammern stehen in bestimmten Krankenhäusern folgende Immunglobuline etc. bereit:

Stets vorrätig:
- Botulismus-Antitoxin
- C1-Inhibitor
- Hepatitis-B-Immunglobulin
- polyvalentes Immunglobulin
- Prothrombinkonzentrat (PPSB)
- Tetanus-Immunglobulin
- Varizella-Zoster-Immunglobulin

Eventuell vorrätig:
- Diphtherie-Antitoxin
- Röteln-Immunglobulin
- Schlangengift-Immunserum Europa
- Tollwut-Immunglobulin
- Tollwut-HDC-Impfstoff
- Obidoxim (Toxogonin®)

Information z.B. über Universitätsklinikum Ulm, Medizinische Klinik, Aufnahmepflege, Robert-Koch-Str. 8, 89081 Ulm, Tel.: (0731) 500 - 24773, Fax: (0731) 500 - 24769

Medizinprodukte-Betreiberverordnung (MPBetreibV) bzw. Medizinproduktegesetz (MPG)

Vorschriften über das Inverkehrbringen, Betreiben und Anwenden von Geräten zur Untersuchung und Behandlung in der Medizin. Insbesondere sind geregelt: Durchführung von Funktionsprüfungen und Einweisung des Bedienungspersonals (für energetisch betriebene Geräte, z.B. Defibrillatoren, Beatmungsgeräte, Infusionspumpen, Intubatoren) sowie die Vorhaltung eines Gerätebuches, der Gebrauchsanweisung und der Bestellung eines Geräteverantwortlichen.

▼ **Merke**
Die Vorschriften des MPG und der MPBetreibV müssen von allen im jeweiligen Rettungsdienst eingesetzten haupt-/ehrenamtlichen ärztlichen und nichtärztlichen Mitarbeitern beachtet werden.

Empfehlungen zur Ausstattung

Krankenkraftwagen (Typ C): bzw. Rettungswagen/Mobile Intensive Care Unit nach DIN EN 1789 bzw. 1865

– Trage/Fahrgestell/ Tragestuhl	• Schaufeltrage • Vakuummatratze • Tragetuch/-matratze • Schienungsmaterial • Halskrause
– Sauerstoffanlage	• Sauerstoffinhalationsgerät • Inhalator • Absauggerät
– Beatmungsbeutel mit versch. Masken	• Guedel-/Wendl-Tuben, versch. Größen • PEEP-Ventil • Beatmungsgerät
– RR-Manschette	• Stethoskop • Pulsoxymeter • (Kapnometer)
– Laryngoskop/ Spatel, verschiedene Größen	• Endotrachealtuben, verschiedene Größen • EKG, Defibrillator, Schrittmacher-Gerät
– Infusionen mit Zubehör	• Notfallmedikamente • Spritzenpumpe
– Zentralvenenkatheter	• Perikardpunktionsset • Thoraxdrainageset • Magenspülung • Replantatbeutel • Notgeburtsset
– Notfallkoffer/-rucksack Erwachsene bzw. Säuglinge/Kleinkinder	
– Rettungshilfsmittel	• Schutzausrüstung • Hygienematerial

Rettungshubschrauber (RTH): analog Rettungswagen/Mobile Intensive Care Unit (s.o.) nach DIN 13230

Intensivtransportwagen (ITW): zusätzlich zur Ausstattung des RTW bzw. Mobile Intensive Care Unit (s.o.) nach DIN 13230-2

- Intensivrespirator
- Blutgasanalyse
- invasive Blutdruckmessung
- Basis-Labor-Untersuchungen

Pulsoxymetrie (S_pO_2): Angabe des Anteils an sauerstoffgesättigtem Hämoglobin in Bezug auf die Gesamthämoglobinmenge (in %). Berechnung auf der Basis der Messung der Absorption des Lichtes zweier Wellenlängen (für gesättigtes bzw. ungesättigtes Hämoglobin) bei der Durchströmung eines gut durchbluteten Körperteils (z.B. Finger) im Verlauf eines Pulszyklus.

▼**Merke**

- Normbereich 92–100%. Werte unter 90% entsprechen einem pathologischen Sauerstoffpartialdruck im Blut unter 60 mmHg.
- Bei Zentralisation ggf. Messpunkt für Sensor am Ohrläppchen oder Nasenspitze wählen.

Kapnometrie (pCO_2): Angabe des Anteils an Kohlenstoffdioxid (Partialdruck) am Gesamtluftdruck bzw. Angabe des %-Anteils von CO_2 an der Atemluft, am Maximum (Ende der Ausatemphase). Messung mittels Infrarotspektroskopie entweder direkt im Hauptatemstrom oder nach dem Nebenstromprinzip nach Absaugen eines repräsentativen Anteils in das Messgerät.

▼**Merke**

Der Nachweis von CO_2 in der Ausatemluft (nach Intubation) dient dem Nachweis der korrekten Tubuslage bzw. im Rahmen der Reanimation, bei steigenden Werten, als Hinweis auf Wiedereinsetzen des Spontankreislaufs.

Automatische Blutdruckmessung: Messung des systolischen und diastolischen Blutdrucks mittels Sensors in der Druckmanschette nach dem Oszillationsprinzip.

▼**Merke**

Für die Organdurchblutung entscheidend ist der mittlere arterielle Blutdruck, der aus systolischem und diastolischem Blutdruck berechnet wird nach der Formel:

$$\{[(RR_{syst}-RR_{diast}) : 5] \times 3\} + RR_{diast}$$

z.B. $[(130-80):5] \times 3 + RR_{diast} = 110$

Gegengiftpaket

Folgende Medikamente sollten in einer handlichen Box in jedem Notarztwagen vorhanden sein:

Spezifische Antidota:
- 2 Amp. Biperiden (5 mg) → bei Psychopharmaka- und Nikotinvergiftung
- 2 Amp. Flumazenil (1 mg) → bei Benzodiazepinvergiftung
- 2 Amp. Physostigmin (2 mg) → bei Atropin, Antihistaminika, Amphetamin- und Psychopharmakavergiftung
- 2 Amp. Atropinsulfat → bei Alkylphosphatvergiftung
- 1 Amp. 4-DMAP (250 mg) → bei schwerer Zyanid-, Blausäure-, Schwefelwasserstoffvergiftung
- 1 Amp. Ethanol 95% (20 ml) → bei Methanolvergiftung
- 2 Amp. Naloxon (0,4 mg) → bei Opiat-/Opioidvergiftung, z.B. Heroin
- 1 Fl. Natriumthiosulfat (10 g) → bei Zyanid-, Blausäure, Schwefelwasserstoffvergiftung
- 2 Amp. Toluidin (300 mg) → bei Nitrat-, Nitrit-, organ. Aminvergiftung

Unspezifische Mittel:
- 1 Flasche sab simeticon (30 ml) → Entschäumung
- 1 Flasche Paraffinöl (250 ml) → bei fettlöslichen Substanzen, z.B. Benzin
- 1 Beutel Glaubersalz (50 g) → Auslösung von Durchfällen
- 2 Becher Kohle-Pulvis® (10 g) → bei wasserlöslichen Substanzen, z.B. Tablettenintoxikation
- Roticlean® (100 ml) → Giftentfernung von Haut und Schleimhaut (Magenspülung)

Weiterhin:
- Magenspülzubehör, Magenspülflüssigkeit
- 50-ml-Gefäße zur Sicherstellung von Erbrochenem
- Plastiktüten
- 100-ml-Spritze

▼ **Merke**
Auskünfte über Schlangengiftsera, Skorpion-Giftimmunserum und Spinnengift-Immunserum → Giftnotruf München: (089) 19240, www.toxinfo.org/antivenoms

Notfallkoffer

RettAss RettSan | NOT ARZT

Grundausrüstung im Rettungsdienst, die bei jedem Notfallpatienten unmittelbar zur Verfügung stehen sollte.

I. Diagnostische Einheit:
- Stethoskop
- Blutdruckmessgerät
- Reflexhammer
- Taschenlampe
- Blutzuckerteststreifen
- Pulsoxymeter

II. Atmungs-Einheit:
- Absaugvorrichtung
- Absaugkatheter (verschiedene Größen)
- Sauerstoffflasche (mindestens 200 l)
- Nasensonde-, brille
- Beatmungsbeutel und -masken (versch. Größen)
- Rachentuben (Guedel-, Wendl-Tubus) (versch. Größen)
- Sauerstoff-Reservoirbeutel
- Endotrachealtuben, Larynxmasken (versch. Größen)
- Intubationsbesteck
- Pleurapunktionsbesteck (Venenkanüle 16 G)
- Kapnometer

III. Kreislauf-Einheit:
- Infusionslösungen: Vollelektrolytlösung, kristalloide Lösung, kolloidale Volumenersatzmittel, z.B. Hydroxyethylstärke Natriumbikarbonat 8,4%
- Tupfer, Pflaster, sterile Mullkompressen, Verbandpäckchen, Brandwundenverbandpäckchen
- Desinfektionsspray
- Venenverweilkanülen
- Venenverweilkatheter
- Spritzen und Kanülen (versch. Größen)
- Schutzhandschuhe

IV. Notfall-medikamente: ► s.S. 233–280

Bei Bedarf: EKG-Monitor/Defibrillator, Infusions-, Spritzenpumpen, Notfallrespirator

Kinder-Notfallkoffer: Zusätzlich zu dem für die Versorgung Erwachsener konzipierten Notfallkoffer sollte in den Rettungsfahrzeugen ein speziell für die Erstversorgung von Kindern zusammengestellter Koffer zur Verfügung gehalten werden.

RettAss RettSan NotArzt

Führung im Rettungsdienst-Einsatz

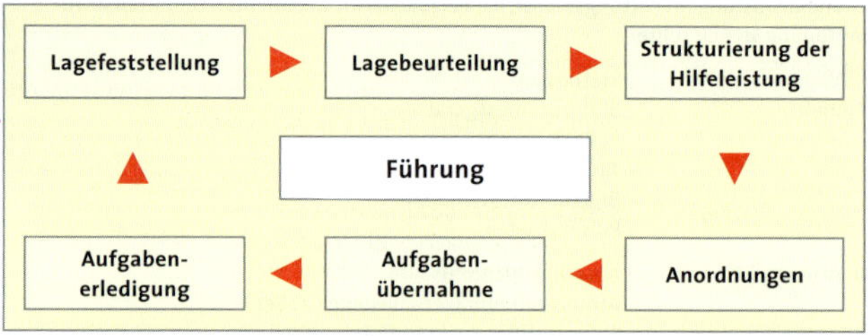

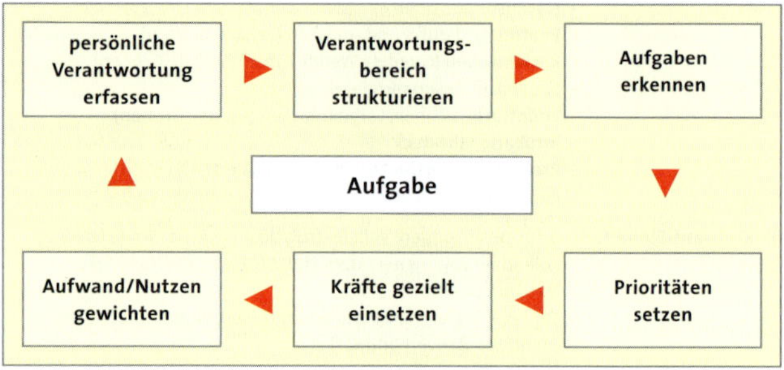

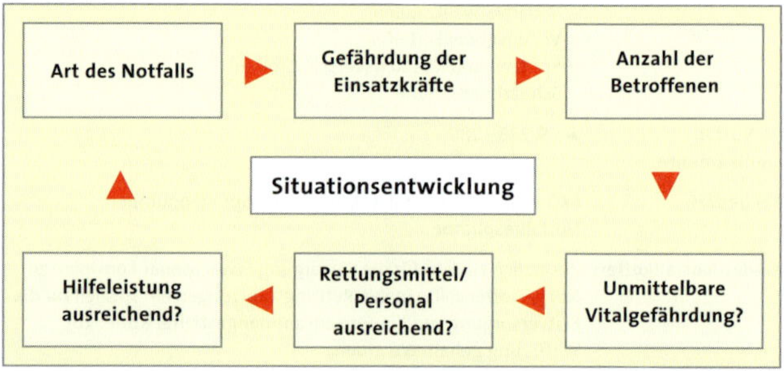

Zusammenarbeit mit Polizei und Feuerwehr

RettAss RettSan | Not Arzt

Polizei

Aufgaben:

- Absicherung der Notfallstelle
- Unterstützung der technischen und medizinischen Einsatzkräfte
- Aufnahme ggf. zivil- und strafrechtlich bedeutsamer Tatbestände

Zusammenarbeit:

- Stets Kontakt zu dem Einsatzleiter der Polizei suchen, um den Einsatzablauf (auch juristisch korrekt) zu organisieren, z.B. bei Unfall, Körperverletzung, Tod, Wohnungsöffnung.

▼ **Merke**
Stets Beachtung der ärztlichen Schweigepflicht zugunsten des Patienten.

Feuerwehr

Aufgaben:

- Rettung, z.B. bei technisch schwieriger Situation vor Ort, Einsturzgefahr, Gasaustritt, Strom-, Chemie, Gefahrgutunfall
- Bergung, z.B. bei Wohnungsöffnung (zusammen mit Polizei)
- Brandbekämpfung: z.B. Löschen, Gefahrenabwehr
- technische Hilfeleistung, z.B. Einklemmung, Ertrinken, Großschadensereignis

Zusammenarbeit:

- Stets Kontakt zu dem Einsatzleiter der Feuerwehr suchen, um die Hilfeleistung vor Ort zu organisieren.

▼ **Merke**
Der Feuerwehreinsatzleiter (Helmkennzeichnung beachten) ist als Vertreter der Kommune als Gesamteinsatzleiter allen anderen vor Ort tätigen Kräften einsatztechnisch weisungsbefugt.

Sprachtabelle

Deutsch

Welche Beschwerden haben Sie?
Zeigen Sie mir, wo es Ihnen wehtut!
Atmen Sie tief ein und aus!
Welche Medikamente nehmen Sie ein?
Wir müssen Sie in ein Krankenhaus bringen.

Englisch

What is the matter with you?
Show me where you feel pain!
Please breathe deeply!
What kind of drugs do you take?
We have to take you to hospital.

Serbokroatisch

Kakve poteskoce imate?
Pokazite mi, gde vas boli!
Duboko udisite i izdisite!
Kakve ste lijekove uzimali do sada?
Moram vas odneti u Bolniciu institut.

Italienisch

Che disturbi ha?
Mi indichi dove le fa male!
Respiri profondamente!
Che medicine ha preso?
Lo dobbiamo ricoverare in un' ospedale!

Spanisch

¿Que clase de molestias tiene Usted?
¡Enseneme dondo le duele!
¡Respire profundamente!
¿Que clase de medicamentos le dieron?
¡Tengo que transportarle a un hospital!

Türkisch

Ne gibi sikâyetleriniz vardir?
Buraya agriyan yerinizi gösteriniz!
Derin nefes alip veriniz!
Ne gibi ilaclar Kullandiniz?
Sizi hastaneye götürmek zorundayiz!

Französisch

Quelles douleurs avez-vous?
Montrez où vous avez mal!
Respirez profondement!
Quels médicaments prenez-vous?
Nous devons vous emporter dans un hôpital!

Zusatzinformationen

Literaturverzeichnis (Auswahl)

Ahnefeld FW, Dick W, Kilian J, Schuster HP (1990) Notfallmedizin. 2. Aufl. Springer, Berlin/Heidelberg/New York

Brendebach L (2008): Schweizerischer Notarztleitfaden. 5. Aufl. EMH Schweizerischer Ärzteverlag, Basel

Dick WF, Ahnefeld FW, Knuth P (Hrsg.) (2003) Logbuch der Notfallmedizin. 3. Aufl. Springer, Berlin/Heidelberg/New York

DiPrima PA, Benedetto GP (2008): EMT – Paramedic. McGraw-Hill, New York

Ellinger K, Osswald PM, Genzwürker H (2007) Kursbuch Notfallmedizin. Deutscher Ärzte-Verlag, Köln

Enke K et al. (Hrsg.) (2011) Lehrbuch für präklinische Notfallmedizin. 5 Bde. 4. Aufl. Stumpf & Kossendey, Edewecht

Gorgaß B, Ahnefeld FW, Rossi R, Lippert HD, Krell W, Weber G (2007): Das Rettungsdienst-Lehrbuch. 8. Aufl. Springer, Berlin

Greaves I, Porter K (2006): Oxford Handbook of Prehospital Care. Oxford University Press, Oxford

Hintzenstern U v (2010): Notarzt-Leitfaden. 6. Aufl. Urban & Fischer bei Elsevier, München

Lutomsky B, Flake F (2006) Leitfaden Rettungsdienst. 4. Aufl. Urban & Fischer bei Elsevier, München u.a.

Markovchick VJ, Pons PT (2003) Emergency Medicine Secrets. 3. Aufl. Hanley & Belfus, Philadelphia

McSwain NE Jr, Frame S, Salomone J (2006) Prehospital Trauma Life Support. Basic and Advanced. 6. Aufl. Mosby, St. Louis

Moore EE, Mattox KL, Feliciano DV (2003): Trauma Manual. 4. Auf. McGraw-Hill, New York

Schneider T, Wolcke B, Böhmer R (2006) Taschenatlas Notfall & Rettungsmedizin. 3. Aufl. Springer, Berlin/Heidelberg/New York

Sharieff, GQ et al. (2005) Pediatric Emergency Medicine (Lange Quick Glance). McGraw-Hill, New York

Walls RM, Zane RD (2003): Pocket Emergency Medicine. Lippincott, Williams & Wilkins, Philadelphia

Secchi A, Ziegenfuß T(Hrsg.) (2009) Checkliste Notfallmedizin. 4. Aufl. Thieme, Stuttgart

Informationszentren für Vergiftungsfälle

Deutschland

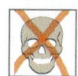

Institut für Toxikologie;
Giftnotruf Berlin,
Oranienburger Str. 285,
13437 Berlin,
Tel.: (030) 19240,
Fax: (030) 30686 - 799,
www.bbges.de

Informationszentrale gegen Vergiftungen,
Zentrum für Kinderheilkunde des Universitätsklinikums Bonn,
Adenauerallee 119,
53113 Bonn,
Tel.: (0228) 19240,
Fax: (0228) 28733314,
www.meb.uni-bonn.de/giftzentrale

Giftinformationszentrum der Länder Mecklenburg-Vorpommern, Sachsen, Sachsen-Anhalt und Thüringen,
Nordhäuser Straße 74,
99089 Erfurt,
Tel.: (0361) 730730,
Fax: (0361) 73073 - 17,
www.ggiz-erfurt.de

Informationszentrale für Vergiftungen, Universitätskinderklinik,
Mathildenstraße 1,
79106 Freiburg,
Tel: (0761) 19240,
Fax: (0761) 2704 - 4570,
www.giftberatung.de

Giftinformationszentrum-Nord der Länder Bremen, Hamburg, Niedersachsen und Schleswig-Holstein, Georg-August-Universität,
Robert-Koch-Straße 40,
37075 Göttingen,
Tel.: (0551) 19240,
Fax: (0551) 3831 - 881,
www.giz-nord.de

Informations- und Behandlungszentrum für Vergiftungen des Saarlandes. Universitätsklinik für Kinder- und Jugendmedizin,
Kirrbergerstraße, Geb. 9
66421 Homburg/Saar,
Tel.: (06841) 19240,
Fax: (06841) 1628438,
www.med-rz.uni-sb.de

Giftinformationszentrum der Länder Rheinland-Pfalz und Hessen, Klinische Toxikologie,
Langenbeckstr. 1,
55131 Mainz,
Tel.: (06131) 19240,
Infoline: (06131) 232466
Fax: (06131) 232468,
www.giftinfo.uni-mainz.de

Giftnotruf München, Toxikologische Abteilung der II. Med. Klinik Rechts der Isar der TU,
Ismaninger Str. 22,
81675 München,
Tel.: (089) 19240,
Fax: (089) 4140 - 2467,
www.toxinfo.org

Klinikum Nürnberg Nord,
Prof.-Ernst-Nathan-Str. 1,
90419 Nürnberg,
Tel.: (09 11) 39 82 - 4 51,
Fax: (09 11) 39 82 - 1 92,
www.giftinformation.de

Schweiz

Schweizerisches Toxikologisches Informationszentrum,
Freiestr. 16,
8032 Zürich,
Tel.: (+41) 145
Fax: (+41) (44) 2528833
www.toxi.ch

Österreich

Vergiftungsinformationszentrale, Allgemeines Krankenhaus Wien,
Stubenring 6,
1010 Wien
Tel.: (+43) (1) 4064343
www.meduniwiem.ac.at/viz/

Stationäre Druckkammern (Auswahl)

Deutschland

Sektion für hyperbare Sauerstofftherapie und Tauchmedizin, Vivantes Klinikum Friedrichshain, Matthiasstr. 7, 10249 Berlin, Tel.: (030) 130231502

Druckkammerzentrum Rhein-Main-Taunus GmbH, Orthopädische Universitätsklinik , Marienburgstr. 5–7, 60528 Frankfurt am Main Tel.: (0611) 84727170 bzw. 19222

Schifffahrtsmedizinisches Institut der Marine, Kopperpahler Allee 120, 24119 Kronshagen, Tel.: (0431) 5409 - 1441

Branddirektion München, Druckkammer Feuerwache 5, Anzinger Str. 41, 81671 München, Tel.: (089) 406655

BW-Krankenhaus Ulm, Abt. Anästhesiologie und Intensivmedizin, Oberer Eselsberg 40, 89081 Ulm, Tel.: (0731) 1710 - 2055

Österreich

Klinische Abteilung für Thorax- und hyperbare Chirurgie, Medizinische Universität Graz, Auenbrugger Platz 29, 8036 Graz, Tel.: (+43) (0316) 3851 - 2803

Schweiz

HBO – Zentrum Universität Genf, Hopital universitaire Geneve, CAO, Rue Gabrielle-Perret-Gentil 4, 1211 Genève 14, Tel..(+41) (022) 372 - 8120

Regionale Strahlenschutzzentren

Universitätsklinikum Carl Gustav Carus Dresden, Klinik und Poliklinik für Nuklearmedizin, Fetscherstr. 74, 01307 Dresden, Tel.: (0351) 458 - 2226

Charité Universitätsklinikum Berlin, Campus Benjamin Franklin, Abt. für Nuklearmedizin, Hindenburgdamm 30, 12200 Berlin, Tel.: (030) 8445 - 2171 oder - 2222

Uniklinikum Greifswald, Klinik und Poliklinik für Nuklearmedizin, Fleischmannstr. 42–44, 17475 Greifswald, Tel.: (03834) 86 - 6989

Asklepios Klinik St. Georg, Abt. Strahlentherapie und Nuklearmedizin, Lohmühlenstr. 5, 20099 Hamburg, Tel.: (040) 181885 - 2371

Medizinische Hochschule Hannover, Klinik für Nuklearmedizin, Carl-Neuberg-Str. 1, 30625 Hannover, Tel.: (0511) 532 - 2020 oder - 4034

Heinrich-Heine-Universität Düsseldorf, Nuklearmedizinische Klinik, Leo-Brandt-Str., 52428 Jülich, Tel.: (02461) 61 - 5763

Universitätskliniken des Saarlandes, Klinik für Nuklearmedizin, Geb. 50, Kirrberger Str., 66421 Homburg/Saar, Tel.: (06841) 162 - 22201

Karlsruher Institut für Technologie, med. Abteilung, Hermann-von-Helmholtz-Platz 1, 76344 Eggenstein Leopoldshafen, Tel.: (07247) 82 - 3333

Städt. Klinikum Schwabing, Klinik f. Nuklearmedizin, Kölner Platz 1, 80804 München, Tel.: (089) 3068 - 2427 oder - 3123

Helmholtz Zentrum München, Institut für Strahlenschutz, Ingolstädter Landstr. 1, 85764 Neuherberg, Tel.: (089) 3187 - 3323

Universität Würzburg, Klinik und Poliklinik für Nuklearmedizin, Oberdürrbacherstr. 6, 97080 Würzburg, Tel.: (0931) 201 - 44400 bzw. - 0

Spezialabteilung zur stationären Behandlung bei schweren Strahleneinwirkungen:
Berufsgenossenschaftliche Unfallklinik Ludwigshafen, Schwerbrandverletztenzentrum, Ludwig-Guttmann-Str. 13, 67071 Ludwigshafen/Rheine, Tel. (0621) 6810 - 2328 bzw. - 00

Abdominaltauma	S39.9
Akutes Abdomen	R10.0
Akutes Koronarsyndrom	I21.9
Alkoholvergiftung	F10.0
Alkylphosphatvergiftung	T60.0
Anaphylaktischer Schock	T78.2
Aortenaneurysma	I71.8
Arterienverschluss	I74.9
Aspiration	T17.9
Asthma bronchiale	J45.9
Atemnot	R06.0
Atropin-Vergiftung	T44.3
Augenverletzung	S05.9
usw.	
Bewusstlosigkeit	R40.2
Blausäurevergiftung	T57.5
Bluthusten	R04.2
Bronchitis	J20.9
Brustschmerz	R07.4
CO-Vergiftung	T58
CO_2- Erstickung	T59.7
COPD	J44.9
EPH-Gestose	O14.9
Eklampsie	O15.0
Erfrierung	T35.7
Erregungszustand	F23.0
Ertrinkungsunfall	T75.1
Extremitätentrauma	T11.9/T13.9
Fieber	R50.88
Geburt	O63.9 /O80
Gesichtsschädeltrauma	S01.7
Giftbisse/Stiche	T63.8
Glaukom-Anfall	H40.2
Gynäkologische Blutung	N93.9
Harnverhaltung	R33
Herzinsuffizienz	I50.19
Herzrhythmusstörungen	I49.9
Hirnblutung	S06.8
Hitzenotfälle	T67.–
Hodenschmerzen	N44./N45.
Höhenkrankheit	T70.2
Hypertensiver Notfall	I10.01
Hyperventilation	R06.4
Hyperglykämie	E11.01
Hypoglykämie	E11.61
Kardiogener Schock	R57.0
Kohlenwasserstoff-vergiftung	T52.9
Kopfschmerz	R51
Krampfanfall	R56.8
Lebensmittel-vergiftung	T62.8 /.0
Lungenembolie	I26.9
Lungenödem	I50.14
Magen-Darm-Blutung	K92.2
Medikamenten-vergiftung	T50.9
Methanolvergiftung	T51.1
Nabelschnurvorfall	O69.0
Nasenbluten	R04.0
Opioidvergiftung	F11.0
Pneumonie	J18.9
Pneumothorax	S27.0
Polytrauma	T07
Reanimation	P21.9/I46.9
Reizgasvergiftung	T59.9
Säure-Basen-Störung	E87.2
Schädel-Hirn-Trauma	S06.9
Schaumbildner-vergiftung	T55
Schlaganfall	I64
Stimulanzien-vergiftung	F15.0
Strahlenunfall	W91.9
Stromunfall	T75.4
Synkope	R55
Tauchunfall	T70.3
Thoraxtrauma	S22.9
Unterkühlung	T68
Vena-cava-Kompression	O26.5
Venenverschluss	I80.9
Verätzung	T30.4
Verbrennung/Verbrühung	T30.0
Volumenmangelschock	R57.1
Wasser-Elektrolyt-Störung	E87.8
Wirbelsäulentrauma	T09.3

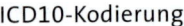

Bezeichnung	Internet	Kürzel	Rufname	Telefon
Arbeiter-Samariter-Bund	www.asb-online.de	ASB	Sama	(0221) 476050
Deutsches Rotes Kreuz	www.drk.de	DRK	Rotkreuz	(030) 854040
Johanniter-Unfall-Hilfe	www.juh.de	JUH	Akkon	(030) 269970
Malteser Hilfsdienst	www.malteser.de	MHD	Johannes	(0221) 982201
Feuerwehr	www.dfv.org	FW	Florian	(0228) 952900
Technisches Hilfswerk	www.thw.de	THW	Heros	(0228) 9400
Bergwacht	www.bergwacht.de	BW	Bergwacht/Ort/Ordnungszahl	(089) 92411324
Deutsche Lebens-Rettungs-Gesellschaft	www.dlrg.de	DLRG	Pelikan	(05723) 9550
Deutsche Gesellschaft zur Rettung Schiffbrüchiger	www.dgzrs.de	DGzRS	–	(0421) 536870
Wasserwacht	www.wasserwacht-online.de	WW	Wasserwacht/Ort/Ordnungszahl	(030) 854040
Wasserschutzpolizei	www.polizei.nrw.de (Homepage der Länderpolizeien)	WSP	bundesweit nicht einheitl.	–
Bundespolizei	www.bundespolizei.de	BPOL	nicht einheitlich	(01805) 234566 (0800) 6888000
AG Seelsorge in Feuerwehr und Rettungsdienst	www.notfallseelsorge.de	AGS	–	(09325) 6786

Buchstabiertafel, Deutschland (Österreich, Schweiz)								
A	=	Anton (CH: Anna)	J	=	Julius (CH: Jakob)	Sch	=	Schule
Ä	=	Ärger (CH: Äsch)	K	=	Kaufmann (A: Konrad; CH: Kaiser)	T	=	Theodor
B	=	Berta	L	=	Ludwig (CH: Leopold)	U	=	Ulrich
C	=	Cäsar	M	=	Martha (CH: Marie)	Ü	=	Übermut (A: Übel)
CH	=	Charlotte	N	=	Nordpol (CH: Nikolaus)	V	=	Viktor
D	=	Dora (CH: Daniel)	O	=	Otto	W	=	Wilhelm
E	=	Emil	Ö	=	Ökonom (A: Österreich; CH: Örlikon)	X	=	Xanthippe (A, CH: Xaver)
F	=	Friedrich	P	=	Paula (CH: Peter)	Y	=	Ypsilon (CH: Yverdon)
G	=	Gustav	Q	=	Quelle (CH: Quasi)	Z	=	Zacharias (A, CH: Zürich)
H	=	Heinrich	R	=	Richard (CH: Rosa)			
I	=	Ida	S	=	Samuel (A: Siegfried; CH: Sophie)			

Buchstabiertafel, international								
A	=	Alpha	J	=	Juliet	S	=	Sierra
B	=	Bravo	K	=	Kilo	T	=	Tango
C	=	Charlie	L	=	Lima	U	=	Uniform
D	=	Delta	M	=	Mike	V	=	Victor
E	=	Echo	N	=	November	W	=	Whisky
F	=	Foxtrott	O	=	Oscar	X	=	X-Ray
G	=	Golf	P	=	Papa	Y	=	Yankee
H	=	Hotel	Q	=	Quebec	Z	=	Zulu
I	=	India	R	=	Romeo			

Funkfrequenzen

Bezeichnung	Telefon	Funkfrequenz	Unterband/ Oberband	Wechselsprech./ Gegensprechen	Tonruf 1/ Tonruf 2
Leitstelle (eigener Bereich)	....	....	....	....	TR ....
Leitstelle (benachbarter Bereich)	....	....	....	....	TR ....
Leitstelle (benachbarter Bereich)	....	....	....	....	TR ....
Leitstelle (benachbarter Bereich)	....	....	....	....	TR ....
Leitstelle (benachbarter Bereich)	....	....	....	....	TR ....
Polizeizentrale	....	....	....	....	TR ....
Feuerwehrzentrale	....	....	....	....	TR ....
...	....	....	....	....	TR ....
...	....	....	....	....	TR ....
...	....	....	....	....	TR ....

Funkfrequenz für Notruf im ganzen Bundesgebiet
444 Unterband Gegensprechen (G/U) TR 1

	Vorwahl	*Rufnummer*
Zentraler Bettennachweis für Verbrennungspatienten, Hamburg	040	Tel. 42851-3998 *u.* -3999 Fax 42851-4269
Beratungsstellen bei Vergiftungen, z. B. Universitätsklinikum Mainz	06131	Tel. 19240 Fax 232468
Klinik mit Druckkammer, z. B. Bundeswehrkrankenhaus Ulm	0731	171-2286 *bzw.* -1
Spezialabteilung bei Strahlenunfall: Berufsgenossenschaftliche Unfallklinik Ludwigshafen	0621	68101
ADAC-Dispositionszentrale vom Handy vom Ausland	 089 +4989	0180-2222222 222222 222222
Deutsche Rettungsflugwacht (DRF)	0130 0711	9090 Tel. 701070 Fax 701071
SAR-Leitstellen Glücksburg Münster	 04631 0251	 6013 135757
Seenotleitung Bremen MRCC	0421	536870
Fahrdienstleiter	______	______
Leitstellenpersonal	______	______
Nummer der eigenen Hilfsorganisation	______	______
Weitere Telefonnummern	______ ______ ______	______ ______ ______

Stichwortverzeichnis

Stichwortverzeichnis

Stichwortverzeichnis

Basismaßnahmen bei Bewusstseinstrübung

- Atemwege freihalten, stabile Seitenlage
- Sauerstoffgabe
- venöser Zugang, Infusion
- Blutzuckertest
- Messung der Körperkerntemperatur
- körperliche und neurologische Untersuchung
- Sicherung einer ausreichenden Atemtätigkeit (Atemfrequenz, Atemtiefe, Sauerstoffsättigung) und ausreichender Kreislaufverhältnisse (Puls, RR, periphere Durchblutung)

Checklisten Schlaganfall

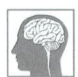

Cincinatti Prehospital Stroke Scale		
Gesichtsnerven	seitengleiche Bewegungen der Gesichtsmuskulatur?	Hängender Mundwinkel?
periphere Nerven	seitengleiche Bewegung beider Arme?	Armhalteversuch über 10 sec
Sprache	korrekte Aussprache der richtigen Worte?	Sprechstörung

Los Angeles Prehospital Stroke Scale (dringender Verdacht auf Schlaganfall, wenn alle 8 Punkte zutreffen)		
	Rechts	**Links**
1. Gesicht	Herabhängen	Herabhängen
2. Armschwäche	sinkt/fällt nach unten	sinkt/fällt nach unten
3. Händedruck	schwacher Druck, Greifen nicht möglich	schwacher Druck, Greifen nicht möglich
	Ja / unbekannt	**Nein**
4. Alter über 45 Jahre	ja / unbekannt	-
5. keine epileptischen Anfälle in der Vorgeschichte	ja / unbekannt	-
6. Beginn der Symptomatik in den letzten 24 Stunden	ja / unbekannt	-
7. Patient war vor dem Ereignis gehfähig	ja / unbekannt	-
8. Blutzucker zwischen 60 und 400 mg/dl	ja / unbekannt	-

3-Punkte-Skala: Schlaganfall
1. Bewusstseinsstörung
2. Blick-/Kopfwendung
3. Halbseitenlähmung

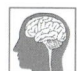

Schlaganfall

Sicherung freier Atemwege, Sauerstoffgabe, Stabilisierung des Kreislaufs

Ziel:
RR 180/105 mmHg

Leitsymptome	Notfalldiagnose	Notfalltherapie (ggf. weiter differenzieren)	empf. Dosis 70-kg-Patient
S_pO_2 < 97%	relativer Sauerstoffmangel	Sauerstoffnasensonde/maske	2–6 l/min
Blutdruckstörung	Hypotonie < 160/90	kristalloide Lösung	250 – 1.000 ml
	Hypertonie > 220/120	Urapidil	5 – 25 mg
Blutzuckerstörung	Hypoglykämie < 60	Glucose 40%	20 – 50 ml
	Hyperglykämie > 200	Insulin (Klinik)	4 – 12 I.E.
erhöhte Körpertemperatur	Infekt	Metamizol	1,5 – 2,5 g
	Flüssigkeitsmangel	kristalloide Lösung	500 – 1.000 ml
Symptomatik < 3 h	Thrombolyse möglich	CT/MRT Stroke Unit	0,9 mg/kg KG Bolus 10%, 60 min 90%

Bewusstseinstrübung

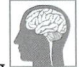

Glasgow Coma Scale unter 8 bzw. Sauerstoffsättigung unter 90%:

Intubation und Beatmung 100% O_2

Leitsymptome	Notfalldiagnose	Notfalltherapie (ggf. weiter differenzieren)	empf. Dosis 70-kg-Patient
Blutzucker unter 50 mg/dl	Hypoglykämie	Glucose 40%	30–50 ml
		Blutzuckertest	
enge Pupillen und Zyanose	Opiatintoxikation	Naloxon	0,1–0,8 mg
		ggf. Intubation, Beatmung	
Psychopharmaka- und Alkoholmissbrauch	Intoxikation	Begleitverletzung?	SHT
		Hypoglykämie?	Glukose 8 g
		gezielte Anamnese	Befragung
		Giftasservierung	Ortsbegehung
Halbseitenlähmung	Schlaganfall	Lagerung	0–30°
		evtl. Urapidil	10–50 mg
		evtl. Cafedr./Theodr.	0,5–2 ml
		kristalloide Lösung	500–1.000 ml
Pupillendifferenz	intrakranielle Blutung	blutdruckabhängige Lagerung	0–30°
		evtl. Cafedr./Theodr.	0,5–1–2 ml
		kristalloide Lösung	500–1.000 ml

Starker Brustschmerz / akutes Koronarsyndrom

Leitsymptome	Notfalldiagnose	Notfalltherapie (ggf. weiter differenzieren)	empf. Dosis 70-kg-Patient
kurzzeitiger Schmerz, Besserung auf Nitro	Angina pectoris	Nitroglycerin (RR > 90 mmHg)	1–2 Hübe
		Midazolam	2–5 mg
über 20 min anhaltender, ausstrahlender Schmerz	akutes Koronar-syndrom	Nitroglycerin (RR > 90 mmHg)	2–4 Hübe
		Morphin	3–10 mg
		Promethazin	25–50 mg
		ASS	500 mg
plötzlicher Vernichtungs-schmerz mit Zyanose	Lungen-embolie	Midazolam	2–5 mg
		Morphin	3–10 mg
		Adrenalin-Perfusor	0,05–1 µg/kg/min
		Heparin	5.000–10.000 I.E.
atemabhängiger Flankenschmerz	Rippenfell-entzündung	Metamizol	1,5–2,5 g
		Morphin	3–10 mg
		Promethazin	25–50 mg
starker Brust-schmerz und Schocksymptome, fehlende Leisten-pulse	Aorten-dissektion	kristalloide Lösung	500–1.000 ml
		Hydroxyethylstärke	500–1.000 ml
		Adrenalin-Perfusor	0,05–1 µg/kg/min

Tachykardie über 150/min

Bei Sauerstoffsättigung unter 90% und Kreislaufinstabilität: Bewusstseinsstörungen, Atemnot, RR < 90 mmHg, Brustschmerzen und/oder Rasselgeräusche

Leitsymptome	Notfalldiagnose	Notfalltherapie (ggf. weiter differenzieren)	empf. Dosis 70-kg-Patient
Blutdruck unter 90 mmHg syst.	instabiler Kreislauf	Morphin	2,5–10 mg
		Midazolam	2–5 mg
		ggf. Etomidat	12–16 mg
		Kardioversion	100–360 J
QRS breit, über 0,12 sec, regelmäßig	z.B. Kammertachykardie	Amiodarone	150–300 mg
		Adenosin	6/12/12 mg
QRS breit, über 0,12 sec, unregelmäßig	z.B. Vorhofflimmern mit Schenkelblock	Metoprolol	2,5 mg
	Torsade	Magnesium	1–2 g
QRS schmal, unter 0,12 sec, regelmäßig	z.B. Vorhoftachykardie	Vagusmanöver	Valsalva
		Adenosin	6/12/12 mg
		Verapamil	2,5–10 mg
QRS schmal, unter 0,12 sec, unregelmäßig	z.B. Vorhofflimmern	Metoprolol	2,5–5mg
		Amiodarone	150–300 mg

Basismaßnahmen bei Tachykardie

- Flachlage bzw. geringe Oberkörperhochlage
- Sauerstoff (4 l/min)
- ständige Überwachung von:
  Bewusstseinslage, Puls, Blutdruck,
  EKG-Monitor, S_pO_2
- 12-Kanal-EKG
  – QRS unter 0,12 sec = schmaler QRS-Komplex
  – QRS über 0,12 sec = breiter QRS-Komplex

Beurteilung P-QRS-T-Zeiten

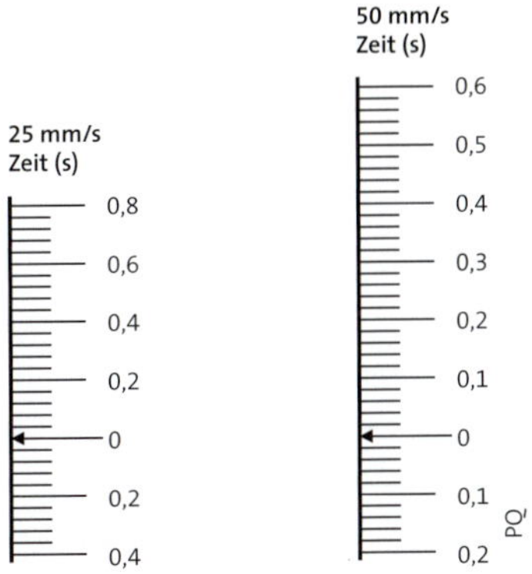

Starker Brustschmerz / akutes Koronarsyndrom

Basismaßnahmen bei starkem Brustschmerz über 20 min

- Oberkörperhochlagerung (RR > 90 mmHG)
- Sauerstoffgabe
- venöser Zugang, Infusion
- ständige Überwachung:
  Karotispuls, Femoralispuls, Blutdruck,
  EKG-Monitor, S_pO_2
- 12-Kanal-EKG
  - STEMI (ST-Elevationsmyokardinfarkt)
  - NSTEMI (Myokardinfarkt ohne – eindeutige – EKG-Veränderungen)
  - instabile Angina pectoris
- Betablockade
- Akut-PCI innerhalb 90 min möglich?
- Thrombolyse innerhalb 60 min möglich?

Beurteilung ST-Strecke

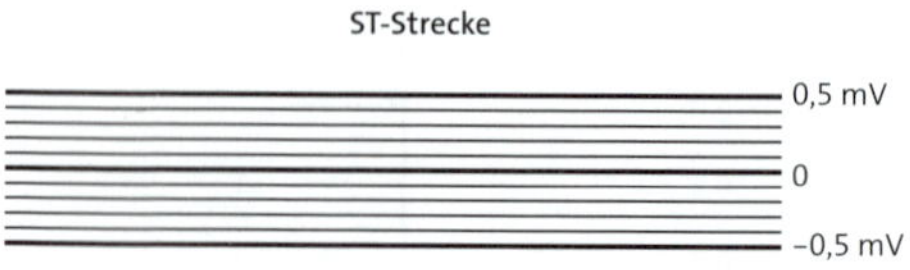

Sedierung, Analgesie, Narkoseeinleitung

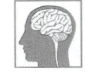

Ziel	Achtung	Notfalltherapie (ggf. weiter differenzieren)	empf. Dosis 70-kg-Patient
Sedierung	Bewusstseinstrübung	Promethazin	25–50 mg
		Midazolam	2–5 mg
		Diazepam rectal	5–10 mg
Analgesie	Atemdepression	ASS	500 mg
		Metamizol	1–2,5 g
		Morphin	2,5–10 mg
		Esketamin	12,5–25 mg
Spasmolyse	Blutdruckabfall	Butylscopolamin	20–40 mg
		Metamizol	2,5 g
		Nitroglycerin-Spray	2–4 Hübe
Etomidat-/ Propofol-Fentanyl-Narkose	Vorsicht bei Schock!	Fentanyl	0,1–0,2mg
		Propofol	120–160 mg
		Etomidat	12–18 mg
		Succinylcholin	50 - 100 mg
Esketamin-Narkose	nicht bei SHT ohne Beatmung	evtl. Atropin	0,5–1 mg
		Esketamin	30–70 mg
		Succinylcholin	50 - 100 mg
		Midazolam	2–3 mg

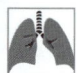

Akute Atemnot

Bei Sauerstoffsättigung unter 90%, Eintrübung:

Intubation, Beatmung 100% O_2, PEEP: 5

Leitsymptome	Notfalldiagnose	Notfalltherapie (ggf. weiter differenzieren)	empf. Dosis 70-kg-Patient
rasselndes Atemgeräusch	Lungenödem	Beine tief lagern	
		Nitroglycerin-Spray	2–4 Hübe
		Furosemid	20–60 mg
		Morphin	3–5 mg
spastisches Atemgeräusch	Asthma bronchiale	Fenoterol/ Ipratropium-Spray	2 Hübe
		Theophyllin	300–400 mg
		Prednisolon	250 mg
inspiratorischer Stridor	Kehlkopfenge	Prednisolon	50 - 100 mg
		Theophyllin	100 - 400 mg
		Midazolam	1 - 3 mg
		Diazepam rektal	5 - 10 mg
Brustschmerz	Lungenembolie	Nitroglycerin-Spray	1–2 Hübe
		Morphin	2,5–5 mg
		Midazolam	2–5 mg
		Heparin	5.000–10.000 I.E.
kein pathologischer Befund	Hyperventilation	Beruhigung	
		Rückatmung	
		Midazolam	2–5 mg

Basismaßnahmen bei Narkoseeinleitung

- beruhigender Zuspruch
- optimale Lagerung
- Ruhigstellen von Frakturen
- Sauerstoffgabe
- venöser Zugang, Infusion
- Überwachung:
  Atmung, Reflexe, Muskelbewegung,
  Puls, Blutdruck, EKG-Monitor, S_pO_2

Vor Narkoseeinleitung und Intubation Patienten gut voroxygenieren. Absaugeinheit muss griffbereit sein! Nach der Intubation auf korrekte Tubuslage achten.

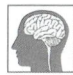

Akute Atemnot

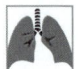

Basismaßnahmen bei akuter Atemnot

- Atemwege freihalten, stabile Seitenlage
- Sauerstoffgabe
- venöser Zugang, Infusion
- ständige Überwachung von:
  Hautfarbe, Atemfrequenz, Atemtiefe